제3판

보건의료인을 위한

약리학

감수 박승준

저자 김은우 · 윤석희 · 이화진 외

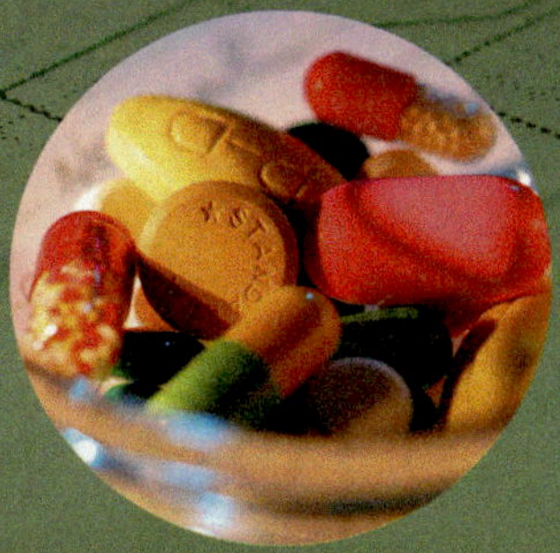
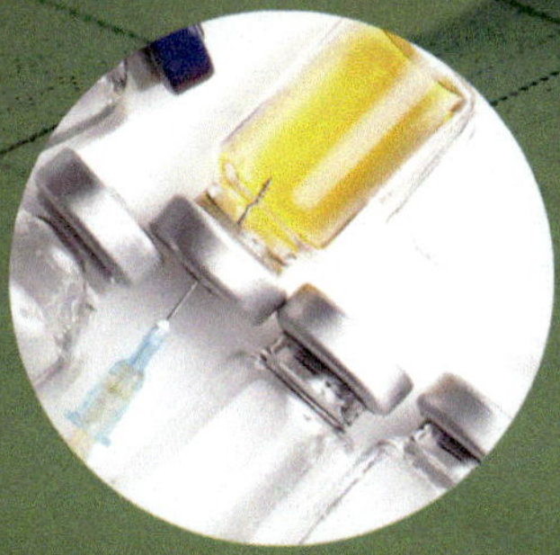
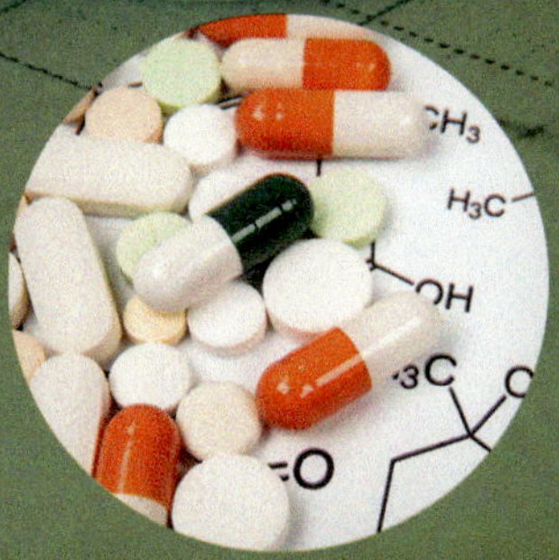
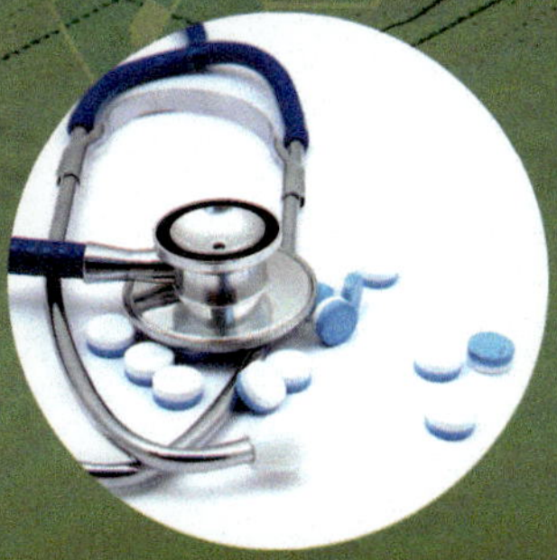

PHARMACOLOGY

MEP 의학교육

Preface

머리말

보건의료인을 목표로 공부하는 사람이라면 꼭 알아야 하는 분야가 있다. 바로 '약리학'이다. 의사가 내리는 처방은 수술이 아닌 이상 약물치료가 대부분이다. 따라서 보건의료인은 원하든 원하지 않든 약물에 관한 지식이 있어야 한다. 시험에 나오니까 하는 공부가 아니라 기본으로 알아야 하는 지식이다.

하지만 약리학은 생각처럼 쉬운 분야가 아니다. 첫째로 약의 종류가 워낙 많다 보니 모든 약을 일일이 외우는 것이 부담스럽다. 게다가 약 이름이 전부 외국어라서 두 배의 노력이 필요하다. 또한, 해마다 새롭게 외워야 할 수많은 신약이 개발되어 식품의약품안전처의 허가를 기다린다. 이처럼 끊임없이 개발, 생산되는 약물의 이름을 모두 외우는 일은 사실상 불가능하다. 둘째로 약물의 약리작용과 부작용에 관해 일일이 이해하고 있어야 한다. 약물의 이름을 외우는 일도 벅찬데, 약물 각각의 효과나 부작용까지 암기하기란 더더욱 어렵다. 하지만 약물의 효과와 부작용은 약물의 이름을 외우는 것보다 훨씬 중요하다. 약물의 잘못된 처방과 사용은 환자의 목숨까지도 위협하기 때문이다. 따라서 모든 약물의 이름, 성분, 약리작용, 부작용 등을 외우려고 하기보다는 내가 맡은 전문분야의 약물이나 임상현장에서 많이 쓰이는 약물이라도 철저하게 이해하려고 노력해야 한다.

일반적으로 내과 치료의 90% 이상에서 100종류의 약이 처방되고 있다는 사실로 미루어 임상현장에서 빈번히 사용되고, 또 국가시험에 자주 출제되는 약을 중심으로 학습한다면 훨씬 수월하게 약리학에 접근할 수 있을 것이다. 이 책은 이러한 점을 감안하여 최대한 쉽게 이해하고 암기할 수 있도록 구성하였다.

① 임상현장에서 많은 쓰이는 약물 위주로 다루는 약의 수를 최대한 줄였다.
② 그림과 표를 활용하여 간결하게 설명하였다.
③ 본문 외에 memo를 두어 약에 학습에 보충이 될 만한 설명을 추가하였다.
④ 학습한 내용을 다시 확인해볼 수 있도록 각 장의 끝에 확인문제를 실었다.
⑤ 임상실습에 도움이 되도록 약의 성분명 옆에 영어를 병기하였다.
⑥ 의학용어는 대한의사협회 의학용어위원회에서 발간한「의학용어집 6판」을 반영함으로써 최신 기준에 발맞추어 학습할 수 있도록 하였다.

이 책은 보건의료인이나 보건의료인이 되려고 노력하는 학생 모두를 위한 책이다. 머릿속에만 담아두지 말고 현장에서 적극적으로 활용하여 많은 생명을 구하는 데 쓰기를 바란다. 끝으로 이 책이 출판되기까지 많은 도움을 주신 의학교육 출판사 대표님 이하 편집부 여러분께 깊은 감사를 드린다.

저자 일동

제1장 약리학의 기초지식

제3장 중추신경계통 약물

제4장 말초신경계통 약물

제5장 오타코이드

제7장 소화계통 약물

제8장 혈액조혈계통 약물

제10장 뼈대계통 약물

제11장 비뇨생식계통 약물

제12장 내분비계통 약물

제13장 항암제

제14장 생물학적 제제와 진단용 약물

Reference Appendix Index 참고문헌, 부록, 찾아보기

제 1 장

약리학의 기초지식

학습목표

1. 약리학의 주요 분야를 분류하고 설명할 수 있다.
2. 약물의 명칭을 구분하여 설명할 수 있다.
3. 약리작용에 영향을 미치는 요인을 열거할 수 있다.
4. 약물의 투여경로와 체내동태를 설명할 수 있다.
5. 약물의 부작용과 유해반응의 차이를 설명할 수 있다.

1. 약리학의 개요
2. 약물의 작용
3. 약물의 체내동태
4. 약물의 부작용
5. 처방과 조제
6. 약 · 독물중독의 처치
7. 신약과 후발의약품

핵심용어해설

- **내성**(tolerance) : 연속적인 사용으로 약물의 효과가 저하되는 것
- **대항작용**(antagonism) : 약물을 함께 사용함으로써 그 작용이 감소되거나 소실되는 것
- **대항제**(antagonist) : 어떤 수용체에 결합하지만 생리반응을 일으키지 않는 물질
- **부작용**(side effect) : 약물의 치료 목적과 관계없이 치료하는 데 오히려 불필요한 작용
- **상가작용**(additive interaction) : 작용점과 작용기전이 같은 계열의 약물을 함께 사용하는 경우 약물의 작용이 합쳐지는 것
- **상승작용**(synergistic action) : 작용점과 작용기전이 다른 계열의 약물을 함께 사용하는 경우 약물의 작용이 합쳐진 것보다 더 강하게 나타나는 것
- **생물학적 반감기**(biological half life) : 혈액 중의 약물농도가 절반이 되는 시간
- **약리작용**(pharmacological action) : 생체 일부에 화학물질을 가했을 경우 직 · 간접으로 일어나는 생체기능의 변화
- **약리학**(pharmacology) : 약물과 생체와의 상호작용을 연구하는 학문
- **약물**(drug) : 생체에 영향을 미치는 모든 화학물질
- **약물수용체**(drug receptor) : 신경전달물질이나 호르몬, 오타코이드 등이 결합하는 부위로 생체에 본래 존재하는 것
- **약물의존**(drug dependence) : 연속적으로 사용함으로써 약물을 중단하기 어려운 상태가 되는 것
- **오타코이드**(autacoid) : 체내에서 생산되는 미량의 생리 및 약리작용을 나타내는 생리활성물질로, 호르몬과 신경전달물질의 중간적 성격을 띰
- **위약효과**(placebo effect) : 의학적 상식으로 볼 때 약리작용이 전혀 없는 위약(녹말, 젖당, 생리식염수 등)을 진짜 약인 것처럼 사용하면 조건에 따라서는 치료 효과가 나타나는 것
- **유해작용**(adverse effect) : 약물의 부작용 중에서도 생체에 명확하게 불리한, 바람직하지 않은 작용
- **작용제**(agonist) : 어떤 수용체에 결합해서 고유의 생리반응을 일으키는 물질
- **주작용**(main effect) : 약물의 목적에 부합되는 작용
- **중간유효용량**(median effective dose, ED_{50}) : 같은 집단에서 50%가 효과를 나타내는 양
- **중간독성용량**(median toxic dose, TD_{50}) : 같은 집단에서 50%가 독작용을 나타내는 양
- **첫째통과효과**(first pass effect) : 체내에 투여된 약물이 순환계통에 들어가기 전에 대사되는 현상
- **치료약물농도감시**(therapeutic drug monitoring, TDM) : 개개인의 환자에 대해 약물의 혈중농도를 측정해서 그 약물의 투여계획(투여량이나 투여간격)을 세우는 것
- **치료지수**(therapeutic index) : 중간독성용량(TD_{50})을 중간유효용량(ED_{50})으로 나눈 값(TD_{50}/ED_{50})
- **후발의약품**(복제의약품, generic drug) : 신약 개발을 통해 승인받은 의약품(선발의약품)의 특허권이 소멸된 후 다른 의약품 제조업체가 제조한 같은 성분의 의약품

1 약리학의 개요

1. 약리학의 정의와 분류

약리학(pharmacology)이란 약물을 생체에 투여함으로써 일어나는 생체반응에 주목하여 그 성질, 제법, 작용, 치료적 응용 등을 전반적으로 연구하는 학문을 말한다. 약리학의 어원은 '독'을 의미하는 그리스어 *pharmakon*과 '학문'을 의미하는 그리스어 *logos*에서 비롯되었다.

약리학은 생체와 약물의 상호작용과정에 따라 크게 **약력학**(pharmacodynamics)과 **약동학**(pharmacokinetics)으로 나눌 수 있는데, 약력학은 인체에 대한 약물의 효과를 연구하고, 약동학은 약물에 대한 생체의 작용을 연구한다(그림 1-1). 그 밖에도 연구 영역에 따라 **임상약리학**(clinical pharmacology), **독성학**(toxicology), **약량학**(posology) 등으로 분류된다(표 1-1).

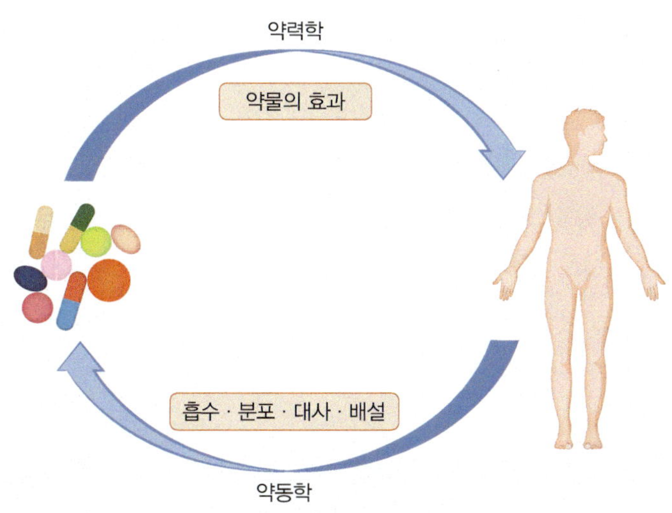

그림 1-1 약리학의 성립

표 1-1 약리학의 분류

분류	정의
약력학(pharmacodynamics)	약물이 어떻게 작용하는지를 연구하는 학문
약동학(pharmacokinetics)	생체가 약물을 처리하는 과정을 연구하는 학문
임상약리학(clinical pharmacology)	인체를 대상으로 약물의 평균적인 효과를 연구하는 학문
독성학(toxicology)	생체에서 약물의 부작용과 그 처치에 관하여 연구하는 학문
약량학(posology)	치료 효과를 일으키는 데 필요한 약물의 용량에 관하여 연구하는 학문

2. 약물의 명칭과 분류

약물(drug)이란 생체에 영향을 미치는 모든 화학물질을 말한다. 그중에서 질병 치료에 유용한 것을 의약품(medicine) 또는 단순히 약물이라고 하며, 생체에 유해한 작용을 나타내는 것을 **독물**(poison)이라고 한다. 그러나 이 두 가지는 명확하게 구별되지 않아 사용하는 용량 등에 따라 유익하게 작용하기도 하고 유해하게 작용하기도 한다.

1) 약물의 명칭

일반적으로 한 가지 약물이 여러 개의 다른 명칭을 가지고 있기 때문에 자칫 잘못하면 약물 투여에 실수가 생길 수도 있다. 따라서 여러 개의 다른 명칭을 숙지하고 있는 것이 매우 중요하다. 보통 약물은 **화학명**(chemical name), **일반명**(generic name/non-proprietary name), **상품명**(trade name/proprietary name)의 3가지 명칭이 사용된다. 화학명은 약물의 화학적 원소명을 이용하여 만든 명칭으로, 원자나 분자의 구조를 설명하며 일반적으로 길고 기억하기 힘든 형태이다. 일반명은 화학명보다 짧으며 대한약전이나 미국약전 등에서 공식적으로 사용하는 명칭이다. 상품명은 제조업자 또는 소유자에 등록된 명칭으로 타인이 임의로 사용할 수 없으며 ®을 붙여 표시한다(그림 1-2).

화학명(chemical name)
약물의 화학적 원소명을 이용하여 만든 명칭
예) acetyl salicylic acid 등

일반명(generic name)
대한약전, 미국약전 등에서 공식적으로 사용하는 명칭
예) aspirin 등

상품명(trade name)
제조업자 또는 소유자에 등록된 명칭
예) ASPIRIN®, 로날® 등

그림 1-2 약물의 명칭

2) 약물의 분류

약물을 분류하는 기준은 작용 계통, 치료 목적, 화학구조, 제형, 사용 목적, 적용방법 등으로 다양한데(표 1-2), 일반적으로 약물이 작용하는 장기나 효과를 미치는 계통에 따라 분류하거나 비슷한 의미이지만 효능에 따라 분류한다. 또한 약물의 주요 재료에 따라 분류하기도 한다(표 1-3).

표 1-2 약물의 분류 기준

분류 기준	종류
작용 계통	심장계통 약물, 신경계통 약물, 내분비계통 약물, 소화계통 약물, 피부계통 약물
치료 목적	항암제, 항당뇨병제, 진통제, 소화제 등
화학구조	벤조다이아제핀 계열 항생제, 페노싸이아진 계열 항생제, 부신피질스테로이드 등
제형	정제, 캡슐제, 주사제, 연고제, 점안제 등
사용 목적	치료약, 진단용 약물, 예방약 등
적용방법	내복약, 외용약, 주사약 등

표 1-3 재료에 따른 약물의 분류

분류	정의	종류
생약	동 · 식물의 성분 또는 분비물 등을 간단하게 가공한 것	아편분말(진통작용), 세네가(거담작용), 현초(정장작용) 등
유효성분	동 · 식물 등에서 질병 치료에 도움이 되는 성분만 추출한 것	모르핀(양귀비의 미숙 과피에서 채취한 아편에서 추출), 레세르핀(인도사목에서 추출), 인슐린(동물의 췌장에서 추출) 등
합성품	화학적으로 합성되는 것으로 대부분의 약물이 여기에 속함	아스피린, 설파제, 클로르프로마진 등
기타	미생물과 세포 등의 생물체가 가진 능력과 유전자공학 기술을 접합시켜 안전성이 높은 약물	인슐린, 적혈구형성호르몬, 인터페론 등

3) 약물요법

약물 치료는 사용하는 약물의 목적에 따라 **원인요법**, **대증요법**, **예방요법**, **보충요법**으로 나눌 수 있다. 원인요법(causal treatment)은 질병의 원인을 제거하는 방법으로 항생물질 등을 사용하고, 대증요법(symptomatic treatment)은 질병의 원인을 제거할 수는 없지만 질병에 의한 불쾌한 증상을 제거하는 방법으로 항고혈압제,

해열제, 진통제 등을 사용한다. 또 예방요법(prophylactic treatment)은 질병의 발생을 예방하는 방법으로 백신 등을 사용하며, 보충요법(substitution therapy)은 호르몬, 비타민 등 신체의 기능유지에 필요한 물질이 결핍된 경우에 사용하는 방법이다.

Column 약의 역사는 길지만 약리학의 역사는 짧다

인류가 언제부터 약을 사용하기 시작하였는지는 정확하지 않지만 기원전 3000년경 티그리스 유프라테스 강 유역에 세계 최초의 문명을 이룩한 슈메르인이 남긴 점토판에는 이미 산양, 벼, 서양배 등 약 10종류의 약을 사용하였다는 기록이 있다. 또 기원전 2500년경의 고대 이집트에서는 700종 이상의 약과 약 800종의 처방을 사용하였다는 기록이 남아 있다. 이와 같이 약의 역사는 인류의 역사만큼이나 길다. 그러나 이들 약의 사용은 경험과 전승을 토대로 한 것으로 실험 등의 과학적 근거에 따라 약의 작용이 연구되고 사용된 것은 19세기 이후로, 1883년 오스발트 슈미데베르크(Oswald Schmiedeberg)가 실험을 토대로 약의 작용을 검토하고 그 성과를 정리해서 출판한 책 중에 약리학이라는 단어가 처음 사용되었다. 따라서 약리학의 역사는 130년 정도밖에 되지 않았으며, 오스발트 슈미데베르크는 근대 약리학의 아버지라고 불린다.

현재 의료 현장에서 사용되고 있는 약의 약 95%는 1940년 이후에 개발되었거나 발견된 것으로, 실제로 사용되고 있는 약에 대한 약리학은 70년 정도의 역사밖에 되지 않는다.

2 약물의 작용

1. 약리작용의 분류

약리작용(pharmacological action)이란 생체 일부에 화학물질을 가했을 경우 직접 또는 간접으로 일어나는 생체기능의 변화를 말하며, 약물이 생체에 원래 존재하지 않는 기능을 만들어내는 것이 아니라 생체의 기존 기능에 양적 변화를 일으켜 치유 경향을 이끌어내는 것이다.

약리작용은 기능, 작용부위, 작용의 중점성, 치료면, 작용발현 순서에 따라 다양하게 분류할 수 있다.

1) 흥분작용과 억제작용

생체가 본래 가지고 있는 기능을 촉진 및 증강시키는 작용을 **흥분작용**(stimulant action)이라고 하며, 에피네프린(epinephrine; =아드레날린)의 심장 흥분작용, 디기탈리스(digitalis)의 강심이뇨작용, 암페타민(amphetamine)의 중추신경계통 흥분작용 등을 예로 들 수 있다.

또한 생체기능을 억제 및 저지시키는 작용을 **억제작용**(inhibitive action)이라고 하며, 아세틸콜린(acetylcholine)의 심장 억제작용, 모르핀(morphine)의 진통작용 등을 예로 들 수 있다.

2) 국소작용과 전신작용

적용부위에만 작용이 나타나는 것을 **국소작용**(local action)이라고 하며, 국소마취제, 동공확대제 등의 약물이 국소작용을 일으킨다.

또한 약물이 흡수되어 혈류를 통해 몸 전체에 작용이 나타나는 것을 **전신작용**(systemic action)이라고 한다.

3) 일반작용과 선택작용

약물이 생체의 세포 전체에 작용하는 것을 **일반작용**(general action) 또는 **비선택작용**(nonselective action)이라고 하며, 일반작용을 하는 대표적 약물에는 소독제(disinfectants), 전신마취제(general anesthetics), 퀴닌(quinine) 등이 있다.

또 약물이 특정 기관, 병원성미생물, 종양세포 등에 작용하는 것을 **선택작용**(selective action)이라고 하며, 선택작용을 하는 대표적 약물에는 자율신경작용제(autonomic drug), 강심제(cardiotonic agent), 항생제(antibiotic) 등이 있다.

4) 주작용과 부작용

치료 목적에 부합되는 작용을 **주작용**(main action), 치료 목적과 관계없이 치료하는 데 오히려 불필요한 작용을 **부작용**(side effect) 또는 **유해반응**(adverse reaction)이라고 한다. 예를 들어 모르핀(morphine)은 진통을 목적으로 투여하지만, 부작용으로서 호흡 억제작용이 나타나기도 한다.

이처럼 약물에는 다양한 작용이 있어 상용량이라도 주작용에 숨겨져 있는 부작용이 있다는 사실을 주의해야 한다.

5) 직접작용과 간접작용

생체에 직접적으로 작용하여 효과를 나타내는 것을 **직접작용**(direct action) 또는 **일차작용**(primary action)이라고 하며, 직접작용의 결과 발생하는 작용을 **간접작용**(indirect action) 또는 **이차작용**(secondary action)이라고 한다.

예를 들어 디기탈리스(digitalis) 제제의 경우 직접작용은 강심작용이지만, 강심작용에 의해 순환상태가 개선된 결과 간접작용으로서 이뇨작용을 나타낸다.

6) 속효성 작용과 지효성 작용 (그림 1-3)

약물 투여 후 즉시 작용이 나타나는 것을 **속효성 작용**(short action)이라고 하며, 지속시간이 짧고 일과성을 띤다. 나이트로글리세린(nitroglycerin), 마취제(anesthetics), 에피네프린(epinephrine) 등이 속효성 작용을 나타내는 대표적 약물이다.

효과가 나타나는 데 시간이 걸리는 약리작용을 **지효성 작용**(slow action)이라고 하며, 작용의 지속시간이 길다. 디곡신(digoxin), 레세르핀(reserpine) 등이 지효성 작용을 나타내는 대표적 약물이다.

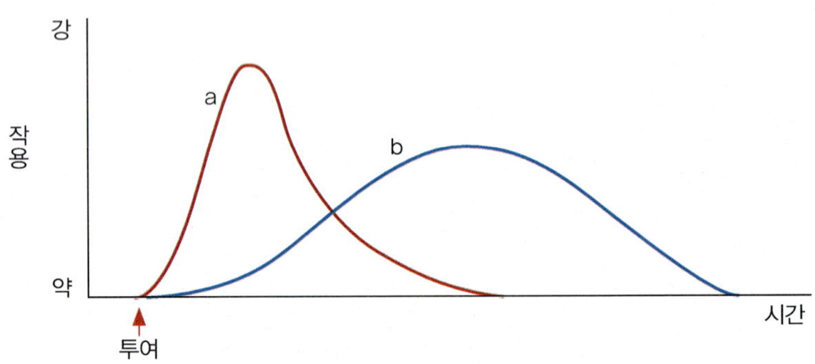

속효성이고 일과성인 약물(a)과 지효성이고 지속성인 약물(b)의 작용을 나타낸다.

그림 1-3 **속효성 작용과 지효성 작용**

2. 약물의 상호작용

2종류 이상의 약물을 동시에 사용하면 약력학적 상호작용이나 약동학적 상호작용이 나타나는 경우가 있다. 전자는 약물이 작용부위에서 발생하는 작용을 말하고, 후자는 약물의 흡수, 분포, 대사, 배설 과정에서 발생하는 작용을 말한다. 그 밖에도 화학적 상호작용이나 음식물 및 기호품과의 상호작용도 있다.

임상에서 좋지 않은 결과를 초래하는 약물 간의 상호작용과, 약물과 음식물 · 기호품의 상호작용을 정리하면 각각 표 1-4, 1-5와 같다.

1) 협력작용

약물을 함께 사용할 때 작용이 증가되는 것을 말하는데, 효과 강화와 부작용 경감을 기대할 수 있다. 협력작용에는 **상가작용**과 **상승작용**이 있다(그림 1-4).

① 상가작용(additive interaction)

작용점과 작용기전이 같은 계열의 약물을 함께 사용하는 경우로, 약물의 작용이 합쳐져서 나타난다. 예를 들면 에터(ether)와 아산화질소(nitrous oxide)에 의한 마취, 히스타민(histamine)과 아세틸콜린(acetylcholine)에 의한 혈압강하 등을 들 수 있다.

② 상승작용(synergistic action)

작용점과 작용기전이 다른 계열의 약물을 함께 사용하는 경우로, 약물의 작용이 합쳐진 것보다 강하게 나타난다. 해열제와 수면제 또는 카페인 등을 사용했을 때 상승작용이 나타난다.

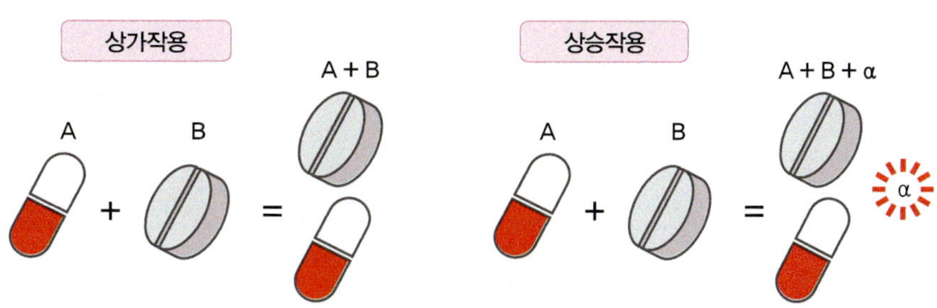

그림 1-4 협력작용

2) 대항작용

약물을 함께 사용함으로써 그 작용이 감소되거나 소실되는 것을 말하는데, 중독을 치료하거나 부작용을 줄이는 데 응용된다. 대항작용(antagonism)에는 약리학적 대항작용, 기능적 대항작용, 화학적 대항작용이 있다.

① 약리학적 대항작용

공통의 작용부위(수용체)에서 일어나는 대항작용으로, 히스타민과 다이펜하이드라민(diphenhydramine)이나 시메티딘(cimetidine), 에피네프린(아드레날린)과 프로프라놀롤(propranolol) 또는 프라조신(prazosin) 등이 대항작용을 나타낸다.

② 기능적 대항작용

작용부위가 다른 2가지 약물의 작용이 반대방향에 있어서 일어나는 대항작용으로, 모르핀과 중추흥분제, 에피네프린의 혈압상승과 히스타민의 혈압강하 등을 예로 들 수 있다.

③ 화학적 대항작용

중화반응, 복합체 형성, 킬레이트 형성 등 화학반응에 의한 대항작용을 말하며, 중독 치료에 많이 응용된다. 산과 알칼리, 수은과 다이머카프롤(dimercaprol, BAL), 납과 EDTA(ethylenediamintetraacetic acid), 유기인제 중독과 PAM(pyridine aldoxime methiodide) 등이 화학적 대항작용을 나타낸다.

표 1-4 약물 간의 상호작용(나쁜 영향)

약물 1	약물 2	상호작용
디기탈리스(digitalis) 제제	싸이아자이드(thiazide) 계열 이뇨제 또는 고리작용이뇨제(퓨로세마이드, furosemide)	디기탈리스중독(부정맥)
경구 혈당강하제(톨부타마이드, tolbutamide) 또는 인슐린(insulin)	비스테로이드소염제 또는 β차단제, 알코올	저혈당
전신마취제(할로테인, halothane)	에피네프린(epinephrine)	심실부정맥
아미노글리코사이드 계열 항생물질 [스트렙토마이신(streptomycin), 젠타마이신(gentamicin)]	고리작용이뇨제(퓨로세마이드)	신장장애, 귀독성
테트라사이클린(tetracycline) 계열 항생물질 뉴퀴놀론(new quinolone) 계열 항균제	제산제(antacid; 알루미늄, 칼슘, 마그네슘 함유)	각 항생물질의 효력 감소
오메프라졸(omeprazole), 비스테로이드소염제(NSAID), 시메티딘(cimetidine)	와파린(warfarin)	와파린 효력 증강
페노바비탈(phenobarbital)	와파린 등	와파린 등의 효력 감소
뉴퀴놀론 계열 항균제	비스테로이드소염제(NSAID)	경련

표 1-5 약물과 음식물 · 기호품의 상호작용(나쁜 영향)

약물	음식물 · 기호품	상호작용
와파린(warfarin)	청국장*, 클로렐라식품, 녹황색 채소 등 비타민 K를 함유한 식품	와파린의 비타민 K 대항작용과 경합하여 효과 감소
테트라사이클린(tetracycline) 계열 항생물질 뉴퀴놀론(new quinolone) 계열 항균제	우유나 유제품 등 칼슘을 많이 함유한 식품	약물의 흡수장애로 인해 효과 감소
나이페디핀(nifedipine) 사이클로스포린(cyclosporine)	자몽주스	자몽주스에 약물대사효소 억제물질이 포함되어 있어 효과 증가
테오필린(theophylline), 펜타조신(pentazocine), 벤조다이아제핀(benzodiazepine) 계열 약물	흡연	흡연으로 인해 약물대사가 항진되어 효과 감소
케토코나졸(ketoconazole; 항진균제) 세팔로스포린(cephalosporin) 계열 항생물질 일부 설포닐유레아(sulfonylurea; 혈당강하제)	알코올	아세트알데하이드 탈수소효소 억제작용으로 인한 숙취증상(얼굴홍조, 구역질, 두통)
중추신경계통 억제제	알코올	협력작용에 의해 약물의 억제작용 증가

* 대두 자체에 비타민 K는 적지만, 청국장균(바실러스균)이 장 내에서 비타민 K를 생산한다.

3. 약물의 작용기전

1) 약물수용체

대부분의 약물은 생체 내의 특정 수용체인 **약물수용체**(drug receptor)와 결합해서 약리작용을 나타낸다(그림 1-5). 약물수용체란 신경전달물질이나 호르몬, 오타코이드(autacoid) 등이 결합하는 부위로, 생체에 본래 존재하는 구조물이다. 최근 이들 수용체의 구조와 약물이 수용체와 결합한 후의 세포 내부 변화과정이 상당히 해명되었다.

약물수용체에는 세포막 표면에 존재하는 것과 세포 내(핵 내)에 존재하는 것이 있다. 세포막 표면에 존재하는 세포막수용체는 그 구조에 따라 ①이온통로형 수용체, ②G단백질결합형 수용체, ③효소결합형 수용체로 분류되는데, 세포막수용체의 과반수는 G단백질결합형 수용체에 속하며 전달기관으로서의 역할은 G단백질이 담당한다(그림 1-6).

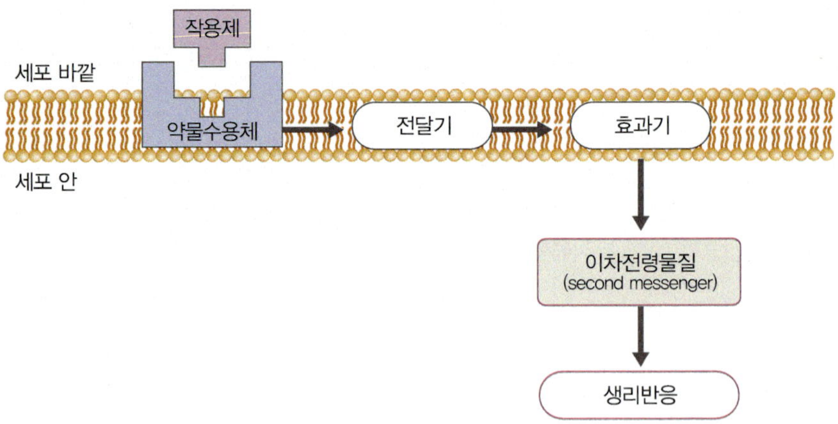

그림 1-5 약리작용을 일으키는 과정

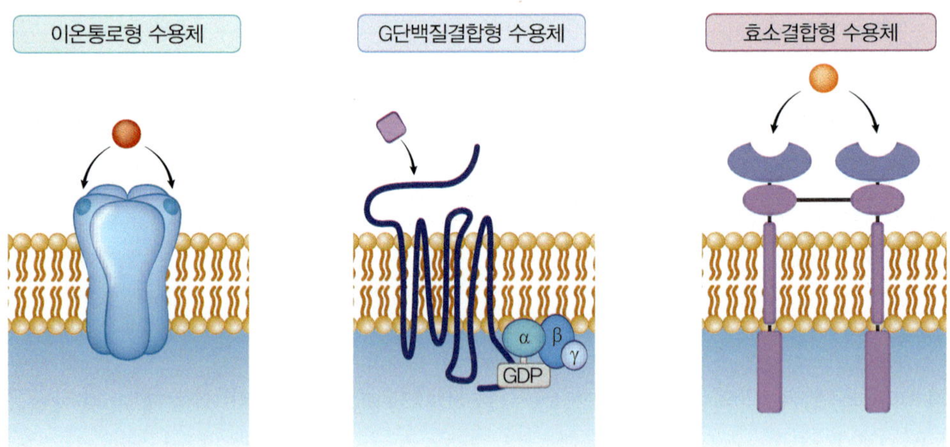

그림 1-6 세포막수용체의 종류

Memo

오타코이드(autacoid)

자신을 뜻하는 그리스어 *autos*와 치료약을 뜻하는 그리스어 *akos*에서 유래된 말로, 작용하는 조직에 의해 생성되는 공통적인 특징을 가지고 있어 국소호르몬으로서 작용한다.

체내에서 생산되는 미량의 생리 및 약리작용을 나타내는 생리활성물질 중 호르몬과 신경전달물질을 제외한 것을 말한다. 히스타민(histamine), 세로토닌(serotonin), 프로스타글랜딘(prostaglandin), 안지오텐신(angiotensin), 브라디키닌(bradykinin) 등이 있다. 자세한 내용은 Chapter 05를 참조하기 바란다.

2) 작용제와 대항제

약리작용을 나타내는 물질은 크게 **작용제**(agonist)와 **대항제**(antagonist)의 2가지로 나눌 수 있다. 작용제는 특정 수용체와 결합하여 고유의 생리반응을 일으키는 물질을 말하고, 대항제는 특정 수용체와 결합하지만 생리반응을 일으키지 않는 물질을 말한다.

대항제가 수용체와 결합해 있는 동안에는 작용제가 해당 수용체와 결합하지 못하기 때문에 작용제의 작용을 억제하는 기능을 한다(그림 1-7). 또한 생리적으로 기능하는 활성물질의 작용을 차단하고 생리기능을 변화시키는 작용도 있다. 예를 들어 교감신경에서 방출하는 노르에피네프린(노르아드레날린)이 혈관의 α수용체에 작용하여 혈관을 수축시킴으로써 혈압이 일정 수준으로 유지된다. 그러나 α차단제(α수용체 대항제)를 사용하면 노르에피네프린의 작용이 차단되어 혈압이 떨어진다.

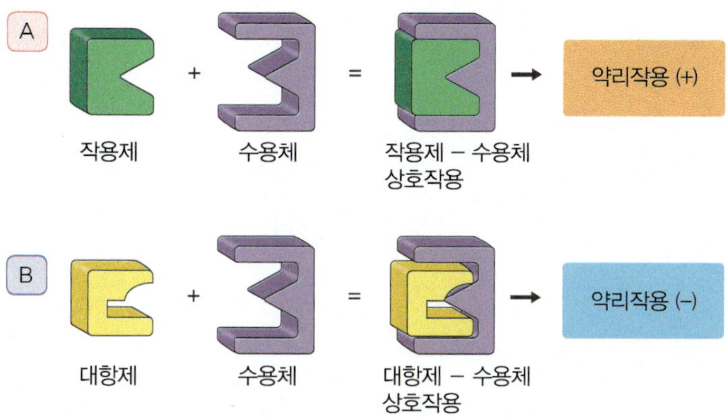

작용제는 수용체와 결합하여 약리작용을 나타내지만(A), 대항제가 수용체와 결합하면 작용제는 수용체와 결합할 수 없기 때문에 약리작용을 나타낼 수 없다(B).

그림 1-7 작용제와 대항제의 관계

4. 약리작용에 영향을 미치는 요인

약물을 임상적으로 사용할 때 보통 한 종류의 약물을 투여하기보다는 병용 투여하거나 연속 사용하는 경우가 많은데, 특히 연속 사용하는 경우에는 1회 용량이 극소량이라 하더라도 장시간 사용으로 인한 예기치 못한 독성과 부작용이 나타날 수 있다. 따라서 약물을 투여 시에는 약리작용에 영향을 미치는 요인을 잘 파악하여 적절한 용량을 사용하여야 한다.

1) 약용량

약용량(drug dose)은 의약품의 효과를 기대하여 사용하는 약물의 양으로, 단순한 물질의 양이 아니라 작용이 발현하기까지의 시간적 변화도 고려한 양이다. 약용량은 표 1-6과 같이 분류할 수 있으며 여러 가지 조건에 따라 달라진다(그림 1-8).

표 1-6 약용량의 분류

분류		정의
유효량	최소유효량(minimal effective dose)	치료 효과를 나타내는 최소의 양
	최대유효량(maximal effective dose)	중독증상을 나타내지 않는 최대의 양
무효량(ineffective dose)		치료 효과를 나타내지 못하는 양
치사량(lethal dose)		사망에 이르게 하는 양
중독량(toxic dose)		생체에 중독증상을 나타내는 양

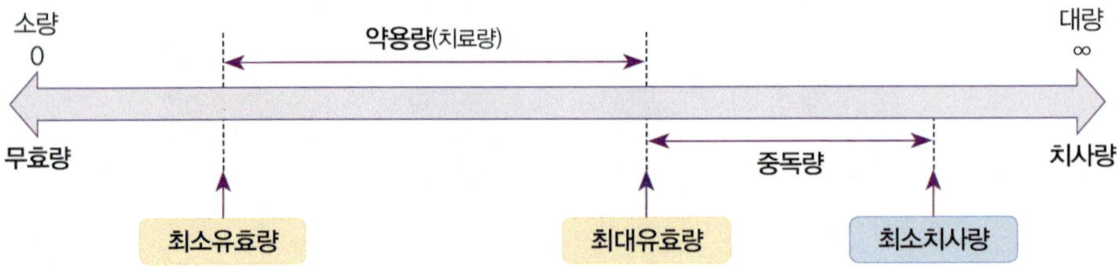

그림 1-8 약용량

① 중간유효용량(ED_{50}) · 중간독성용량(TD_{50})

가로축에 용량을 나타내고 세로축에 유효율 또는 사망률을 나타내면 그림 1-9와 같이 각각의 약물에 특유한 **용량반응곡선**(dose response curve)이 생긴다. 같은 집단에서 50%가 효과를 나타내는 양을 **중간유효용량**(median effective dose, ED_{50}), 50%가 독작용을 나타내는 양을 **중간독성용량**(median toxic dose, TD_{50})이라고 한다.

② 치료지수

TD_{50}을 ED_{50}으로 나눈 값(TD_{50}/ED_{50})을 **치료지수**(therapeutic index)라고 한다. 수치가 클수록 ED_{50}과 TD_{50} 사이가 멀어지기 때문에 치료에 사용하는 양으로 사망하는 일이 거의 없어 결국 안전하다는 말이 된다. 그러나 이것은 어디까지나 동물실험의 결과이며, 용량반응곡선의 기울기를 고려하지 않은 것이기 때문에 안전성의 일차적인 기준으로 생각하는 것이 좋다.

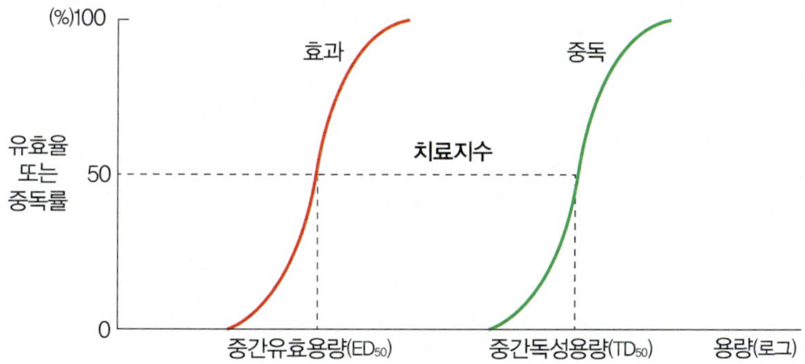

$$\text{치료지수} = \frac{TD_{50}}{ED_{50}}$$

그림 1-9 용량반응곡선

2) 연령 · 성별

신생아와 노인은 생리 · 생화학적 변화에 동반해서 약물동태나 약력학적 작용이 다르게 나타난다. 소아는 성인의 축소판이 아니므로 여러 가지 점에서 성인과 다르다. 따라서 소아의 약용량 산출에는 **연령**, **체중**, **체표면적**을 토대로 다양한 방법이 사용되고 있다. 예를 들어 소아는 디기탈리스(digitalis)에 감수성이 낮고 노인은 모르핀(morphine) 등의 중추신경억제제에 감수성이 높다.

성별에서는 일반적으로 여성이 남성보다 감수성이 높다. 따라서 여성은 임신과 수유 시 태아와 신생아에게 약물이 전달되지 않도록 특히 주의해야 한다. 임부와 태아 사이에는 태반장벽(placental barrier)이 있어 임부가 복용한 약물이 모두 태아에게 가지는 않는다. 단지 이 장벽의 능력은 약하기 때문에 약물의 이행을 절대적으로 막지는 못한다. 이 장벽을 통과해서 태아에게 가기 쉬운 물질은 지용성 약물, 비이온화 약물, 분자량이 작은 약물이다. 또 태아의 혈액뇌장벽(blood brain barrier, BBB)은 아직 발달되지 않았기 때문에 태반장벽을 통과한 약물 대부분은 뇌로 간다.

태아에게 미치는 약리작용의 영향은 임신주수에 따라 다르다.

① **수정 전~임신 3주 말** : 출생 시 기형이 적음

② **임신 4~7주 말(기관형성기)** : 기형유발성의 절대민감기

③ **임신 8~15주 말(생식기 분화, 입천장 폐쇄)** : 부신피질스테로이드제(adrenocortical steroid) 투여에 주의

④ **임신 16주 이후(기관형성 종료)** : 약물을 지속적으로 투여하면 태아의 발달지연이 발생

이 시기에 문제가 되는 중요한 태아독성은 다음과 같다.

① **비스테로이드소염제**(nonsteroidal antiinflammatory drugs, NSAID) : 양수과다 · 동맥관 조기폐쇄

② **안지오텐신전환효소억제제**(angiotensin converting enzyme inhibitors, ACEIs) : 신부전

③ **정신이완제**(psycholeptics) : 진정작용

또한 태아에게 영향을 미치는 주요 약물을 정리하면 표 1-7과 같다.

표 1-7 태아에게 영향을 미치는 주요 약물

분류	약물	영향
항염증제	인도메타신(indomethacin)	기형유발성
항정신병제	클로로프로마진(chlorpromazine)	기형유발성
화학요법제	설파제(sulfa drugs)	핵황달(고빌리루빈혈증)
항갑상샘제	티아마졸(thiamazole)	영아의 갑상샘기능저하
항생물질	테트라사이클린(tetracycline)	태아 · 신생아의 이, 뼈 발육부전
항협심증제	나이페디핀(nifedipine)	기형유발성
진통제	모르핀(morphine)	신생아 호흡억제
항응고제	와파린(warfarin)	신생아 출혈경향

3) 신체상태

약물은 건강한 사람보다 환자에게 강력하게 작용하는 경우가 많다. 예를 들어 해열제(antipyretic)의 경우 건강한 사람에게 투여하면 거의 효과가 없지만, 열이 있는 환자에게 투여하면 열이 내려간다.

또한 소화궤양이 있는 환자는 인도메타신(indomethacin)과 같은 비스테로이드소염제를 복용하면 궤양이 악화된다.

4) 심리상태

약리작용은 환자의 심리상태에 크게 영향을 받는다. 의학적 상식으로 볼 때 약리작용이 전혀 없는 **위약**(헛약, placebo; 녹말, 젖당, 생리식염수 등)을 진짜 약인 것처럼 사용하면 조건에 따라서는 치료 효과가 나타나는데(그림 1-10) 이를 **위약효과**(placebo effect)라고 한다.

반대로 유효한 약물이 심리적 영향 때문에 그 효과가 감소되는 경우도 있는데 이 또한 위약효과라고 할 수 있다. 임상에서는 약물의 실제 효과와 위약효과, 그리고 질환의 자연적 변화가 합쳐져 약물 효과로서 나타난다. 이 위약효과는 약물뿐만 아니라 외과치료나 물리치료에서도 나타난다.

실제 효과 + 위약효과 + 질환의 자연적 변화 = 약물 효과

그림 1-10 약물 효과

5) 체질

체질(diathesis)이란 유전적 요인과 환경적 요인에 따라 형성되는 신체의 성질을 말하는데, 약리작용은 이 체질에 따라서도 다르게 나타날 수 있다. 경우에 따라서는 소량의 약물을 사용했는데도 기대한 효과 이상으로 매우 예민하게 나타나기도 한다.

(1) 유전적 인자

어떤 특정한 약물에 대해 비정상적인 반응을 나타내는 사람들이 있는데 예전에는 이러한 사람을 특이 체질로 간주하였다. 그러나 최근 그 원인이 유전적 인자에 기인한다는 사실이 밝혀졌다. 예를 들어 어떤 약물에 대해 약물대사능력이 높은 사람과 낮은 사람이 있는데, 대사능력이 낮은 사람에게 상용량의 약물을 투여하면 약물의 혈중농도가 너무 상승하여 유해반응(adverse reaction)이 나타나는 경우가 있다. 이는 인종에 따라서도 차이가 있다.

(2) 과민반응

약물을 반복 사용할 경우 약물 분자가 체내의 단백질과 결합하여 완전항원을 형성하여 **알레르기반응**(allergic reaction)을 일으키기도 한다. 이처럼 그 자신은 항원성을 가지지 않지만 단백질과 결합해서 항원성을 나타내는 물질을 **불완전항원**(합텐, hapten)이라고 한다.

약물알레르기에는 즉시알레르기반응(immediate allergic reaction)과 지연알레르기반응(delayed allergic reaction)의 2가지 유형이 있으며, 알레르기반응이 잘 나타나는 약물에는 페니실린(penicillin) 계열과 세팔로스포린(cephalosporin) 계열의 항생물질, 해열진통제(antipyretic analgesic) 등이 있다.

6) 약물의 연용

(1) 축적

체내분해나 체외배출이 느린 약물은 체내에 **축적**(cumulation)되어 중독을 일으킨다. 예를 들어 디기톡신(digitoxin)은 단백질 결합능력이 높고 장간순환(enterohepatic circulation)이 일어나기 때문에 축적이 잘된다. 체내에 잘 축적되는 약물은 초회량보다는 유지량을 감량하여 사용함으로써 부작용을 감소시킬 수 있다.

(2) 내성

반복적 사용으로 약물에 대한 감수성이 저하되어 약물 효과가 떨어지는 것을 **내성**(tolerance)이라고 한다. 페노바비탈(phenobarbital) 등과 같이 간의 대사능력이 항진되어 혈중농도가 떨어지는 경우나 아이소프로테레놀(isoproterenol) 등과 같이 작용부위에서의 약물감수성이 저하되는 경우 등이 있다. 이때는 해당 약물을 증량하거나 약물을 바꾸어야 효과가 나타난다.

① 교차내성(cross-tolerance)

특정 약물에 내성을 나타내면 그것과 화학구조가 유사한 약물에도 내성을 나타내는데, 이를 교차내성이라고 한다. 알코올 내성과 에터(ether) 마취, 모르핀 내성과 다른 마약진통제 등에서 교차내성이 일어난다.

② 빠른내성(tachyphylaxis)

단시간에 나타나는 급성내성을 빠른내성이라고 한다. 에페드린(ephedrine)을 정맥주사로 반복 투여하면 혈압상승반응이 감소되는 경우가 여기에 해당한다.

(3) 약물의존

연속적인 사용으로 약물을 중단하기 어려운 상태가 되는 것을 **약물의존**(drug dependence)이라고 하며, 크게 정신적 의존과 신체적 의존으로 나눌 수 있다(그림 1-11, 표 1-8).

① 신체적 의존

생리적 변화를 일으키며 약물중단에 따른 병적반응(**금단증상**)이 나타난다. 신체적 의존을 일으키는 약물은 모두 정신적 의존을 거치는데, 그렇다고 정신적 의존이 가볍다는 뜻은 아니다. 코케인(cocaine)이나 각성제의 정신적 의존에 의한 욕구는 매우 심하고 사회에 미치는 영향도 크다.

신체적 의존을 일으키는 약물에는 모르핀(morphine), 바비튜레이트(barbiturate) 계열 수면제, 알코올(alcohol), 프로포폴(propofol) 등이 있다.

② 정신적 의존

약물에 대해 정신적 욕구가 강해진 상태로, 약물을 중단하면 정신적으로 불안정해진다. 정신적 의존을 일으키는 약물에는 담배(tobacco), 대마초(마리화나, marihuana), 코케인(cocaine) 등이 있다.

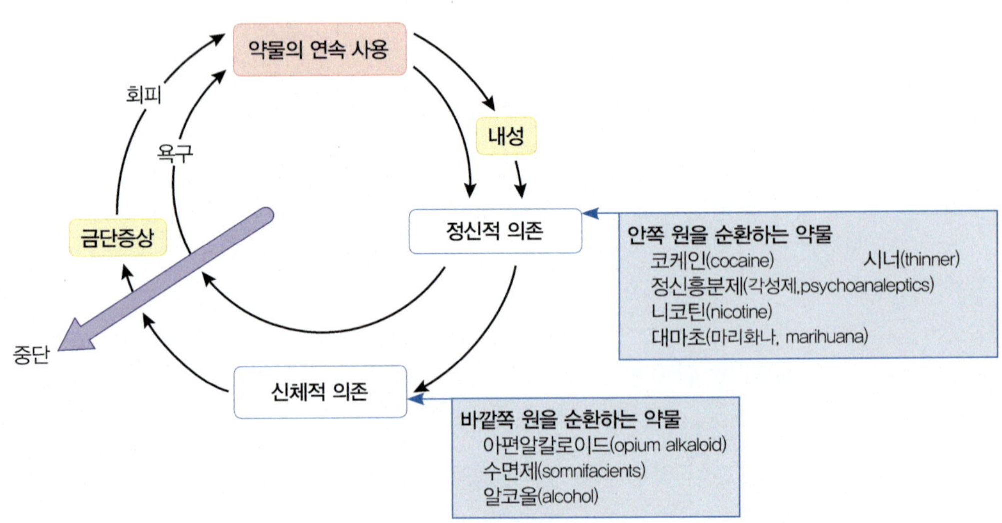

그림 1-11 약물의존

표 1-8 약물의존을 일으키는 약물

약물	정신적 의존	신체적 의존
아편알칼로이드(opium alkaloid)	+++	++
바비튜레이트(barbiturate) 계열 수면제	++	++
알코올(alcohol)	++	++
코케인(cocaine)	+++	−
정신흥분제(각성제, psychoanaleptic)	++	−
대마초(마리화나, marihuana), 대마(cannabis)	++	−
시너(thinner)	++	−
담배(tobacco; 니코틴)	+	−

Memo 약물의존이 태아에게 미치는 영향

약물의존은 원래 후천적으로 발생하는 것이지만, 모르핀, 바비튜레이트 계열 수면제, 알코올 등에 의존성이 있는 여성에게서 태어난 신생아는 이미 이러한 약물에 의존성을 나타내는 경우가 많다.

3 약물의 체내동태

다양한 방법으로 투여된 약물은 온몸순환으로 들어가 표적장기에 도달하여 약리작용을 나타낸다. 그리고 체내로 들어온 약물은 흡수되어 혈액 중으로 들어가 체내에 분포하며, 간에서 화학변화를 받아 대사된 후 신장 등으로 배설되는데, 이 과정을 약물의 **체내동태**라고 한다(그림 1-12).

약물의 체내동태를 **흡수**(absorption), **분포**(distribution), **대사**(metabolism), **배설**(excretion)의 머리글자를 따서 **ADME**라고 표현하기도 한다. 약효와 깊은 관계가 있는 약물의 혈중농도는 이 ADME에 따라 결정된다.

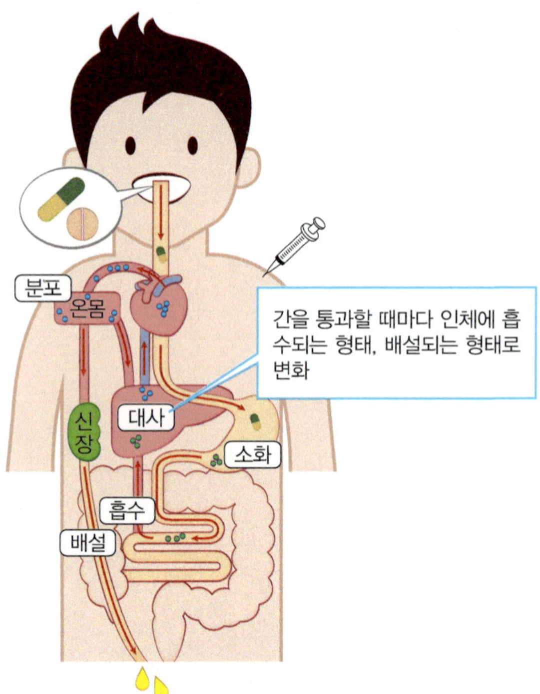

그림 1-12 약물의 체내동태(ADME)

1. 약물의 투여경로

약물을 투여하는 경로는 다양하며, 그 방법에 따라 혈중약물농도, 작용발현 및 지속시간이 다르다(그림 1-13). 또 약물에 따라서는 특정 방법에서만 효과를 나타내는 경우도 있다.

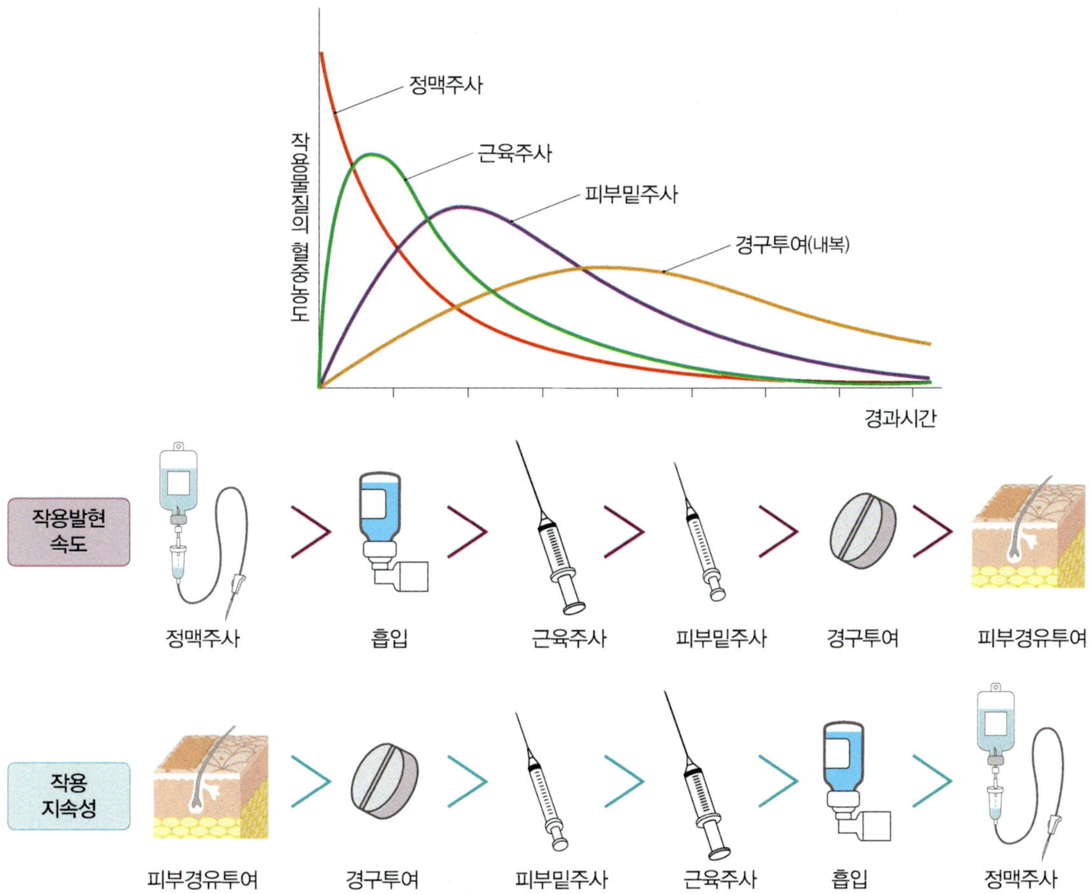

그림 1-13 약물의 투여경로에 따른 혈중농도와 작용의 변화

1) 경구투여

경구투여(oral administration, PO; 내복)는 투여경로 중에서도 가장 자연스럽고 간편한 방법으로, 복용한 약물의 대부분은 소장(작은창자) 점막에서 흡수되며 일부는 구강, 위, 대장(큰창자)에서도 흡수된다. 소장에서 흡수된 약물은 간문맥(portal vein)을 통해 **간**으로 들어가며 심장을 경유해서 온몸으로 퍼진다. 경구투여의 장·단점을 정리하면 표 1-9와 같다.

표 1-9 구강투여의 장 · 단점

장점	● 안전성이 높고 적용이 간편하며 경제적이다. ● 작용이 느리고 지속시간이 길다. ● 투약 형태 중 가장 흔하다. ● 과잉복용 시 위세척이나 구토를 유도해 제거가 가능하다.
단점	● 스트렙토마이신(streptomycin), 스트로판틴(strophantin) 등과 같이 위에서 흡수되지 않는 약물, 인슐린(insulin), 페니실린 G(penicillin G)와 같이 위액에 분해되는 약물, 나이트로글리세린(nitroglycerin), 테스토스테론(testosterone), 에스트라다이올(estradiol) 등과 같이 간에서 대사되기 쉬운 약물에는 부적합하다. ● 긴급을 요할 때나 위를 자극하는 약물에는 부적합하다. ● 심한 구역질, 구토가 있거나 의식이 없는 대상자에게는 사용이 불가능하다.

Memo 약의 복용시간

약의 복용시간을 가리키는 표현으로 '식전', '식후', '식간'이 있다.

① **식전** : 식사 30분~1시간 전에 복용하라는 의미이며, 식사 직후의 작용을 기대하는 혈당강하제, 소화기능개선제 등을 식전에 복용한다.

② **식후** : 식사 직후부터 30분 사이에 복용하라는 의미이며, 식사에 영향을 미치는 소화효소제나 위에 자극을 주는 약물 등을 식후에 복용한다.

③ **식간** : 식사 후 2~2.5시간에 복용하라는 의미이며, 위점막보호제와 같이 위가 비어 있을 때 작용하는 약물을 식간에 복용한다.

또한, 식사와의 관계가 문제되지 않는 약물이라도 약의 복용을 잊지 않도록 하기 위해 '식후'로 지시하는 경우가 있다.

2) 구강점막 적용

항협심증제인 나이트로글리세린(nitroglycerin) 등의 설하정(sublingual tablet)이나 구강정(buccal tablet)은 구강 내에서 용해된 후 함유된 약물이 **구강점막**을 통해 흡수되어 간을 통과하지 않고 혈액으로 들어가 심장에서 온몸으로 퍼진다.

3) 흡입

휘발성 약물은 **흡입**(inhalation)을 통해 신속하게 폐포(허파꽈리)에서 흡수되어 전신작용을 나타내는데, 전신마취제(general anesthetic)의 흡입 등이 그 예이다. 또한 기관지확장제인 살부타몰(salbutamol) 등의 약액을 분무하여 기도에 국소적으로 적용시키기도 한다.

4) 주사

적용 부위에 따라 피부밑주사(피하주사, hypodermic injection), 근육주사(intramuscular injection), 정맥주사(intravenous injectio), 동맥주사(intraarterial injection), 피(부)내주사(intracutaneous injection) 등이 있으며 그 밖에도 관절주사, 골수내주사, 거미막밑주사(지주막하주사), 경막외주사 등이 있다. 피부밑주사, 근육주사, 정맥주사는 전신작용을 목적으로 하는 경우가 많지만, 그 밖의 주사는 국소작용을 목적으로 하는 경우가 많다.

주사의 효력은 경구투여 용량을 1로 보았을 때 이와 동등한 효과를 얻을 수 있는 양으로서 피부밑주사가 1/2, 근육주사가 1/3, 정맥주사가 1/4이다.

주사의 장 · 단점을 정리하면 표 1-10과 같다.

표 1-10 주사의 장 · 단점

장점	● 작용발현이 빠르고 확실하다. ● 경구투여에 비해 소량으로도 효과가 나타난다. ● 약물이 위장관에서 파괴되는 것을 방지한다. ● 첫째통과효과를 피할 수 있다.
단점	● 엄격한 소독이 필요하다. ● 통증을 동반한다. ● 주입 부위의 조직을 손상시킨다. ● 간을 통과하지 않기 때문에 해독이 되지 않아 안전성이 낮다. ● 경구투여와 비교하여 방법이 복잡하고 가격이 비싸다. ● 전신작용 등의 부작용 위험이 따른다.

5) 직장내투여

직장(곧창자)에서 흡수된 약물 대부분은 간을 통과하지 않고 심장을 거쳐 온몸으로 퍼진다. 직장내투여(rectal application)는 약물을 복용할 수 없는 환자나 복용이 부적합한 약물에 효과적인 방법이며, 전신작용과 국소작용을 목적으로 한다.

6) 피부경유투여

피부경유투여(transdermal administration)에는 국소작용을 목적으로 한 것과 피부 · 점막에서의 흡수를 통해 지속적인 전신작용을 목적으로 한 것이 있다. 전신작용을 목적으로 하는 약물에는 나이트로글리세린(nitroglycerin), 펜타닐(fentanyl) 등의 패치제가 있다.

2. 흡수

투여된 약물이 온몸의 혈류로 들어갈 때까지의 과정을 **흡수**(absorption)라고 한다. 흡수속도는 적용방법에 따라 다르며, 또 같은 약물이라도 제제의 형태에 따라 다르다.

소화관에서 약물이 흡수되는 데는 식사의 영향을 받는다. 일반적으로 식후에는 혈중농도의 상승속도가 느리고 최고점(peak)도 낮지만, 지속시간은 길다(그림 1-14). 그러나 체내에 들어오는 총량에는 거의 차이가 없다. 다만, 예외적으로 식후에 혈중농도의 상승이 크고 총량도 많은 약물이나 그 반대인 약물도 있다. 또 약물의 흡수는 위 내의 pH 영향을 많이 받는다. 또한 표 1-11과 같은 다양한 요소에도 영향을 받는다.

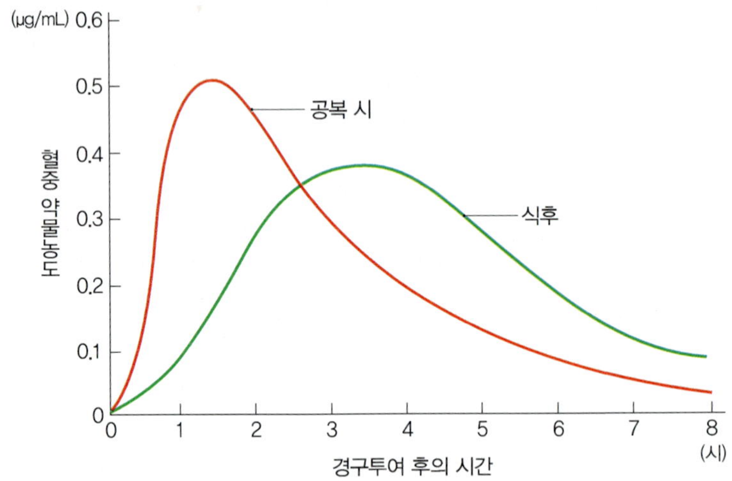

그림 1-14 약물의 소화관 흡수에 미치는 식사의 영향

표 1-11 약물의 흡수에 영향을 미치는 요인

요인	영향
약물의 제형	시럽이나 물약이 정제나 캡슐 형태의 약물보다 흡수가 빠르다.
약물의 용량	저용량 약물보다 고용량 약물이 흡수와 작용 발현 시간이 빠르다
투여 경로	구강, 근육, 피부로 투여되는 약물은 흡수가 느리지만, 혈류로 바로 들어가는 정맥주사는 흡수가 빠르다.
흡수부위	투여 부위의 면적이 넓고 혈류가 많은 조직일수록 흡수가 빠르다.
상호작용	약물과 약물, 약물과 음식물을 함께 투여하면 상호작용으로 위장관의 운동이 느려지거나 빨라지면서 흡수에 영향을 미칠 수 있다.
소화운동	소화계통의 운동 정도에 따라 흡수가 달라진다.
지질 용해도	수용성 약물보다 지용성 약물이 흡수와 분포가 빠르다.
pH 환경	pH 환경에 의한 이온화 정도에 따라 흡수에 영향을 미친다. 예를 들어 아스피린의 경우 위의 산성 환경에서는 비이온화되면서 흡수되지만, 소장의 알칼리성 환경에서는 이온화되면서 흡수되지 않는다.

1) 첫째통과효과

경구투여된 약물은 소화관에서 흡수되고 간문맥을 지나 간으로 들어간다. 그래서 간에서 대사된 후 온몸의 혈류로 들어가 퍼지는 것은 투여된 약물의 일부이다. 이것을 **첫째통과효과**(first pass effect)라고 한다.

2) 생체이용률

투여된 약물이 온몸의 혈류로 들어가는 비율 및 속도를 **생체이용률**(bioavailability)이라고 한다.

3. 분포

온몸의 혈류로 들어온 약물은 혈류를 통해 온몸에 **분포**(distribution)하게 되는데, 특정 조직이나 기관으로 이동하기 쉬운 것도 있다. 예를 들어 아이오딘(요오드, iodine)은 갑상샘으로, 전신마취제(general anesthetic)는 지질이 많은 중추신경계통으로 이동하기 쉽다. 또한 중추신경계통이나 태아에게 약물이 이동하는 것을 규제하는 장벽이 있는데 각각 **혈액뇌장벽**(blood brain barrier), **태반장벽**(placental barrier)이라고 한다. 그러나 혈액뇌장벽과 태반장벽을 통과하기 쉬운 약물도 있으며, 지용성 약물과 비해리형 약물이 여기에 해당한다. 중추신경계통에 작용하는 약물은 지용성인 것이 많아 이들 관문을 쉽게 통과한다.

혈액 중으로 들어온 약물은 혈장단백질(주로 알부민)과 결합하는 **결합형**과 결합하지 않는 **유리형**으로 나뉜다. 결합형은 혈관 내에 머물러 약리작용을 발휘하지 못하고, 수용체에 자유롭게 접근할 수 있는 유리형만 약리작용을 나타낸다.

또한 약물을 정맥 내에 투여하면 흡수과정을 거치지 않고 혈류에 직접 들어가 심장에서 온몸으로 보내진다. 성인의 평균 혈액량은 체중의 8%(몸무게 60kg인 사람은 약 5L)이고 심(장)박출량은 4~5L/분이기 때문에 투여된 약물은 계산상 1~2분이면 온몸으로 퍼진다.

Memo 혈장단백질과의 결합력 차이에 따른 상호작용

와파린(warfarin)과 비스테로이드소염제(nonsteroidal antiinflammatory drug, NSAID)의 예를 통해 혈장단백질과의 결합력 차이에 따른 상호작용을 살펴보면 투여된 와파린이 혈액 중으로 들어가면 99%가 결합형, 1%가 유리형이 된다. 즉, 약리작용을 나타내는 것은 1%에 불과하다는 말이 되는데, 이 상태에서 비스테로이드소염제가 투여되어 혈액 중으로 들어가면 이들이 와파린보다 혈장단백질과의 결합력이 강하기 때문에 지금까지 결합해 있던 와파린을 유리시키게 된다. 그 결과 유리형 와파린이 많아져서 약리작용, 즉 항응혈작용이 강해져 출혈경향을 나타낸다.

4. 대사

약물에는 변화되지 않은 채로 배설되는 것도 있지만, 대부분은 주로 간에서 화학변화를 받아 ①활성이 변하고, ②수용성이 높아져서 배설된다. 이것을 **약물대사**(drug metabolism) 또는 약물의 **생체내변환**(biotransformation)이라고 한다. 대사를 통해 작용이 소실되거나(불활성화, 해독) 활성 대사산물이 생겨서 유독해지거나 또는 임상에서 바람직하지 않은 작용이 나타나는 경우도 있다.

약물대사에 중요한 역할을 하는 것은 간의 미세소체(microsome)에 있는 **사이토크롬P450**(cytochrome P450, CYP)으로 이를 **약물대사효소**라고 한다. CYP는 약물을 주로 산화하여 처리한다. CYP에는 다양한 종류의 동종효소(isozyme)가 있으며, 동종효소에 따라 대사되는 약물이 다르다. 또한 사람에 따라 유전적으로 어떤 특정 동종효소의 작용이 결핍 또는 감소되어 있는 경우도 있다.

CYP 이외의 대사효소도 있는데 이들 모든 효소에 의한 대사양식에는 **산화 · 환원 · 가수분해**(제1기 반응)와 글루큐론산, 황산, 글루타싸이온 등과의 **결합**(제2기 반응; 지용성 약물에 수용성 물질을 결합시켜서 전체를 수용성으로 만드는 것)이 있다.

Memo

대사를 통해 활성화되는 약물

페나세틴(phenacetin)은 아세트아미노펜(acetaminophen)으로 변화되어 진통작용을, 프리미돈(primidone)은 페노바비탈(phenobarbital)로 변화되어 항뇌전증작용을 나타낸다. 그 밖에 항고혈압제인 에날라프릴(enalapril), 항염증제인 록소프로펜(loxoprofen) 등도 대사되어 효과를 나타낸다. 이처럼 대사 전(활성이 나타나기 전)의 약물을 전구약물(prodrug)이라고 한다.

약물대사효소의 활성을 변화시키는 약물

바비튜레이트 계열 약물인 페노바비탈(phenobarbital) 등은 활성을 증가(효소 유도)시키고 시메티딘(cimetidine)은 저하시킨다. 따라서 이러한 약물과 함께 사용하는 경우에는 투여량을 조절해야 한다.

5. 배설

배설(배출, excretion)은 주로 신장을 통해 이루어지지만, 폐(허파), 침샘(타액샘), 땀샘(한선), 유선(젖샘) 등에서도 이루어진다. 수용성 약물은 신장에서 쉽게 배설되지만, 지용성 약물은 요세관에서 재흡수되어 신체 안으로 되돌아온다(그림 1–15). 즉, 수용성 약물은 그대로 배설되고 지용성 약물은 간에서 대사되어 수용성으로 바뀐 후 소변으로 배설된다(지용성 → [간] → 수용성).

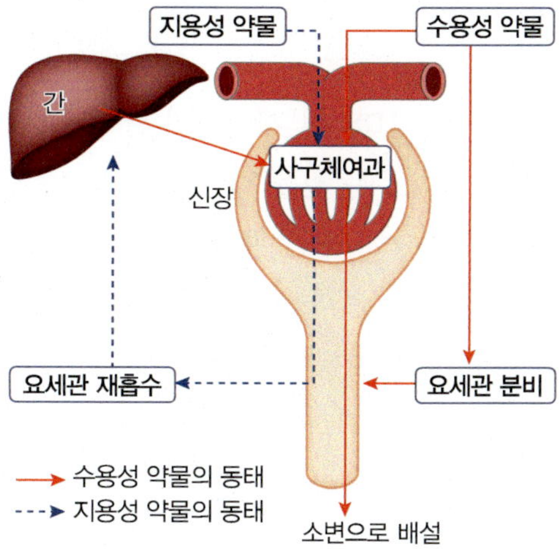

그림 1-15 수용성 약물과 지용성 약물의 배설

6. 생물학적 반감기($T_{1/2}$)

혈액 중의 약물농도가 절반이 되는 시간을 **생물학적 반감기**(biological half life, $T_{1/2}$)라고 한다. 혈액으로 들어온 약물의 농도는 서서히 저하되어 가는데, 그 생물학적 반감기에 영향을 미치는 주요 인자는 혈장단백질과의 결합성, 대사, 신장에서의 배설, 장간순환이다. 또한 간이나 신장의 기능이 저하되면 생물학적 반감기는 연장된다.

Memo **장간순환(enterohepatic circulation)**

간에서 담즙으로 배설된 물질이 장으로 이동하고 그 후 장벽에서 흡수되어 간문맥을 지난 후 다시 간으로 되돌아가 또 간에서 담즙으로 배설되는 것을 반복하는 흐름을 말한다. 이 경우 약물이 체내에 머물러 있는 시간이 길어져 체외 배설은 늦어진다.

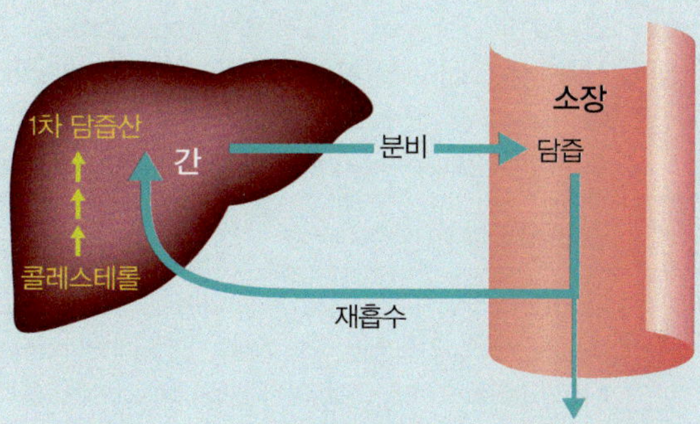

장간순환

7. 치료약물농도감시(TDM)

치료약물농도감시(therapeutic drug monitoring, TDM)란 개개인의 환자에 대해 약물의 혈중농도를 측정해서 해당 약물의 투여계획(투여량이나 투여간격)을 세우는 것을 말한다.

대부분의 경우 약물 효과는 약물의 혈중농도와 상관관계를 나타내는데(그림 1-16), 같은 양의 약물을 복용해도 사람에 따라 혈중농도의 상승 정도는 다르다. 그래서 특히 치료영역이 좁고 중독영역에 근접해 있는 약물(치료지수가 낮은 약물)은 TDM을 시행할 필요가 있다. TDM이 필요한 약물에는 디기탈리스(digitalis) 제제, 항뇌전증제(antiepileptic), 탄산리튬(lithium carbonate), 항부정맥제(antiarrhythmic agent), 테오필린(theophylline), 아미노글리코사이드(aminoglycoside) 계열 항생물질 등이 있다(표 1-12).

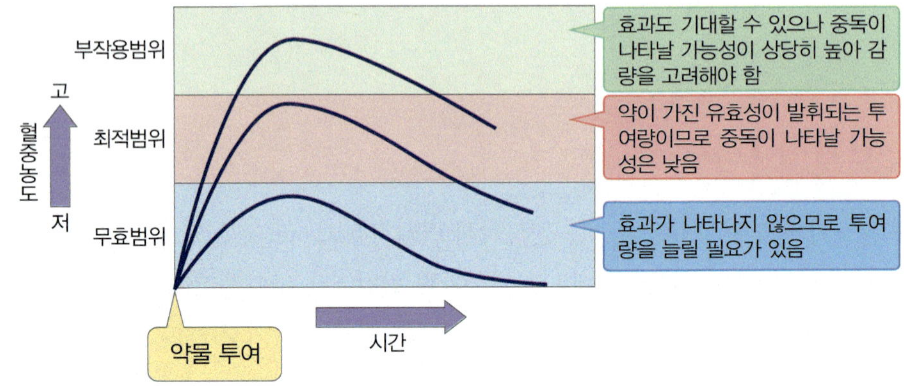

그림 1-16 치료 약물의 혈중농도와 약물 효과

표 1-12 주요 TDM 대상 약물

분류	약물명
디기탈리스 제제	디곡신(digoxin)
항뇌전증제	페니토인(phenytoin), 페노바비탈(phenobarbital), 카바마제핀(carbamazepine), 발프로산소듐(sodium valproate), 조니사마이드(zonisamide), 클로바잠(clobazam), 클로나제팜(clonazepam), 나이트라제팜(nitrazepam), 라모트리진(lamotrigine), 가바펜틴(gabapentin), 토피라메이트(topiramate), 레비티라세탐(levetiracetam)
기분안정제	탄산리튬(lithium carbonate)
항부정맥제	다이소피라마이드(disopyramide), 프로케인아마이드(procainamide), 시벤졸린(cibenzoline), 리도케인(lidocaine), 멕실레틴(mexiletine), 아프린딘(aprindine), 필시카이나이드(pilsicainide), 프로파페논(propafenone), 플레카이나이드(flecainide), 아미오다론(amiodarone)
기관지확장제	테오필린(theophylline), 아미노필린(aminophylline)

표 1-12 주요 TDM 대상 약물 (계속)

분류		약물명
항정신병제		할로페리돌(haloperidol)
항생물질	아미노글리코사이드 계열	아미카신(amikacin), 젠타마이신(gentamicin), 토브라마이신(tobramycin), 아베카신(arbekacin)
	당펩타이드 계열	반코마이신(vancomycin), 테이코플라닌(teicoplanin)
항진균제		보리코나졸(voriconazole)
항암제		메토트렉세이트(methotrexate)
면역억제제		사이클로스포린(cyclosporine), 타크로리무스(tacrolimus)

8. 연령에 따른 약물동태의 변화

1) 신생아

간의 각종 효소에 대한 활성이 낮고 신장기능도 미숙하며 혈장단백질의 약물결합능력도 낮다. 이러한 점을 고려하여 신생아의 약용량은 몸무게에 비례하여 결정한다(보통 성인의 1/10 정도 사용).

2) 소아

소화관, 간 및 신장의 기능은 연령 증가와 함께 급격하게 상승하여 만 2세까지 성인과 같은 정도 또는 그 이상이 된다. 유아기의 체중당 대사능력은 성인보다도 높고, 간의 약물대사효소인 CYP1A2의 활성은 만 1~3세에 성인의 약 2배가 되며 그 후 서서히 감소된다. 황산결합은 신생아에게서도 높은 활성을 나타내며, 글루큐론산결합도 약 3개월이 되면 성인과 비슷한 정도가 된다.

3) 노인

① 흡수

위산 분비량, 위장관 혈류, 위장운동 등이 감소되지만 흡수에는 큰 영향을 미치지 않는다.

② 분포

총수분량이 감소하고 지방이 증가하기 때문에 시메티딘(cimetidine), 디곡신(digoxin) 등의 수용성 약물은 혈중농도가 상승하고 벤조다이아제핀(benzodiazepine) 계열 약물 등의 지용성 약물은 혈중농도가 저하된다. 또한 혈장알부민량이 감소하기 때문에(저알부민혈증) 알부민과 결합하지 않는 유리형 약물이 증가하여 약물 효과가 증가된다.

③ 대사

화학물질을 해독시키기 위해 산소를 이용하는 효소 중 하나인 사이토크롬P450 계열 약물대사효소의 활성이 저하되면 이로 인해 대사되는 약물의 혈중농도가 상승하여 반감기가 연장된다. 즉, 약물 효과가 증가되어 지속시간이 연장된다. 결합능력은 연령 증가에 영향을 받지 않는다.

④ 배설

신장의 신장단위(콩팥단위, nephron) 수와 신장혈류량이 감소하기 때문에 배설이 억제되어 약물의 혈중농도가 상승하고 반감기가 연장된다.

⑤ 약물감수성 변화

삼환계 항우울제(tricyclic antidepressant), 항히스타민제(antihistamine) 등의 항콜린작용을 가진 약물에 의해 착란이나 기면, 변비, 소변정체, 갈증이 발생하기 쉽다. 벤조다이아제핀 계열 약물 등의 중추억제제는 진정작용이 나타나기 쉽다.

4 약물의 부작용

의약품을 투여할 때 치료 목적인 작용을 **주작용**(main effect)이라고 하고, 주작용 이외의 작용을 **부작용**(side effect)이라고 한다. 부작용 중에서도 생체에 명확하게 불리한, 바람직하지 않은 작용을 특히 **유해반응**(adverse reaction)이라고 하는데, 우리나라에서는 부작용이라는 용어의 사용법이 애매해서 유해반응을 부작용이라고 하는 경우도 많다.

약물의 부작용은 치료용량범위에서 의도하지 않게 발생하며, 사소한 것에서부터 생명과 직결되는 것에 이르기까지 폭넓다. 부작용이 온몸에 영향을 끼쳐 구역질에서부터 급성중증과민반응쇼크에 이르기까지 다양한 증상을 일으키며 다음 세대로 영향을 미치거나 영구적인 장기손상, 장애에 이를 위험도 있다(표 1–13).

이 책에서는 유해반응이라는 용어를 사용하지 않고 모두 부작용으로 통일하였으며, 대표적인 약물의 부작용을 정리하면 표 1–14와 같다.

Memo 부작용의 조기발견을 위한 주의점

① 환자의 주관적 호소(두통, 복통, 목마름 등)를 듣는다.
② 환자의 객관적인 징후(발열, 발진, 황달 등)를 주의 깊게 관찰한다.
③ 사용 중인 약물의 부작용에 대한 지식을 얻는다.

표 1–13 부작용의 장기장애별 분류

장기장애		유발 약물 [( ) 안은 발현 증상]
간장애	간실질성	항암제(anticancer drug), 테트라사이클린(tetracycline) 계열 항생물질, 항결핵제(antituberculosis drug), 할로테인(halothane), 암포테리신 B(amphotericin B)
	담즙정체성	남성호르몬(androgen), 단백동화스테로이드(anabolic steroid), 경구피임제(oral contraceptive), 경구당뇨병제, 클로르프로마진(chlorpromazine) 등의 항정신병제
신장장애		젠타마이신(gentamicin), 스트렙토마이신(streptomycin) 등의 항생물질로, 아미노글리코사이드 계열이 특히 강함
소화기장애		아스피린(aspirin), 인도메타신(indomethacin) 등의 비스테로이드소염제

표 1-13 부작용의 장기장애별 분류 (계속)

장기장애	유발 약물 [( ) 안은 발현 증상]
혈액장애	클로람페니콜(chloramphenicol; 재생불량빈혈), 페나세틴(phenacetin; 메트혈색소혈증), 항갑상샘제인 티아마졸(thiamazole; 백혈구 감소)
신경 · 정신장애	레세르핀(reserpine; 우울상태), 레보도파(levodopa; 운동과다, 망상, 환각 등), 삼환계 항우울제(tricyclic antidepressant; 환각, 정신착란), 아이소나이아지드(isoniazid; 말초신경염), 부신피질호르몬제(adrenocortical hormone; 정신병 기질이 있는 환자의 경우 신경과민, 성격변화, 다행감 등의 증상)
내분비장애	부신피질호르몬제(부신피질 위축), 남성호르몬(생식샘 위축)
대사장애	싸이아자이드 계열 이뇨제인 퓨로세마이드(furosemide; 저칼륨혈증, 고혈당, 고요산혈증), 부신피질호르몬제(지질대사이상에 의한 보름달 얼굴, 수분대사이상에 의한 체중증가)

표 1-14 대표적인 약물 부작용

약물명	부작용	약리작용 및 기타
할로테인(halothane)	깊은 마취로 혈압강하, 에피네프린과의 병용으로 부정맥, 간장애, 악성고열	마취작용
페니토인[디페닐하이댄토인(diphenylhydantoin)]	운동실조, 눈떨림, 장기간 연속 사용으로 잇몸비대	뇌전증의 강직간대성 발작(대발작), 복합부분발작(정신운동발작)
레보도파(L-도파, levodopa)	운동과다, 망상, 환각, 구역질 · 구토, 식욕부진	항파킨슨병 작용
모르핀(morphine)	연속 사용으로 의존성 발현, 호흡억제, 변비, 축동	강력한 진통작용, 지사작용(설사제)
아스피린(aspirin)	위장장애(궤양), 출혈경향, 라이증후군(소아)	해열 · 진통 · 항염증작용, 항류마티스작용, 혈소판응고억제작용, 드물게 천식 유발
인도메타신(indomethacin)	위장장애(궤양), 드물게 백혈구 감소	해열 · 진통 · 항염증작용, 드물게 천식 유발
클로르프로마진(chlorpromazine) 할로페리돌(haloperidol)	파킨슨증후군, 악성증후군, 마비장폐색증(장마비), 과민증(피부), 간장애	항정신병작용, 체온하강작용, 항구토(진토)작용
레세르핀(reserpine)	우울상태, 소화궤양, 코막힘	고혈압작용, 항정신병작용
벤조다이아제핀 계열 약물[다이아제팜(diazepam)]	운동실조	항불안작용, 항경련작용, 수면작용, 근육이완작용
삼환계 항우울제[이미프라민(imipramine), 아미트리프틸린(amitriptyline)]	항콜린작용에 의한 부작용(갈증, 변비, 빈맥, 배뇨곤란), 부정맥, 기립저혈압, 환각, 정신착란	항우울작용, 녹내장에 금기
탄산리튬(lithium carbonate)	소화기장애, 떨림, 심각한 경우 경련, 혼수	항조증작용, 치료지수가 낮으므로 주의
디기탈리스 제제[데스라노사이드(digitoxin), 디곡신(digoxin), 데스라노사이드(deslanoside), 메틸디곡신(methyldigoxin)]	부정맥(심실(주)기외수축, 방실차단 등), 구역질 · 구토, 현기증, 두통	강심작용, 이차적으로 이뇨작용

표 1-14 **대표적인 약물 부작용 (계속)**

약물명	부작용	약리작용 및 기타
싸이아자이드 계열 이뇨제 고리작용이뇨제 [퓨로세마이드(furosemide)]	저칼륨혈증, 당뇨병 유발(내당력 이상), 고요산혈증(통풍 악화), 지질이상증, 광선과민증	이뇨작용
항히스타민제 [클로르페니라민(chlorpheniramine), 다이펜하이드라민(diphenhydramine)]	졸음, 갈증, 두통, 발진	항히스타민작용(H_1 수용체), 진통 · 수면 · 항구토작용, 국소마취작용
톨부타미드(tolbutamide), 클로르프로파마이드(chlorpropamide)	저혈당	경구당뇨병치료제
페니실린 G(penicillin G)	급성중증과민반응쇼크, 발진	세균의 세포벽 합성억제(살균작용)
스트렙토마이신(streptomycin)	귀독성(제8뇌신경 장애), 신장장애, 중증근무력증 악화	세균의 단백질 합성억제(정균 또는 살균작용), 결핵에 사용
젠타마이신(gentamicin)	신장장애, 귀독성(제8뇌신경 장애), 중증근무력증 악화	세균의 단백질 합성억제(정균 또는 살균작용) 녹농균 · 변형균 · 세라시아에 효과
테트라사이클린 계열 [마이노사이클린(minocycline), 독시사이클린(doxycycline)]	간장애, 소아 · 신생아의 뼈 · 이에 노란색 착색	세균의 단백질 합성억제(정균작용), 항균범위가 넓고 마이코플라즈마, 아메바이질에도 효과적
클로람페니콜(chloramphenicol)	재생불량빈혈, 회색증후군	세균의 단백질 합성억제(정균작용), 장티푸스, 파라티푸스 등의 살모넬라 감염병에 효과적
암포테리신 B(amphotericin B)	신장장애, 간장애, 소화기장애, 과민증	항진균작용
아이소나이아지드(isoniazid)	말초신경염	항결핵작용, 정균 또는 살균작용
리팜피신(rifampicin)	간장애, 쇼크증상, 신부전	항결핵작용, 살균작용(핵산 합성억제)
에탐부톨(ethambutol)	시력장애(시야협착)	항결핵작용, 정균작용
티아마졸(thiamazole) 프로필싸이오유라실(propylthiouracil)	과립구감소증, 피부발진, 갑상샘기능저하, 갑상샘종	갑상샘항진증
사이클로포스파마이드 (cyclophosphamide)	출혈방광염, 골수억제, 탈모, 구역질 · 구토	다발골수종, 악성림프종, 급성백혈병
6-머캅토퓨린(mercaptopurine)	골수억제, 간장애, 입안염(구내염; 점막장애)	급성 · 만성백혈병
메토트렉세이트(methotrexate)	골수억제, 간장애, 신장장애, 설사	급성 · 만성백혈병, 융모성 질환
블레오마이신(bleomycin)	폐섬유증, 피부증상, 구역질 · 구토	편평세포암종, 악성림프종
다우노루비신(daunorubicin)	심장장애, 골수억제	급성백혈병
빈크리스틴(vincristine)	말초신경장애, 변비	백혈병, 악성림프종, 소아종양
시스플라틴(cisplatin)	구역질 · 구토, 신장장애, 골수억제, 내이장애, 저마그네슘혈증	고환종양, 난소 · 자궁 · 방광의 종양, 폐의 종양

5 처방과 조제

1. 처방전

처방전(prescription)이란 의사, 치과의사 또는 한의사가 치료를 위해 필요한 의약품을 약사에게 조제시키기 위해 기록한 지시서이다(그림 1-17). 병원 내에서만 사용하는 **원내처방전**과 병원 밖의 약국에서 조제하게 하기 위한 **원외처방전**이 있다.

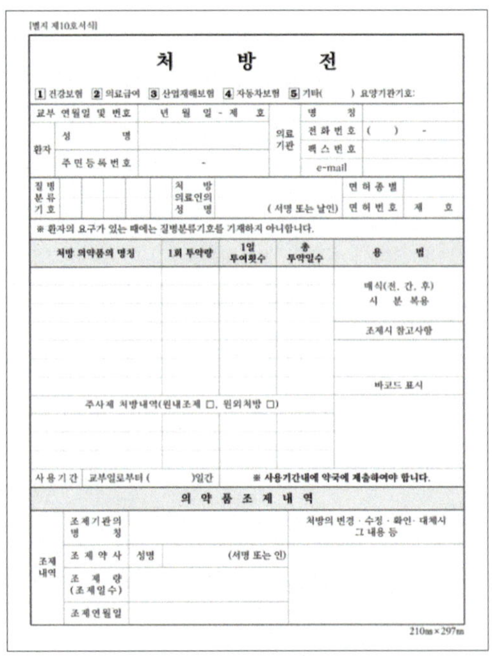
[별지 제10호서식]

처 방 전

1 건강보험 2 의료급여 3 산업재해보험 4 자동차보험 5 기타( ) 요양기관기호:

교부 연월일 및 번호 | 년 월 일 - 제 호
환자: 성명 / 주민등록번호 -
의료기관: 명칭 / 전화번호 ( ) - / 팩스번호 / e-mail
질병분류기호 | 처방 의료인의 성명 (서명 또는 날인) | 면허종별 / 면허번호 제 호

※ 환자의 요구가 있는 때에는 질병분류기호를 기재하지 아니합니다.

처방 의약품의 명칭	1회 투약량	1일 투여횟수	총 투약일수	용법
				매식(전, 간, 후) 시 분 복용
				조제시 참고사항
				바코드 표시

주사제 처방내역(원내조제 □, 원외처방 □)

사용기간 | 교부일로부터 ( )일간 | ※ 사용기간내에 약국에 제출하여야 합니다.

의 약 품 조 제 내 역

조제내역: 조제기관의 명칭 / 조제약사 성명 (서명 또는 인) / 조제량(조제일수) / 조제연월일 | 처방의 변경 · 수정 · 확인 · 대체시 그 내용 등

210㎜×297㎜

그림 1-17 처방전

1) 처방전의 기재사항

①환자의 성명 및 생년월일, ②의약품의 명칭, ③투약량, ④투약횟수와 투약일수, ⑤용법, ⑥처방전 발행 연월일, ⑦처방전 사용기간, ⑧보험의료기관의 이름과 소재지 및 전화번호(필요한 경우), ⑨처방한 의사의 성명과 서명 또는 날인을 기재하고 처방의 내용을 파악하기 위하여 병명기호를 기재한다. 다만,

병원 내에서 조제되는 원내처방전에서는 ⑦, ⑧을 생략할 수 있다. 또한, 처방전에는 특별한 관용명이나 약어를 사용하여 기재하는 경우가 많다.

마약을 처방하기 위해서는 특별한 처방전(마약 처방전)이 필요하다. 이 처방전에는 검은색 볼펜을 이용하며 일반 처방전 양식에 '환자의 주소, 의사의 마약사용자 면허증 번호'를 추가하여 기록한다.

2) 처방전의 보존기간

의료법 시행규칙의 법령에 따라 처방전은 병원, 약국 모두 **2년간** 보존하도록 의무화되어 있다.

2. 의약품의 제형

의약품은 그 자체의 형태로 사용되는 것이 아니라 목적에 따라 각종 제형의 제제가 개발되어 있다(그림 1-18). 의약품의 제형과 그에 따른 종류를 표 1-15에 정리하였다.

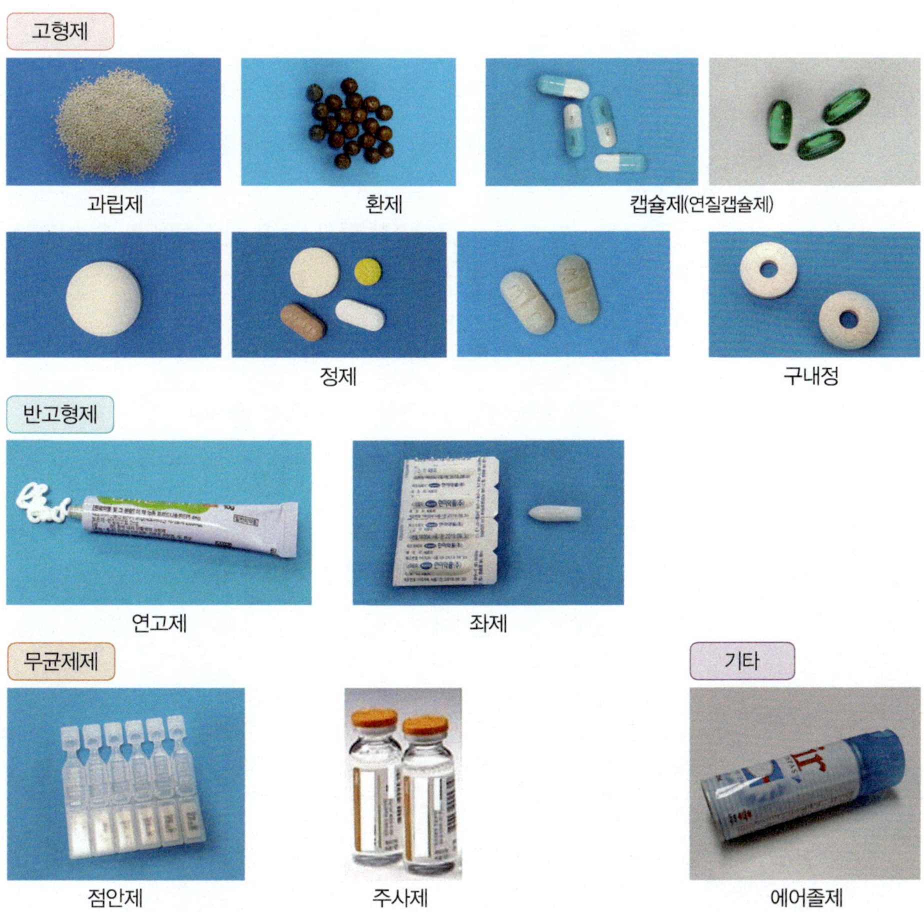

그림 1-18 주요 의약품의 제형

표 1-15 의약품의 제형과 종류

제형	종류	정의
고형제	산제	의약품 그대로 또는 부형제(excipient) 등을 첨가하여 분말 또는 미립자 모양으로 만든 것
	과립제	산제를 복용하기 편리하게 입자 형태로 만든 것
	환제	부형제 등을 첨가하여 둥글게 만든 것
	캡슐제	액상, 현탁상, 겔상, 분말상 또는 과립상 등의 형태로 캡슐에 충전하거나 또는 캡슐 기제로 씌운 것
	정제	의약품에 부형제 등을 첨가하여 압축 성형한 것으로, 내용정(내복정, 구강정, 설하정, 발포정, 조제정), 외용정(용해정, 질정), 주사정, 시험정, 특수정(서방정)이 있음
	구내정	의약품에 백당, 방향제, 착색제, 부형제 등을 첨가하여 일정한 모양으로 만든 것으로, 입안에서 서서히 녹이거나 깨물어서 입안과 인두에 적용
반고형제	연고제	피부에 바를 수 있는 적당한 점도의 반고형 외용제 예) 아연화연고 등
	패치제	천이나 플라스틱제 필름 등에 약물을 펴 바르거나 봉입하여 피부에 붙여서 사용하는 외용제 예) 나이트로글리세린패치, 펜타닐패치 등
	습포제(파프제)	의약품의 분말과 정유를 함유한 것으로 걸쭉하게 하거나 천 위에 도포된 외용제 예) 카올린파프 등
	도찰제(리니멘트제)	액상 또는 죽상으로 피부에 문질러서 사용하는 외용제 예) 페놀아연화 리니멘트 등
	로션제	의약품을 수성 액체에 용해시키거나 미세하고 균등하게 분포시켜 피부에 바르는 액상 외용제
	경고제	상온에서는 고형으로 천, 종이 또는 플라스틱제 필름 등에 펴 발라 피부에 붙여서 사용하는 외용제 예) 살리실산 반창고 등
	좌제	의약품을 적당한 기제(카카오오일 등)에 균등하게 섞어서 일정한 형태로 만든 후 항문이나 질에 적용하는 외용제 예) 인도메타신 좌제 등
액상제제	레모네이드제	단맛과 신맛이 있는 내용액제 예) 염산레모네이드 등
	방향수제	정유 또는 휘발성 물질을 증류수에 포화시켜 만든 투명한 수용액 예) 박하수 등
	주정제	휘발성 의약품을 에탄올 또는 에탄올과 물 혼합액으로 녹인 액제 예) 암모니아회향정 등
	시럽제	당류 농후액 또는 여기에 의약품을 넣은 것 예) 단일시럽, 세네가시럽 등
	엘릭시르제	에탄올을 포함하는 내용액제로 에탄올 함량은 4~40%이며, 단맛과 방향이 있음 예) 페노바비탈 엘릭시르 등
	현탁제 · 유제	의약품을 액체에 넣고 균등하게 현탁하거나 유화시킨 액제 예) 황산바륨 현탁액 등
	외용액제	액상의 내용제제 또는 외용제제로, 액상제제에 해당하지 않는 것 예) 황산마그네슘액, 글리세린 칼륨액 등
추출제제	침제 · 전제	생약을 정제수에 담가 우려낸 것 예) 센나 침제, 해인초 전제 등
	팅크제	생약을 에탄올 또는 에탄올과 정제수의 혼합액으로 우려낸 액제 예) 아편팅크 등

표 1-15 의약품의 제형과 종류 (계속)

제형	종류	정의
추출제제	엑스제	생약 침출액을 농축하여 만든 제제 예) 연조 엑스제와 건조 엑스제 등
	유동 엑스제	생약의 침출액으로 1mL 중에 생약 1g의 용해 성분이 함유된 것 예) 도라지 유동 엑스제, 맥각 유동 엑스제 등
무균제제	주사제	피부 내 또는 피부나 점막을 통해 체내에 직접 적용하는 의약품 용액
	점안제	결막주머니(결막낭) 내에 적용하는 의약품
	눈연고	결막주머니 내에 적용하는 연고제
기타	에어졸제	의약품 용액, 현탁액 등을 동일 용기 또는 다른 용기에 충전한 액화가스 또는 압축가스의 압력으로 필요시 분사하여 사용하도록 만든 제제

Memo DDS(약물전달체계, drug delivery system)

약물을 작용부위에 선택적으로 또한 올바른 농도와 시간 패턴으로 보내기 위해 개발된 투여시스템을 일컫는 말로, 다음과 같은 검토가 이루어지고 있다.

① **방출제어** : 약물의 방출속도를 제어함으로써 최종적으로 작용부위의 농도와 시간 패턴을 최적화한다.

② **새로운 투여경로 개발과 흡수장벽 극복** : 직장, 코안, 눈, 폐, 질, 피부 등을 이용하는 새로운 투여경로를 개발하고, 소화관 점막을 비롯한 각종 점막이나 피부에서의 흡수를 높인다.

③ **약물 표적화** : 약물의 분포과정을 제어함으로써 약물을 특정 부위(병변 등)에 보낸다.

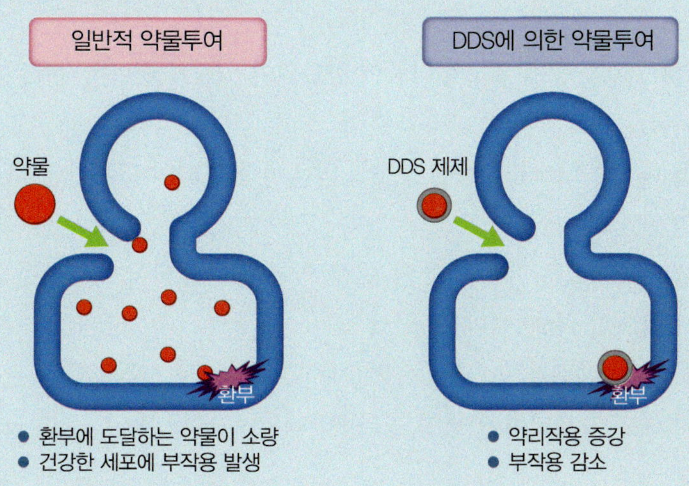

3. 약물의 보관

약물은 생물학적인 활성이 유지된 상태에서 환자에게 투여해야 그 효력을 충분히 발휘할 수 있다. 따라서 약물의 특성을 고려하여 보관조건과 용기를 선택해서 보관하고(표 1-14), 법률에서 규정하는 독약 · 극약, 마약, 각성제 등은 그 보관에 주의해야 한다.

표 1-14 **약물의 보관**

보관조건	보관온도
상온	15~25℃
실온	1~30℃
냉소	특별한 규정이 없는 한 15℃ 이하

4. 약물의 계량

1) 질량과 체적

① **질량단위** : 1g = 1,000mg, 0.001g = 1mg = 1,000μg(γ)

② **체적단위** : 1L = 10dL = 1,000mL, 1mL = 1cc

2) 퍼센트

① **질량백분율(w/w%)** : 100g 중에 몇 g의 약품이 함유되어 있는가를 나타낸다. 100g 중에 1g이 함유되어 있으면 1w/w%이다.

② **질량대용량백분율(w/v%)** : 100mL 중에 몇 g의 약품이 함유되어 있는가를 나타낸다. 100mL 중에 1g이 함유되어 있으면 1w/v%이다.

③ **체적백분율(vol%)** : 100mL 중에 몇 mL의 액상 약품이 함유되어 있는가를 나타낸다. 100mL 중에 1mL이 함유되어 있으면 1vol%이다.

대한약전 통칙에서 질량백분율은 %, 질량대용량백분율은 w/v%, 체적백분율은 vol%로 나타내도록 규정되어 있으며 단순히 %로 기재되어 있으면 질량백분율로 나타낸 것이다. 또 ppm이란 질량백만분율을 의미한다.

3) 배산 · 배액

약물을 부형제나 용매를 이용하여 일정 배율로 희석한 것을 각각 **배산**(trituration), **배액**(dispensing solution)이라고 하며, 적용하는 약용량이 적은 경우에 이용된다.

퍼센트와 배수치의 관계는 다음과 같다.

① 100을 %치로 나누면 배수치를 얻을 수 있다.

② 100을 배수치로 나누면 %치를 얻을 수 있다.

Memo **%치, 배액·배산의 계산**

예 1 디곡신 1,000배산은 몇 %인가?

100 ÷ 1,000 = 0.1 즉, 0.1%

예 2 2% 붕산액은 몇 배액인가?

100 ÷ 2 = 50 즉, 50배액

5. 복약지도

복약지도란 환자가 유효하고도 안전하게 약물 치료를 받을 수 있도록 복약에 관한 사항을 지도하는 것을 말하며, 의사, 간호사, 약사가 연계하여 시행할 필요가 있다. 비교적 대규모 종합병원에서는 약사가 병동으로 가서 입원 환자에게 복약지도를 하는 비율이 조금씩 증가하고 있지만, 일반 병원에서는 간호사가 시행하는 경우도 많다.

1) 복약지도의 내용

① **약물 치료의 의의** : 환자가 스스로 깨우치게 하여 자가 판단에 따른 불순응(noncompliance)을 방지한다.

② **복약방법 · 사용방법** : 알기 쉬운 용어와 지시방법 등을 고려한다.

③ **약품명 · 약효** : 환자의 이해도에 맞게 설명한다.

④ **부작용** : 부작용을 너무 강조하면 환자의 불안감을 증가시키는 결과를 초래하기도 한다. 또한 동일한 부작용 증상이라도 질환이나 약물에 따라 그 의의와 위험성이 전혀 다르기 때문에 부작용에 대한 설명은 신중하게 해야 한다.

⑤ **일상생활의 지도** : 자동차 운전, 식사, 음주, 시판약 복용 등 일상생활에 관련한 주의점을 설명한다.

⑥ **약의 보관** : 냉소, 차광, 방습 등의 보관상 주의사항 및 소아의 오복용 방지를 위한 주의사항 등도 구체적으로 설명한다.

⑦ **약물 복용을 잊었을 때의 주의** : 필요에 맞게 설명한다.

⑧ **소변이나 대변의 색깔 변화** : 사전에 설명해 둔다.

Memo **불순응(noncompliance)**

순응(compliance)이란 '승낙, 순종, 굴종, 추종'을 나타내는 말인데, 약물요법에서는 '복약 준수'의 의미로 사용되고 있다. 불순응이란 복약을 지키지 않은 것을 말하며, 그 원인으로 ①치료의 중요성 인식 부족, 복약 지시에 대한 이해 부족, ②무증상 또는 자각증상의 완화, ③부작용에 대한 불안 등을 들 수 있다. 불순응을 감소시키려면 적절하게 복약지도를 해야 한다.

2) 약물 복용을 잊었을 때의 대응

환자 중에는 처방된 약의 복용을 잊어버리는 사람도 있다. 그러한 경우의 대응으로서 주의해야 할 점은 다음과 같다.

● 기본

① 약물 복용을 잊어버린 것을 깨달은 시점에 1회분을 복용한다.

② 다음 복용시간이 가까우면 잊어버린 분량을 뛰어 넘고 다음 복용시간에 1회 복용한다.

③ 2회분을 한꺼번에 복용하지 않도록 한다.

④ 하루의 복용횟수가 지정되어 있는 경우 횟수에 따라 대략 다음과 같은 시간 간격을 둔다.

- 1일 1회인 경우 : 8시간 이상
- 1일 2회인 경우 : 5시간 이상
- 1일 3회인 경우 : 4시간 이상

● 각 약물에 따른 주의사항

약물에 따라서는 특정한 주의를 기울여야 하는 경우가 있는데, 그 예는 다음과 같다.

① 위장장애를 일으키기 쉬운 약물은 공복 시라면 크래커 등을 간단히 먹은 후에 복용한다.

② 이뇨제를 저녁 이후에 복용하면 야간에 화장실에 자주 가게 되어 수면에 방해가 되므로 저녁 이후에 복용하지 않았음을 깨달았다면 그 날은 복용하지 않는다.

③ 식전 복용이 정해져 있는 당뇨병 치료제는 식후에는 먹어도 효과가 나타나지 않는다.

④ 항균제는 일정한 혈중농도를 유지할 필요가 있으므로 복용시간을 늦추더라도 하루 분량을 최대한 그 날 안에 복용한다.

6. 고위험약물

의료종사자가 사용법을 틀리면 환자에게 피해를 주는 약물을 **고위험약물**이라고 한다(표 1-15). 환자와 가족에게는 약물을 투여하기 전에 그 사실을 설명해야 한다. 또한 고위험약물을 투여하는 경우에는 환자의 기본정보, 심리상태, 생활환경 등의 정보를 수집해서 부작용 방지, 유효성 확인, 의약품의 적정 사용에 활용한다.

관리지도의 필요성이 있다고 판단되는 약물의 경우는 정보 제공과 복약지도뿐만 아니라 환자의 복약기간 중의 준수(adherence), 다른 의료기관에서 처방받은 병용약이나 비처방약물의 사용 여부를 확인해야 한다. 또한 약력학적 및 약동학적으로 부작용이나 상호작용을 정기적으로 모니터링해야 하며, 이러한 업무는 주로 약사가 한다.

표 1-15 고위험약물의 종류

- 투여량 등에 주의가 필요한 의약품
- 휴약기간이 정해져 있는 의약품이나 복용기간의 관리가 필요한 의약품
- 병용 금기나 약물과의 상호작용에 주의가 필요한 의약품
- 특정 질병이나 임부 등에게 금기인 의약품
- 심각한 부작용을 피하기 위해 정기적인 검사가 필요한 의약품
- 심정지 등에 주의가 필요한 의약품
- 호흡억제에 주의가 필요한 주사제
- 투여량이 단위(unit)로 설정되어 있는 주사제
- 누출되면 피부장애를 일으키는 주사제

Memo 비처방약물(일반의약품, OTC)

OTC란 'over the counter drug'의 약어로 안전성이 뛰어나기 때문에 의사의 처방전 없이 약국이 아닌 일반 소매점에서도 판매할 수 있도록 허용된 약물을 가리킨다.

우리나라에서는 자양강장제, 비타민, 위생용품, 외용소독제 등의 '의약외품'만 슈퍼마켓에서 판매하도록 허용하였으나 2012년 5월 약사법을 개정하여 2012년 11월 15일부터 해열진통제, 감기약, 소화제, 파스 등 13개 품목의 안전상비의약품의 약국 외 판매(편의점, 특수 지역 보건진료소)를 허용하고 있다. 이는 약국이 문을 닫는 공휴일이나 야간에 의약품 구입의 불편을 해소(심야, 휴일)하기 위함이다.

Memo

투약의 5가지 원칙

투약 오류를 예방하기 위해 보건의료인 모두가 지켜야 할 사항으로 5가지 기본원칙(5 Right)을 말한다.

① **정확한 환자**(Right patient)

- 개방형 질문으로 환자를 확인하고 같은 이름의 환자가 있거나 이름이 비슷한 경우 재차 확인한다.
- 환자에게 투약하기 전 환자 상태가 투약에 적절한지 확인한다.
- 환자가 투약을 거부하는 경우 이유를 파악하여 담당의사에게 보고한다.
- 투약 후 부작용 유무를 확인하고 부작용이 있을 때는 담당의사에게 보고한다.

② **정확한 약물**(Right drug)

- 같은 약물이라도 화학명, 일반명, 상품명이 다를 수 있으므로 모르는 약물명인 경우에는 반드시 확인한다.
- 약물의 유효기간을 확인하고 약물의 라벨이 불명확한 경우 투약하지 않고 약국에 확인한다.
- 여러 환자의 약을 동시에 준비하지 않고 한 사람씩 준비한다.

③ **정확한 용량**(Right dose)

- 연령, 체중, 약물농도 등 용량 결정에 영향을 미치는 요인을 확인한다.
- 여러 번 사용할 수 있는 약물의 경우는 약물을 섞은 날짜, 시간, 혼합된 약물의 용량, 혼합자의 서명, 사용 가능 시간을 기록하여 냉장고에 보관한다.

④ **정확한 시간**(Right time)

- 모든 약물은 적절한 시간에 투여해야 최대의 효과를 얻고 부작용을 최소화할 수 있다.
- 치료적 혈중농도를 유지하기 위하여 약물의 투여시간 간격을 정확히 유지한다.
- 수액 주입 속도를 정확히 하여 정해진 시간 내에 주입한다.
- 진토제나 식욕촉진제는 식전 30분, 소화제는 식후 30분, 제산제는 위산 농도가 최대인 식후 2시간에 복용하도록 한다.
- 환자의 수면을 방해하지 않도록 고려하여 투약시간을 정한다.

⑤ **정확한 경로**(Right route)

- 모든 약물은 적절한 방법으로 투여해야 기대하는 효과를 얻을 수 있다.
- 의사의 처방을 제대로 확인하여 처방에 따라 투여한다.
- 같은 약물이라도 목적에 따라 다른 경로로 투약할 수 있다.

6 약 · 독물중독의 처치

약 · 독물중독이란 약물이나 독물이 경구를 통한 섭취, 호흡을 통한 흡입, 피부를 통한 흡수, 주사 등의 형태로 인체에 들어와 유해한 독성 부작용이 발생할 것으로 예측되는 상태를 말한다. 약 · 독물중독의 원인에는 약물 대량복용, 처방오류 등의 우발적인 사고나 자살 및 타살의 목적 등이 있다. 중독 환자가 발생하면 즉시 호흡, 순환, 체액관리, 체온유지 등의 생명기능을 유지시키고 원인물질을 확인한 후 약 · 독물을 몸 밖으로 제거해야 한다(그림 1-19).

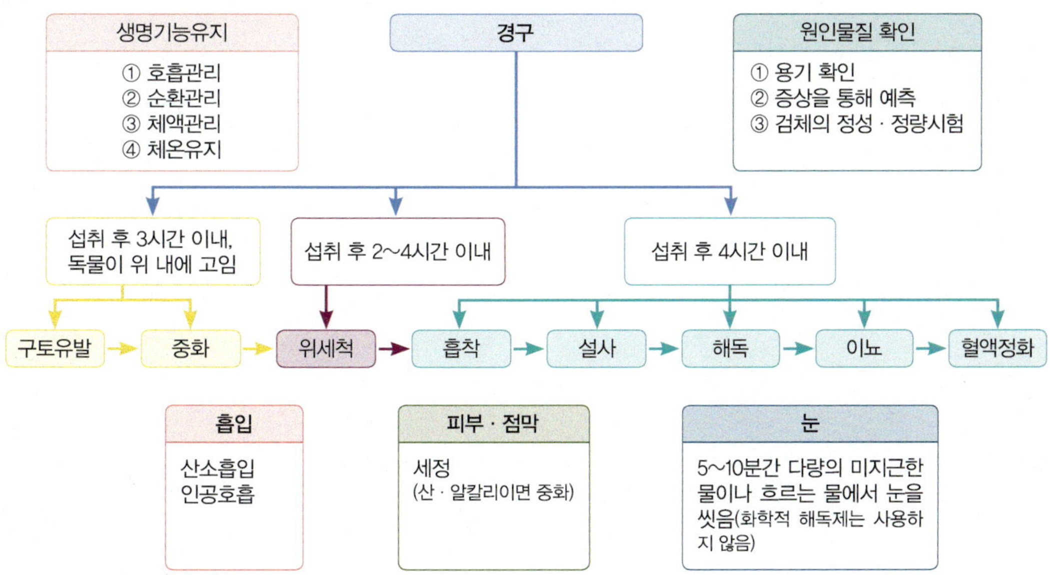

그림 1-19 약 · 독물중독의 처치

1. 체외제거

1) 구토유발

토근시럽(ipecac syrup) 15~30mL + 물 240~480mL를 경구로 투여한다.

① 금기 대상

- 산이나 알칼리 등 부식성 물질을 섭취한 경우(위천공을 피하기 위해)
- 휘발성 물질(휘발유, 석유 등) 및 이들이 장뇌, 살충제, 금속의 용매로 사용되는 경우(폐 유입으로 인한 폐렴 합병을 피하기 위해)
- 구토반응이 억제된 사람
- 6개월 이하의 영아

2) 위세척

300~400mL의 따뜻한 물이나 생리식염수를 이용한다. 수면제(hypnotics), 항콜린제(anticholinergics), 중추신경억제제(central nervous system depressants)를 복용 중인 환자의 경우에는 8~12시간 경과 후에도 위세척 대상이 된다.

3) 흡착

활성탄 10g/30~50mL를 사용한다. 응급을 요하는 경우 사용되는 해독제를 만능해독제(universal antidote)라고 하며 독물과 반응해서 강력하게 결합하는 물질을 이용하여 독물이 흡수되지 않도록 작용한다. 만능해독제로 약용탄 : 산화마그네슘 : 탄닌산을 2 : 1 : 1의 비율로 혼합하여 사용한다.

2. 체외배출 촉진

1) 완하제

시트르산마그네슘, 피마자유를 사용한다.

2) 이뇨

① 강제이뇨

- 500mL 생리식염수 + 산화포타슘 : 신장 배출형 독물인 경우에 시행
- 알칼리성 강제이뇨($NaHCO_3$) → 페노바비탈(phenobarbital), 아스피린(aspirin)
- 산성 강제이뇨(비타민 C, NH_4Cl)

② 삼투압이뇨

D-마니톨, 포도당 → 페노바비탈, 메티프릴론(methyprylon)

③ 금기 대상

쇼크 상태의 환자, 부종 경향이 있는 순환부전 환자, 중증 신장장애 환자

3) 혈액정화

혈액투석이나 알부민 코팅 활성탄을 사용하여 혈액흡착을 시행한다. 중증 예에 적용하며, 거의 모든 약물중독에 효과적이다.

3. 해독제

각 중독에 대한 해독제(antidote)를 정리하면 표 1-16과 같다.

표 1-16 각종 해독제

작용	중독물질	해독제
중화	산류	$Mg(OH)_2$, $Ca(OH)_2$, $Al(OH)_3$, 우유
	알칼리류	오렌지주스, 레몬주스
해독	중금속(아연, 카드뮴, 구리, 아연)	EDTA(ethylenediamine tetraacetic acid)
	중금속(구리, 납, 수은, 아연), 비소	d-페니실라민(d-penicillamine)
	비소, 중금속(수은, 동, 연, 금, 크롬)	다이머카프롤(dimercaprol, BAL)
	유기인제(농약, 신경가스)	프랄리독심(pralidoxime, PAM)
	철화합물	디페록사민(deferoxamine)
	시안화합물	아질산(nitrous acid) + 티오황산소듐(sodium thiosulfate)
	마약진통제	날록손(naloxone)
	쿠마린 계열 항응고제	파이토나다이온(phytonadione; 비타민 K_1)
	벤조다이아제핀 계열 약물	플루마제닐(flumazenil)
	페노싸이아진류, 부티로페논류	다이펜하이드라민(diphenhydramine) + 페니토인(phenytoin)
	삼환 계열 항우울제	피소스티그민(physostigmine) + 리도카인 · 프로프라놀롤(lidocaine · propranolol)
	버섯(무스카린 함유)	아트로핀(atropine) + 페니실린(penicillin)
	플루오르화수소산	글루콘산칼슘(calcium gluconate)
	메탄올, 에틸렌글리콜	에탄올(ethanol)
기타	일산화탄소	고압산소

7 신약과 후발의약품

1. 비임상시험

의약품을 개발함에 있어서는 우선 대상 질환, 치료법 등을 검토하여 개발의 단서가 되는 물질(선도물질, lead compound)을 결정하고 그것을 바탕으로 후보물질을 좁혀간다. *In vitro* 시험이나 동물실험을 통해 ①약효 · 약리시험, ②안전성 시험, ③약물동태시험을 하여 유효성과 안전성이 확인되면 사람을 대상으로 한 임상시험을 시행한다(그림 1-20).

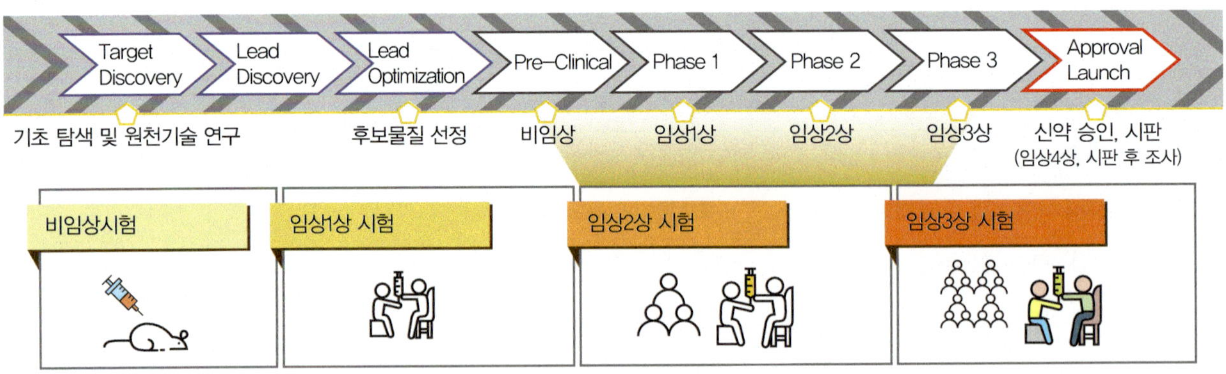

그림 1-20 신약 개발과정

2. 임상시험

1) 1상 시험(임상약리시험)

건강한 사람 20~80명을 대상으로 약물의 안전성과 약물동태를 검토한다(항암제 등 명백하게 유해한 약물의 경우는 예외적으로 환자를 대상으로 함).

2) 2상 시험(탐색적 시험)

100~200명 단위의 환자를 대상으로 평가항목을 설정하여 약물에 치료 효과가 있는지를 평가한다. 단기 투약에 따른 약물의 효과, 부작용 평가 및 유효성을 검증하고 3상 시험에 돌입하기 위한 최적 용법과 용량을 결정한다.

3) 3상 시험(검증적 시험)

대규모 환자를 대상으로 기존 약물보다 효과가 있는지를 조사한다. 이 단계에서 이중맹검법이 필요하다. 이중맹검법(double blind test)이란 평가 대상약과 위약을 피험자와 의사 모두에게 알리지 않고 피험자에게 무작위로 투여하여 약효를 평가하는 방법으로, 위약효과가 섞이지 않도록 하기 위함이다. 피험자와 의사의 눈을 모두 가린 상태에서 약물에 대해 약효를 판정하는 방법이라고 해서 이 명칭이 사용되었다.

4) 제조판매 승인신청

1상에서 3상 시험까지의 성적을 종합하여 의약품 제조판매 승인신청이 이루어진다. 규제 당국(식품의약품안전처)의 심사를 받아 승인이 되면 의약품으로서 판매가 가능해진다.

5) 제조판매 후 임상시험

4상 시험이라고도 불리며, 신약 발매 후 일반 임상의에게서 유효성과 안전성에 관한 정보를 수집한다. 3상 시험까지에서는 검출하지 못했던 예기치 못한 유해사례나 부작용을 검출하는 것이 주된 목적이다.

3. 후발의약품

신약 개발을 통해 승인받은 의약품(선발의약품)의 특허권이 소멸된 후 다른 의약품 제조업체가 제조한 같은 성분의 의약품을 **후발의약품**(복제의약품, generic drug)이라고 한다.

선발의약품과 달리 거액의 개발비용이 들지 않기 때문에 저가에 공급할 수 있다. 그러나 ①제제의 생물학적 동등성(서방정 제제와 같이 특수한 가공이 이루어지는 경우에는 효과나 안전성이 동등하지 않을 가능성이 높음), ②의약품 정보제공체계, ③환자안전대책 등의 문제점도 많다.

확인문제

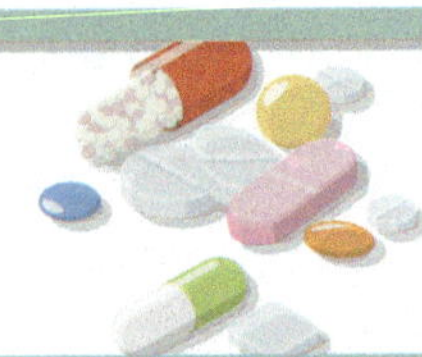

01. 약물의 흡수, 분포, 대사, 배설을 연구하는 학문 분야는?

① 약력학 ② 약동학
③ 약량학 ④ 독성학
⑤ 임상약리학

02. 제약회사에서 만든 독점적인 약물명을 무엇이라고 하는가?

① 일반명 ② 화학명
③ 상품명 ④ 비처방명
⑤ 모두 아님

03. 특정 약물을 투약해서는 안 되는 의학적 상황을 가리키는 것은?

① 금기 ② 대항
③ 부작용 ④ 유해반응
⑤ 약물알레르기

04. 약효 발현이 가장 느리게 나타나는 약물 투여경로는?

① 정맥 ② 근육
③ 흡입 ④ 내복
⑤ 피부경유

정답

01. ② 02. ③ 03. ① 04. ⑤

05. 약물의존성이 없는 약물은?

① 모르핀(morphine)
② 코케인(cocaine)
③ 암페타민(amphetamine)
④ 아스피린(aspirin)
⑤ 프로포폴(propofol)

06. 다음 설명 중 옳은 것은?

① 약물이 태아에게 가는 일은 없다.
② 약물의 흡수속도는 적용방법에 따라 다르다.
③ 지용성 약물은 중추신경계통으로 가지 않는다.
④ 심리적 영향에 의해 약효가 변화되는 일은 없다.
⑤ 디기톡신은 장간순환이 잘 일어나기 때문에 축적이 잘 되지 않는다.

07. 약물이 혈액뇌장벽을 통과하기 위해서는 어떤 성질을 가져야 하는가?

① 이온화되어야 한다.
② 양전하를 띠어야 한다.
③ 수용성이어야 한다.
④ 음전하를 띠어야 한다.
⑤ 지질용해도가 높아야 한다.

08. 다음 설명 중 옳은 것은?

① 약리작용의 발현은 근육주사 시 가장 빠르다.
② 간에서 수용성 약물은 지용성 약물로 변화한다.
③ 지용성 약물은 신장에서 쉽게 소변으로 배설된다.
④ 투여된 약물이 간으로 들어올 때까지를 흡수라고 한다.
⑤ 혈중에서 혈장단백질과 결합한 약물은 약리작용을 나타내지 않는다.

정답

05. ④ **06.** ② **07.** ⑤ **08.** ⑤

제 2 장

항감염제

학습목표

1. 항균제의 특성을 설명할 수 있다.
2. 항균제의 작용기전과 각 약물의 종류를 열거할 수 있다.
3. 항바이러스제의 작용기전과 각 약물의 종류를 열거할 수 있다.
4. 소독제의 종류와 특성을 설명할 수 있다.

핵심용어해설

- **과민반응**(hypersensitivity reaction) : 보통 사람이라면 반응을 보이지 않을 미약한 자극에도 예민하게 반응하여 일정한 증상을 나타내는 체질, 경향, 상태를 나타냄
- **교차내성**(cross tolerance) : 하나의 약물에 대해 내성을 나타내는 세균이 다른 약물에도 내성을 나타내는 것
- **균교대현상**(microbial substitution) : 항균범위가 넓은 항균제를 사용하면 병원성균이 아닌 감수성균도 사멸되어 정상세균무리의 균형이 파괴되어 해당 항균제에 내성을 가지는 세균이 비정상적으로 증식하는 현상
- **급성중증과민반응쇼크**(anaphylactic shock) : 항원항체반응이 원인이 되어 급격하게 발생하는 전신발작증상
- **기회감염**(opportunistic infection) : 신체나 생활환경에 상주하는 평소 무해한 균이 숙주의 감염방어력이 떨어졌을 때 증식해서 유해한 작용을 나타내는 것
- **내성**(tolerance) : 항균제를 연속 사용하면 항균작용이 감소되는 성질
- **병원감염**(hospital acquired infection) : 병원 안에서 환자가 다른 질병에 감염되는 것으로, 병원 시설 및 의료기구의 오염, 의료종사자의 보균이 원인이 됨
- **살균작용**(bacteriocidal action) : 약물을 투여하면 세균이 사멸되는 작용
- **선택독성**(selective toxicity) : 치료에 이용하는 화학물질은 인체에는 유해한 작용을 나타내지 않고 미생물에만 억제적으로 작용을 나타내는 특성
- **소독제**(disinfectant) : 국소에 적용하여 미생물을 사멸시키거나 증식을 멈추게 함으로써 감염을 방지하는 화학물질
- **장기쏠림성**(장기주성, organotaxis) : 특정 장기에 모이기 쉬운 항균제의 성질
- **정균작용**(bacteriostasis) : 약물을 투여하는 동안만 세균의 증식을 억제하는 작용
- **최저억제농도**(minimal inhibitory concentration, MIC) : 일정한 환경에서 특정 미생물의 성장을 막는 최소한의 항생제의 농도
- **페놀계수**(석탄산계수, phenol coefficient) : 페놀(석탄산)과 비교하여 소독제의 효과를 나타내는 계수로, 페놀계수 1인 소독제는 페놀과 같은 효과를 가지며, 계수가 클수록 소독제의 효력이 큼
- **항균범위**(antibacterial spectrum) : 각 항균제가 효과를 나타내는 병원체의 범위
- **항감염제**(antiinfective) : 인체에 대하여 독성을 별로 나타내지 않으면서 병원성미생물의 생활력이나 번식을 저지하는 약물로, 유효성을 나타내는 미생물의 종류에 따라 항균제, 항진균제, 항원충제, 항바이러스제로 분류됨
- **MRSA**(메티실린 내성 황색포도알균, methicillin-resistant *Staphylococcus aureus*) : 메티실린을 비롯한 모든 β락탐계열 항생제에 내성을 나타내는 황색포도알균(황색포도구균)으로, 보통은 다약제내성을 띠며 면역력이 떨어진 환자는 치료가 어려움

1 항균제 (Antimicrobial)

1. 항균제의 특성

1) 선택독성

병원성미생물에 억제적으로 작용하는 화학물질은 인체의 세포에도 비슷한 작용을 나타내는 경우가 많다. 화학물질을 사용하여 미생물을 죽이고 감염병을 치유하더라도 인체의 세포까지 손상해서 다른 부작용을 일으켜서는 안 된다. 따라서 치료에 이용하는 화학물질은 인체의 세포에는 유해한 작용을 나타내지 않고 미생물에만 억제적으로 작용을 나타내어야 하며, 이러한 특성을 **선택독성**(selective toxicity)이라고 한다. 선택독성이 높은 화학물질이 항균제로서 사용된다.

2) 정균작용과 살균작용

정균작용(bacteriostasis)이란 약물을 투여하는 동안만 세균의 증식을 억제하는 작용을 말한다. 약물의 사용을 멈추면 다시 세균이 증식하기 시작하며, 정균작용이 있는 약물에는 설파제, 클로람페니콜 계열, 테트라사이클린 계열 등이 있다.

살균작용(bacteriocidal action)이란 약물을 투여하면 세균이 사멸되는 작용을 말한다. 살균작용을 가진 페니실린, 스트렙토마이신 등의 약물은 세포벽이나 세포막에 장애를 일으킨다. 다만, 살균작용이 있는 약물도 농도가 낮으면 정균작용을 나타낸다.

3) 항균범위

병원체에 대한 항균제의 감수성은 일률적이지 않다. 이처럼 각 항균제가 효과를 나타내는 병원체의 범위를 **항균범위**(antibacterial spectrum)라고 한다. 특정 세균에만 항균 효과를 나타내는 협역 항균제와 여러 세균에 항균 효과를 나타내는 광역 항균제가 있다.

항균범위는 감염병 치료에 이용하는 약물선택의 지표로서 중요하다. 광역 항균제를 계속 투여하면 감염병의 원인이 되는 세균뿐만 아니라 정상세균무리까지도 영향을 미쳐 체내에서 균이 증식하거나 해당 항균제에 내성을 나타내는 균이 증식하게 된다. 그 결과 부작용이 출현하는 경우가 많다.

4) 장기쏠림성

항균제는 특정 장기에 모이기 쉬운 성질인 **장기쏠림성**(장기주성, organotaxis)이 있기 때문에 감염부위에 따라 항균제를 구분하여 사용한다(표 2-1).

표 2-1 주요 항균제의 장기쏠림성

장기	주요 질환	항균제
폐	상기도 · 호흡계통 감염병 (주로 그람음성균)	● 페니실린(penicillin) 계열 ● 세팔로스포린(cephalosporin) 계열 ● 마크롤라이드(macrolide) 계열 ● 테트라사이클린(tetracycline) 계열
간 · 담낭	간 · 담도계통 감염병 (그람음성균, 특히 대장균)	● 페니실린 계열[암피실린(ampicillin), 피페라실린(piperacillin)] ● 세팔로스포린 계열[세파졸린(cefazolin), 세프메타졸(cefmetazole), 세포티암(cefotiam)] ● 뉴퀴놀론(new quinolone) 계열
신장	신장 · 요로 감염병 (그람음성균, 대장균, 클레브시엘라, 변형균)	● 아미노글리코사이드 계열[토브라마이신(tobramycin)] ● 페니실린 계열[암피실린(ampicillin), 피페라실린(piperacillin)] ● 세팔로스포린 계열(세파졸린, 세프메타졸, 세포티암) ● 뉴퀴놀론 계열

5) 내성과 교차내성

항균제를 연속 사용하면 항균작용이 감소되는데 이를 **내성**(tolerance)이라고 하며, 내성을 가진 균을 **내성균**이라고 한다. 현재 포도알균(포도구균)의 70% 이상은 페니실린 G 내성균이며 이 균은 페니실린 G를 분해하는 β-락탐분해효소(beta-lactamase; 페니실린분해효소)를 생산하여 내성을 나타낸다(그림 2-1).

또한 하나의 약물에 대해 내성을 나타내는 세균이 다른 약물에도 내성을 나타내는 것을 **교차내성**(cross tolerance)이라고 한다.

Memo β-락탐분해효소(β-lactamase)

페니실린의 β-락탐고리를 분해하여 불활성의 페니실린산으로 변환시키는 효소로, 항생제의 항균능력을 무력화한다. 이 효소에 대한 세균의 생성능력은 돌연변이로 쉽게 획득할 수 있으며 β-락탐분해효소를 생성하는 균은 단일 성분의 기존 항생제로는 거의 제거가 불가능하다. 그 대응책으로 메티실린(meticillin)이 개발되었으나 현재는 MRSA와 같이 메티실린에도 내성을 나타내는 균이 등장하였다.

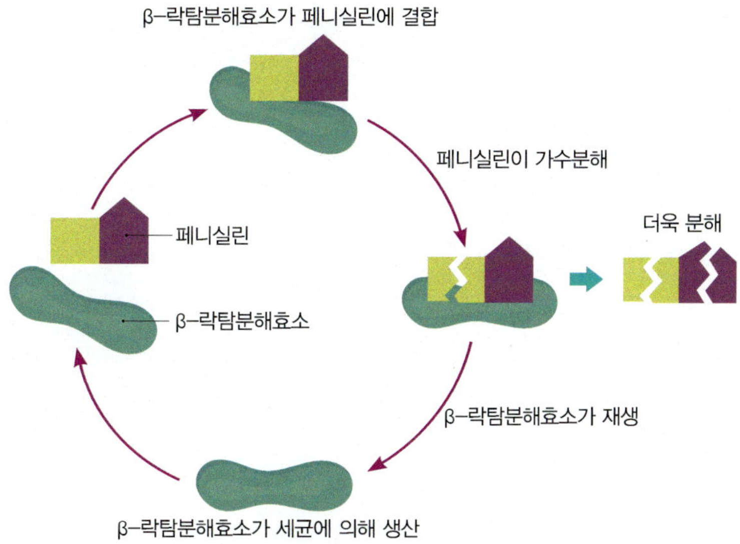

그림 2-1 β-락탐분해효소 생산에 의한 내성기전

6) 부작용

항균제가 아무리 선택독성이 강하다고는 해도 인체에 부작용을 일으키는 경우가 많다(표 2-2). 대표적인 부작용에는 장기장애, 균교대현상, 약물알레르기 등이 있다.

표 2-2 주요 항균제의 부작용

항균제	주요 부작용
페니실린 계열, 세팔로스포린 계열	급성중증과민증 유사반응(쇼크)
마크롤라이드 계열, 테트라사이클린 계열	간기능장애
아미노글리코사이드 계열, 폴리펩타이드 계열, 세팔로스포린 계열	신장기능장애
클로람페니콜	혈액장애
아미노글리코사이드 계열	제8뇌신경장애(난청, 귀울림, 감각이상)
폴리펩타이드 계열	신경 · 근육차단(호흡억제)
세팔로스포린 계열 일부 [라타목세프(latamoxef), 세프부페라존(cefbuperazone)]	다이설피람 작용(술과 함께 사용하지 않도록 주의)
린코마이신, 암피실린, 제3세대 세팔로스포린 계열	거짓막장염[위막장염; 장 내에 비정상적으로 증식한 무산소균의 일종인 클로스트리듐 디피실레(*Clostridium difficile*)가 생산하는 독소의 영향]
항균범위가 넓은 항생물질 (테트라사이클린, 암피실린, 세팔로스포린 계열)	장내세균 억제에 의한 비타민 K 결핍(간에서 혈액응고인자의 생산이 저하되어 출혈경향이 나타남)

① 장기장애

아미노글리코사이드 계열 항균제인 스트렙토마이신(streptomycin)에 의한 청각신경장애, 클로람페니콜(chloramphenicol)에 의한 재생불량빈혈, 과립백혈구감소증, 에리트로마이신(erythromycin)과 리팜피신(rifampicin)에 의한 간장애 등이 대표적이다.

② 균교대현상(microbial substitution)

광역 항균제를 사용하면 병원성균이 아닌 감수성균도 사멸되어 정상세균무리의 균형이 파괴되고 해당 항균제에 내성을 가지는 세균이 비정상적으로 증식하는데, 이를 **균교대현상**이라고 한다. 내성 포도알균(포도구균)에 의한 장염이나 진균, 녹농균, 세라시아에 의한 감염병 등이 있다.

③ 약물알레르기(drug allergy)

페니실린 계열 항균제, 세팔로스포린 계열 항균제에 의한 급성중증과민증(anaphylaxis) 등이 있다. 항균제 투여가 원인으로 발진이 나타나는 경우가 자주 있다.

7) 기회감염

신체 내 및 생활환경에 상주하는 평소 무해한 균이 감염방어력이 떨어졌을 때 증식해서 유해한 작용을 나타내는 것을 **기회감염**(opportunistic infection)이라고 한다. 병원 내에서 나타나는 경우가 많아서 **병원감염**(hospital acquired infection)이라고도 한다.

감염방어력이 저하되는 원인으로 외과수술, 연령 증가, 약물(부신피질호르몬제, 면역억제제, 항대사제, 광역 스펙트럼 항균제) 사용을 들 수 있으며, 기회감염을 일으키는 세균은 일반 항균제에 내성을 가지고 있는 경우가 많다. 녹농균, 세라시아, 진균, 메티실린 내성 황색포도알균(MRSA) 등이 기회감염을 잘 일으키는 균이다.

Caution

- 약물알레르기(발진, 설사, 쇼크 등)에 주의한다.
- 점적부위의 감염을 확인하고 감염이 확인되면 점적부위를 조기에 변경한다.

2. 항균제의 작용기전

항균제의 작용기전은 크게 5가지로 나눌 수 있으며, ①세포벽 합성억제, ②세포막 기능억제, ③단백질 합성억제, ④핵산 합성억제, ⑤엽산 대사억제의 작용을 한다(그림 2-2).

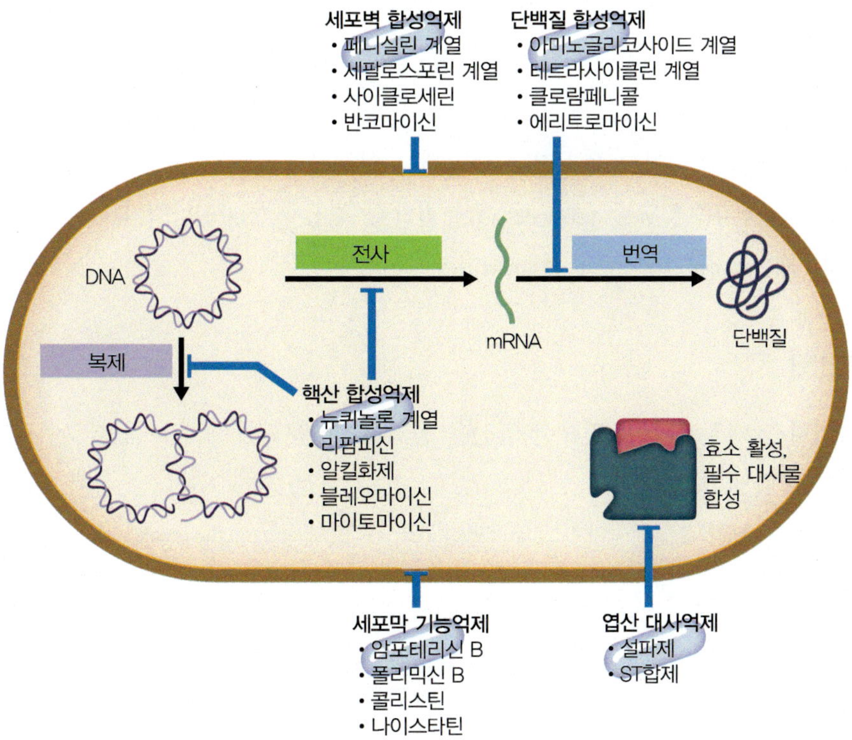

그림 2-2 항균제의 작용부위

1) 세포벽 합성억제

세균이 생존하는 데는 세포벽의 역할이 중요하다. β-락탐 계열 항균제(페니실린 계열, 세팔로스포린 계열 등)가 세포벽을 형성하는 효소와 결합함으로써 세포벽은 불완전해져서 세균을 사멸시킨다.

대표적인 약물에는 **페니실린**(penicillin) **계열**, **세팔로스포린**(cephalosporin) **계열**[**세펨**(cephem) **계열**], **사이클로세린**(cycloserine) 등이 있다.

2) 세포막 기능억제

세균의 세포막은 생명유지에 필요한 물질의 투과를 조절한다. 이 세포막에 대해 선택적으로 투과성을 바꾸면 세포 내 성분이 방출되어 세균은 사멸된다.

대표적인 약물에는 **암포테리신 B**(amphotericin B), **폴리믹신 B**(polymyxin B), **콜리스틴**(colistin), **나이스타틴**(nystatin) 등이 있다.

3) 단백질 합성억제

단백질을 합성하는 리보소체(ribosome)는 사람과 세균에서 그 구조가 다르기 때문에 세균의 리보소체에 대해 선택적으로 작용하여 단백질 합성을 억제한다.

대표적인 약물에는 **아미노글리코사이드**(aminoglycoside) **계열**, **테트라사이클린**(tetracycline) **계열**, **클로람페니콜**(chloramphenicol) **계열**, **에리트로마이신**(erythromycin) 등이 있다.

4) 핵산 합성억제

핵산의 합성과 대사를 억제하고 유전정보의 발현을 억제한다.

대표적인 약물에는 **뉴퀴놀론**(new quinolone) **계열**(피리돈카본산 계열), **리팜피신**(rifampicin), **알킬화제**(alkylating agent), **블레오마이신**(bleomycin), **마이토마이신**(mitomycin) 등이 있다.

5) 엽산 대사억제

세균은 핵산이나 단백질 합성에 필요한 엽산을 공급하는 대사경로를 가지는데, 이 엽산의 합성을 억제하고 항균작용을 나타낸다.

대표적인 약물에는 **설파제**(설폰아마이드, sulfonamide), **ST합제**(sulfamethoxazole–trimethoprim) 등이 있다.

3. 항균제의 종류

1) 페니실린 계열(PCs) (표 2-3)

● 특징

① 비교적 안전성이 높다.

② 종류가 많다.

③ 뇌척수 안으로 들어가지 않는다.

● 부작용

급성중증과민반응쇼크(anaphylactic shock), 피부반응

표 2-3 **대표적인 페니실린 계열 항생물질**

약물명		특징
협역	벤질페니실린 (benzylpenicillin, PCG) (페니실린 G)	페니실린 대용으로 사용된다. 경구로 복용하면 위산에 분해되기 때문에 주사제로 사용되며, 매독균에 효과적
	메티실린(methicillin, DMPPC)	주사제, 페니실린 G 내성균에 효과적
광역	암피실린(ampicillin, ABPC)	광역 페니실린으로, 그람음성 막대균인 대장균, 인플루엔자균, 살모넬라균에도 효과적
	아목시실린(amoxicillin, AMPC)	암피실린과 유사한 항균범위를 가지며, 소화관에서 잘 흡수됨. 호흡기 · 요로 감염병, 위나선균(헬리코박터 파일로리) 제균에 사용
	피페라실린(piperacillin, PIPC)	암피실린 유도체로, 그람양성균에서부터 녹농균을 포함한 그람음성 막대균까지 넓은 항균범위를 가짐. 소화관에서 잘 흡수되지 않기 때문에 정맥주사 또는 근육주사로 사용

2) 세팔로스포린 계열(세펨 계열) (표 2-4)

● 특징

① 페니실린 계열과 유사하다.

② 넓은 항균범위, β-락탐분해효소 저항성에 따라 제1세대에서 제4세대로 분류된다(세대가 증가할수록 항균범위가 넓어지고 β-락탐분해효소에 대한 저항성이 증가).

③ 일반적으로 장에서의 흡수가 나쁘다. 주사 적용이 원칙이며 경구 적용이 가능한 것도 일부 개발되어 있다.

④ 일반적으로 태반장벽, 혈액뇌장벽을 쉽게 통과한다.

● 부작용

신장장애, 과민반응(쇼크, 두드러기, 혈청병)

표 2-4 **대표적인 세팔로스포린 계열 항생물질**

약물명		특징`
제1세대	세팔로틴(cephalothin, CET) 세팔렉신(cephalexin, CEX)*	그람양성균과 그람음성 막대균인 대장균, 폐렴막대균, 프로테우스균 등에 항균력을 가지고 있음. β-락탐분해효소에 의해 분해
제2세대	세파클러(cefaclor, CCL) 세프메타졸(cefmetazole, CMZ) 세포티암(cefotiam, CTM)	β-락탐분해효소에 저항성이 있으며 대장균, 클레브시엘라, 인플루엔자에 강한 항균력이 있음
제3세대	라타목세프(latamoxef, LOMX) 세포탁심(cefotaxime, CTX) 세프카펜피복실(cefcapene pivoxil, CFPNPI)*	β-락탐분해효소에 안정되어 있으며 그람음성 막대균에 대한 항균력이 더욱 증가
제4세대	세페핌(cefepime, CFPM) 세포조프란(cefozopran, CZOP)	제3세대보다 β-락탐분해효소에 안정적이며 그람양성균에 대한 항균력이 증가

* 경구 적용 가능

3) 아미노글리코사이드 계열 (표 2-5)

● 특징

① 내성균이 많아져서 일반 감염병 치료제로서는 거의 사용되지 않는다.
② 결핵, 녹농균 감염병에 사용한다.
③ 장에서 잘 흡수되지 않기 때문에 경구투여는 불가능하다. 다만, 장 내에서 발생한 감염인 경우에는 경구투여한다.
④ 독성이 강하다.

● 부작용

제8뇌신경장애(현기증, 귀울림, 난청), 신장장애

● 상호작용

고리작용이뇨제인 퓨로세마이드(furosemide)와 함께 사용하면 신장장애, 청각장애를 일으킨다.

● 약물사용 시의 주의사항

① 투여기간 중에는 신장기능검사를 한다.
② 신장기능이 발달하지 않은 미숙아나 신생아에게 투여할 때는 주의가 필요하며, 연속 사용하는 경우에는 청력검사를 정기적으로 진행한다.
③ 신생아는 혈액뇌장벽이 발달해 있지 않기 때문에 경련발작을 일으키는 경우가 있다.

표 2-5 주요 아미노글리코사이드 계열 항생물질

약물명	특징
스트렙토마이신(streptomycin, SM) 카나마이신(kanamycin, KM)	폐결핵 및 다른 결핵에 4제 병용요법(아이소나이아지드+리팜피신+피라진아마이드+스트렙토마이신 또는 에탐부톨)을 우선적으로 선택. 결핵 치료에 사용하며 장관 감염병에도 효과적
젠타마이신(gentamicin, GM) 아미카신(amikacin, AMK)	녹농균, 세라시아, 변형균 등에 뛰어난 항균력을 나타냄
프라디오마이신(fradiomycin, FRM)	독성이 강해서 외용제로서 사용

4) 테트라사이클린 계열

● 특징

① 항균범위가 넓으며, 리케차, 원충, 일부 바이러스에도 효과적이다.
② 균교대현상을 일으키기 쉽다.
③ 칼슘, 마그네슘, 알루미늄과 결합하면 장에서 잘 흡수되지 않는다.
④ β락탐 계열, 아미노글리코사이드 계열 약물이 효과를 나타내지 않을 때 사용한다.

● 대표 약물

테트라사이클린(tetracycline, TC), **마이노사이클린**(minocycline, MINO)

● 부작용

간장애, 신장장애, 위장장애, 균교대증이 나타난다.

● 약물사용 시의 주의사항

① 제산제나 유제품과 함께 복용해서는 안 된다.
② 대량으로 투여하면 태아나 영유아의 이, 뼈 발육을 억제한다.
③ 정맥 내 투여 시 정맥염을 일으키는 경우가 있다.

5) 클로람페니콜 계열

● 특징

① 살모넬라 감염병(장티푸스, 파라티푸스)에 우선적으로 사용된다.
② 그람양성균, 그람음성균, 리케차, 클라미디아 등 광범위한 감염병에 효과적이다.

● 대표 약물

클로람페니콜(chloramphenicol, CP)

● 부작용

조혈계통 장애(백혈구 감소, 재생불량빈혈), 신생아나 미숙아의 회색증후군(gray syndrome; 복부팽만, 청색증, 순환허탈 → 간기능이 미숙하기 때문에 발생) 등이 관찰된다.

● 약물사용 시의 주의사항

내성균이 많고 심각한 부작용을 일으키기 때문에 살모넬라 감염병, 백일해 감염병, 쓰쓰가무시병 등에 국한해서 사용한다.

6) 마크롤라이드 계열

● 특징

① 상기도 감염병(마이코플라즈마폐렴, 백일해)에 효과적이다.

② 항균범위는 페니실린과 유사하다.

③ 포도알균(포도구균)이나 마이코플라즈마, 클라미디아에 사용된다.

④ 클래리스로마이신은 위나선균(헬리코박터 파일로리) 제균에 사용된다.

● 대표 약물

에리트로마이신(erythromycin, EM), **클래리스로마이신**(clarithromycin, CAM)

● 부작용

경미한 위장장애, 간장애

● 약물사용 시의 주의사항

간에서의 약물대사효소를 억제하므로 카바마제핀(carbamazepine), 디곡신(digoxin), 와파린(warfarin), 테오필린(theophylline) 등의 약물과 병용하면 이들 약물의 작용을 증가시킨다.

7) 폴리펩타이드 계열

● 특징

① 녹농균에 효과적이다.

② 비경구적으로 적용한다.

③ 독성이 강하며, 다른 약물에 효과가 나타나지 않는 경우에 사용한다.

④ 그람음성 막대균(간균)인 녹농균이나 대장균에 효과적이다.

● 대표 약물

폴리믹신 B(polymyxin B, PL-B), **콜리스틴**(colistin, CL)

● 부작용

신장장애, 신경장애(현기증, 감각이상, 협조운동장애)

8) 설파제(설폰아마이드제)

● 특징

① 세균 발육에 필요한 파라아미노벤조산(para-aminobenzoic acid, PABA)과 대항작용을 통해 항균작용을 나타낸다.

② 그람양성 · 음성 알균 및 일부 막대균(대장균 · 이질균 등)에 효과적이다.

● 대표 약물

- **난용성** : 설파다이아진(sulfadiazine) – 연고로 사용한다.
- **이용성** : 설피속사졸(sulfisoxazole), 설파메티졸(sulfamethizole) – 요로 감염병에 사용한다.
- **지속성** : 설파디메톡신(sulfadimethoxine), 설파모노메톡신(sulfamonomethoxine), 설파메톡사졸(sulfamethoxazole)
- **ST합제** : 설파메톡사졸과 트라이메토프림(trimethoprim)을 배합하여 항균력을 증가시킨 것으로, 폐포자충폐렴에 효과적이다(그림 2-3).

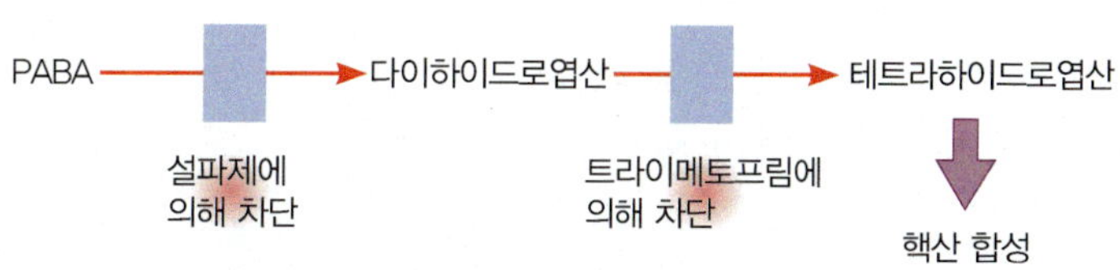

그림 2-3 설파제와 트라이메토프림의 작용기전

● 부작용

위장장애(식욕부진, 구역질, 구토, 설사), 과민증(발진, 발열), 신경증상(두통, 현기증) 등

● 사용 현황

설파제는 항생물질보다 먼저 도입되어 세균 감염병에 매우 좋은 효과를 나타내었다. 그러나 남용으로 인해 내성균이 많아지고, 또한 많은 항생물질이 개발되어 현재는 사용 빈도가 현저하게 감소되었다.

9) 뉴퀴놀론 계열(피리돈카본산 계열)

● 특징

① 날리딕스산(nalidixic acid, NA)을 기초로 새롭게 개발시킨 강력한 항균력을 가진 약물이다.

② 녹농균을 포함한 그람음성균 전반, 황색포도알균, 폐렴알균 등의 그람양성균에 효과적이다.

③ 호흡기 감염병, 신장 · 요로 감염병, 담도(쓸개길) · 장 내 감염병에 사용된다.

● 대표 약물

노플록사신(norfloxacin, NFLX), **시프로플록사신**(ciprofloxacin, CPFX), **레보플록사신**(levofloxacin, LVFX)

● 부작용

소화기 증상(구역질, 식욕부진, 위 불쾌감, 설사, 복통), 과민증(발진, 발열) 등

● 약물사용 시의 주의사항

① 비스테로이드소염제와 함께 사용하면 경련을 일으키는 경우가 있으므로, 뇌전증 환자나 과거병력이 있는 환자에게는 사용하지 않도록 한다.

② 테오필린(카페인류)과 함께 사용하면 혈중 테오필린 농도를 상승시킨다.

③ 칼슘, 알루미늄, 마그네슘을 포함한 제제나 우유와 함께 복용하면 소화관에서의 흡수가 나빠진다.

Memo 결핵 치료를 위한 약물요법

현재 사용하는 가장 일반적인 결핵 치료법으로 리팜피신(rifampicin, RFP), 아이소나이아지드(isoniazid, INH), 에탐부톨(ethambutol, EB), 피리진아마이드(pyrazinamide, PZA)의 4가지 약물을 2달간 매일 복용한 후 피라진아마이드를 제외한 3가지 약물을 4~7개월 정도 추가로 복용하는 표준 단기화학요법이 적용되고 있다. 이 약물요법은 결핵균 수를 치료 초기에 급속히 감소시켜 내성균의 출현 기회를 없애고 대식세포 내의 결핵균이나 서서히 증식하는 결핵균을 박멸할 수 있다. 또 스트렙토마이신 등에 내성을 나타내는 균에도 효과적이고 치료 실패율이 낮다.

4. 항균제의 선택과 투여원칙

세균 감염병에 대해 항균제를 적절하게 사용하려면 환자의 상태를 파악하고 원인균 및 투여할 항균제의 특성을 상세히 이해하고 있어야 한다. 결핵, 매독, 나병, 발진티푸스, 페스트 등은 일정한 병원성 세균에 의해 발병하고 증상이 독특하기 때문에 원인만으로도 원인균을 짐작할 수 있다. 하지만 수막염, 기관지폐렴,

골수염, 요로감염, 장 내 감염병은 원인균이 일정하지 않아 **균종 확인**이 반드시 필요하다.

일반적으로 감염병을 유발한 균주를 파악하기 전에는 추정되는 모든 원인균에 대해 효과를 나타내는 **광역 항균제**를 투여하며, 원인균이 밝혀진 후에는 특이적으로 작용하는 **협역 항균제**를 투여하게 된다. 감염 위험에 노출될 경우에 대비하여 **예방 목적**으로 항균제를 투여하기도 한다. 이때 원인균일 가능성이 가장 높은 균에 선택적으로 작용하고 독작용이나 과민반응이 적은 약물을 사용하게 된다.

같은 종류의 세균이라도 균주에 따라 **항균제에 대한 감수성**이 달라질 수 있으므로 원반법(원반확산법, disc method), 희석검사(dilution)를 통해 다양한 항균제에 대한 MIC를 파악하여 적절한 약물을 선택한다.

1) 약동학적 요인

① 감염부위의 조직 변화로 혈액뇌장벽이 파괴되면 페니실린과 세팔로스포린이 통과 가능해진다.
② 간기능이 미성숙한 신생아에게는 클로람페니콜의 사용을 금한다.
③ 신장기능이 저하한 사람에게는 아미노글리코사이드의 사용을 금한다.

2) 환자 상태

환자의 면역기능이 정상이면 세균의 성장을 억제하는 정균제만으로도 치료 효과를 기대할 수 있다. 하지만 면역기능이 저하되어 있거나 감염부위에서 방어기능이 충분히 발휘되지 못하는 경우 세균을 사멸시키는 항균제를 선택해야 한다. 예를 들어 세균심내막염이나 AIDS 환자의 전신 감염병 등에는 살균제가 필요하다.

① 환자의 나이가 어린 경우 : 테트라사이클린은 이의 착색을 일으키고, 플루오로퀴놀론은 연골 성장을 억제한다.
② 가임기 여성 : 임신 여부를 확인할 필요가 있다. 태아 및 산모에게 항균제는 예상하지 못하는 약물 독성의 가능성이 있기 때문이다. 테트라사이클린은 태아의 이 및 뼈 성장에 장애를 일으키고 산모의 급성 지방성 간괴사, 췌장염, 신장독성을 일으킨다. 또 설포나마이드는 모유를 통해 신생아에게 전달된다.
③ 중추신경계통 질환자 : 페니실린 G는 경련을 일으킨다.
④ 중증근무력증 환자 : 아미노글리코사이드는 신경근육전달을 차단한다.

3) 항균제의 병용

감염 원인균을 확인할 수 없는 경우, 혼합감염인 경우, 항균범위를 넓히기 위해, 상승 효과를 얻기 위해, 세균 저항성의 발생을 지연시키기 위해, 부작용 및 독작용의 발생 빈도 및 그 정도를 감소시키기 위해 항균제를 병용하여 사용하기도 한다.

4) 항균제의 투여원칙

① 우선 병원성 세균을 규명하여 감수성이 높은 항균제를 선택한다.
② 원인균을 규명하기 곤란한 경우 최대한 균의 범주를 좁혀 항균범위가 좁은 항균제를 선택한다.
③ 최소유효량을 단기간 투여한다.
④ 급성감염병에서는 24시간 동안 최대량을 투여한다.
⑤ 항균제의 병용은 가급적 피해야 하나 만성질환에서는 세균 저항성의 발생을 억제하기 위하여 병용할 수 있다.
⑥ 바이러스 감염에는 항균제는 효과가 없으며 중복감염을 초래할 수 있으므로 항균제의 사용을 피한다.
⑦ 감염 부위에 잘 전달되는 항균제를 선택한다.
⑧ 방어기전 유무 등 환자의 상태를 고려하여 선택한다.

Memo 결핵

결핵은 세계 3대 감염병 중 하나로, 매년 1,000만 명 정도가 새롭게 발병하고 150~200만 명이 사망한다. 첫 감염 시 차단에 실패하면 파종결핵이 관찰된다. 이것을 1차 결핵이라고 하는데 감염자 전체의 5~10%이며 대다수가 소아라고 한다. 한편, 건강한 성인은 감염되어도 대부분 발병하지 않는다. 이때 결핵균의 대사나 분열은 억제되지만, 평생감염이 계속된다. 이 무증상 감염자의 5~10%에서 재감염이 일어나 결핵이 발병하는데, 이를 2차 결핵이라고 한다. 사람면역결핍바이러스(HIV) 감염 등의 면역결핍증은 발병률을 높인다. 우리나라 결핵의 70% 이상은 재감염에 따른다. 특히 질병의 징조가 없는 사례를 잠복결핵(latent tuberculosis)이라고 한다.

우리나라의 결핵 발생률과 사망률은 OECD 가입국 중 가장 높은 수준을 보이고 있다. 우리나라 결핵의 중요한 문제점은 20~30대 젊은 층에 결핵 환자가 많다는 것인데, 젊은 결핵 환자들은 다른 사람과의 접촉이 적은 노인층 결핵 환자에 비해 결핵을 전염시킬 가능성이 훨씬 높을 뿐만 아니라 결핵이 완치되었다 하더라도 나이가 들어 면역력이 약해지면 결핵이 다시 재발할 수 있다는 문제점이 있다.

2 항진균제 (Antifungal agent)

세균과 진균은 구조나 대사계통 등 많은 점에서 차이가 나기 때문에 항균제는 진균에 효과가 없다. 따라서 진균에 의한 감염병에는 **항진균제**(antifungal agent)가 필요하다. 진균(곰팡이, fungus)은 진핵생물로 사람이나 동물의 세포와 구조가 비슷하기 때문에 선택독성이 있는 작용부위를 찾기가 매우 어려우며, 진균에만 작용하고 사람에게는 작용하지 않는 약물을 사용할 필요가 있다(표 2-6).

표 2-6 항진균제의 종류와 특징

약물명		투여경로	특징	부작용
폴리엔 계열	암포테리신 B (amphotericin B)	주사 경구	진균의 세포막에 들어가 세포 내의 물 투과성을 높여서 진균을 죽임. 모든 심재성 진균에 효과적. 소화관에서 흡수되지 않음	신장 · 소화관 장애, 발열
캔딘 계열	마이카펀진(micafungin)	주사	진균의 세포벽 합성을 억제. 심재성 진균인 아스페르길루스, 칸디다 등에는 효과가 있지만, 크립토코쿠스에는 효과가 없음	사람에게 존재하지 않는 세포벽에 작용하므로 부작용이 적음
피리미딘 유도체	플루사이토신 (flucytosine)	경구	세포 내로 들어가 5-플루오로유라실로 변화하여 DNA 합성을 억제. 진균에 의한 호흡기 감염병, 수막염에 효과가 있으며 칸디다, 크립토코쿠스에 특히 효과적	소화기장애(구역질, 구토, 설사), 간장애, 혈액장애
이미다졸 계열	미코나졸(miconazole)	주사	진균 사이토크롬P450 효소를 특이적으로 저해. 넓은 항균범위를 가지며, 심재성 및 표재성 진균에 효과적	비교적 경미
트라이아졸람 계열	플루코나졸(fluconazole)	경구		

Caution

항진균제 치료를 도중에 중단하면 감염이 완전히 사라지지 않아 내성균의 발현을 가속화시킬 수 있다. 따라서 치료기간 동안에는 정해진 용법과 용량에 따라 투약해야 한다.

3 항원충제/항기생충제 (Antiprotozoals/antiparasitic)

1. 항원충제

우리나라에서 관찰되는 원충 감염병은 수입 감염병인 경우가 많다. 수입 감염병이란 수입품, 수입 동물, 귀국자, 해외 관광객, 이주자 등을 통해 국내에서 발생하는 감염병을 가리킨다. 표 2-7에 주요 항원충제를 정리하였다.

표 2-7 주요 항원충제의 종류

질환명	약물명
말라리아	클로로퀸(chloroquine), 설파독신(sulfadoxine)·피리메타민(pyrimethamine), 메플로퀸(mefloquine), 퀴닌(quinine), 프리마퀸(primaquine)
아메바이질, 아메바간농양	티니다졸(tinidazole), 메트로니다졸(metronidazole)
파동편모충증	펜타미딘(pentamidine), 수라민(suramin), 멜라소프롤(melarsoprol)
리슈만편모충증	안티몬화나트륨(sodium antimonide)
질편모충증	메트로니다졸(metronidazole), 티니다졸(tinidazole)
톡소포자충증	피리메타민(pyrimethamine), 아세틸스피라마이신(acetylspiramycin)

Memo 수입 감염병

수입 감염병 중에 공항 말라리아(airport malaria), 수하물 말라리아(baggage malaria)라고 불리는 것이 있다.

① **공항 말라리아** : 말라리아원충을 가진 모기가 항공기를 통해 다른 국가로 유입되어 공항에 있는 사람을 감염시키는 것

② **수하물 말라리아** : 말라리아원충을 가진 모기가 여행객의 수하물에 섞여 있다가 귀국 후, 여행에 함께 가지 않은 가족 등을 감염시키는 것

2. 항기생충제

항기생충제(antiparasitic) 중에는 살충작용을 가진 것도 있지만, 대부분은 기생충을 약하게 하는 약물이다(표 2-8). 소화관에 기생하는 것은 설사제와 함께 사용하여 배출시킨다.

표 2-8 주요 구충제의 종류

질환명	약물명
회충증	피란텔(pyrantel), 메벤다졸(mebendazole)
구충증	피란텔, 메벤다졸
요충증	피란텔, 피르비늄(pyrvinium)
편충증	메벤다졸, 티니다졸(tinidazole)
사상충증	다이에틸카바마진(diethylcarbamazine)
흡충증	프라지콴텔(praziquantel), 바이타이오놀(bithionol)
조충증	프라지콴텔, 바이타이오놀, 파로모마이신(paromomycin)

Caution

- 항원충제 복용기간에 음주를 하면 구역질, 구토, 두통, 어지러움 등의 부작용이 심하게 나타날 수 있으므로 투여기간 중 및 투여 후 3일간은 반드시 금주해야 한다.
- 알벤다졸은 매우 흔하게 두통, 어지러움, 원형탈모, 복통, 구역질, 구토, 발열 등을 유발할 수 있으며, 간장애 및 신장장애 환자의 경우 복용 전 반드시 전문가와 상의하도록 한다.
- 프라지콴텔은 신장기능장애나 중등도 이상의 간기능장애 환자, 디곡신과 같은 강심제를 복용 중인 심부전, 부정맥 환자에게는 신중히 투여해야 한다.

4 항바이러스제 (Antiviral agent)

1. 바이러스의 특징

바이러스(virus)는 독립해서 살아갈 수 있는 최소한의 형태를 갖추고 있으나 세균과 달리 스스로 복제와 증식을 할 수 없기 때문에 다른 생물(사람 등)의 세포 내에 들어가 증식한다.

바이러스는 유전자로서 RNA를 가지는지 DNA를 가지는지에 따라 RNA바이러스와 DNA바이러스로 크게 나뉜다. 복제능력은 RNA바이러스가 훨씬 빠르기 때문에 RNA바이러스는 제거하기 매우 어렵다.

바이러스의 구조는 그림 2-4와 같은데, 표면에 있는 당단백질이 숙주에 침입하는 역할을 한다. 그리고 바이러스의 입자 중에는 다양한 종류의 효소가 존재해서 그것이 사람 등의 세포 내에서 증식 및 복제할 때 큰 역할을 담당한다. 참고로 바이러스와 세균의 차이는 표 2-9와 같다.

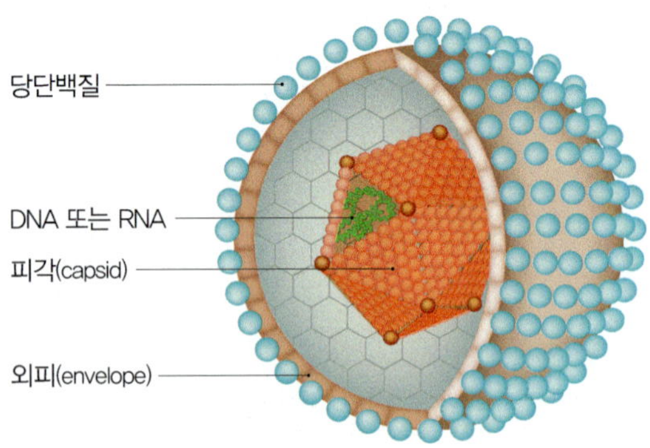

그림 2-4 바이러스의 구조

표 2-9 바이러스와 세균의 차이

	바이러스	세균
크기	작음(nm 단위)	큼(μm 단위)
구조	세포가 없고 단백질과 핵산으로 이루어진 입자	세포가 있고 사람에게는 없는 세포벽이 있음
증식	스스로 증식하는 능력이 없어 다른 생물의 세포에 기생해서 증식	스스로 증식하는 능력을 가지며, 영양이 있고 일정한 조건이 갖추어지면 증식

2. 항바이러스제의 작용기전과 종류

바이러스는 독자적인 대사계통을 가지지 않고 숙주세포의 대사계통을 이용해서 세포 내에서 증식한다. 따라서 바이러스의 증식을 특이적으로 억제해서 숙주세포에 유해작용을 일으키지 않는 화학물질을 검출하기란 매우 어려워 현재 유효한 항바이러스제의 수는 많지 않다.

항바이러스제의 작용기전은 크게 5가지로 나눌 수 있으며, ①바이러스의 숙주세포 침입억제, ②바이러스의 DNA 합성억제, ③바이러스의 mRNA 전사억제, ④항바이러스단백질 합성, ⑤뉴라민산기제거효소 억제의 작용을 한다(그림 2-5).

또한 대표적인 항바이러스제를 정리하면 표 2-10과 같다.

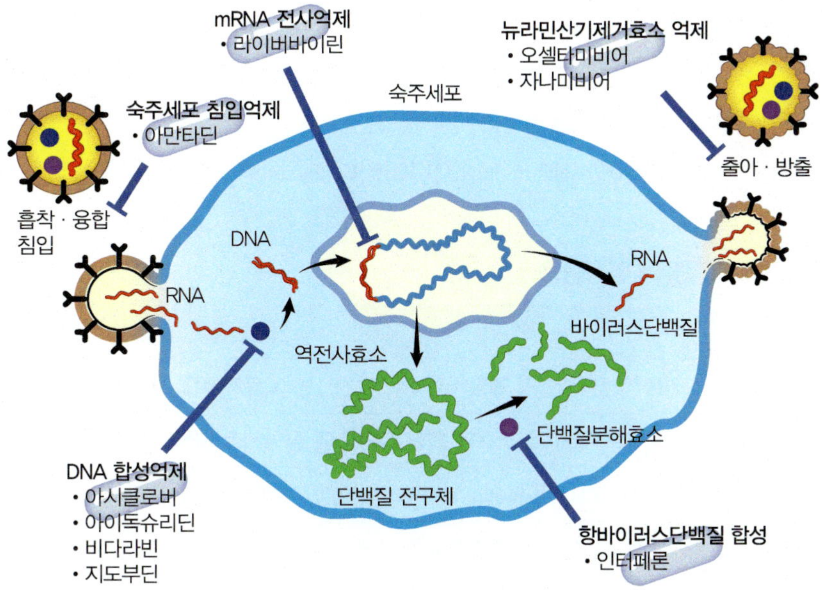

그림 2-5 항바이러스제의 종류와 작용부위

1) 바이러스의 숙주세포 침입억제

A형 인플루엔자바이러스의 숙주세포 흡착과 침입을 막고 증식을 억제한다.

대표적인 약물에는 **아만타딘**(amantadine)이 있다.

2) 바이러스의 DNA 합성억제

바이러스가 증식할 때는 바이러스 DNA가 합성되는데 이 DNA의 합성을 막아 증식을 억제한다.

대표적인 약물에는 **아시클로버**(acyclovir), **아이독슈리딘**(idoxuridine), **비다라빈**(vidarabine), **지도부딘**(zidovudine) 등이 있다.

3) 바이러스의 mRNA 전사억제

RNA를 합성하는 효소(RNA중합효소)를 억제하여 바이러스 mRNA의 전사를 억제한다.

대표적인 약물에는 **라이버바이린**(ribavirin)이 있다.

4) 항바이러스단백질 합성

세포막에 있는 수용체와 결합해서 바이러스 mRNA를 분해하는 단백질(핵산분해효소)을 생산하거나 바이러스 합성에 필요한 단백질의 기능을 억제한다.

대표적인 약물에는 **인터페론**(interferon)이 있다.

5) 뉴라민산기제거효소 억제

숙주세포 내에서 증식한 바이러스가 방출되는 과정에 중요한 역할을 하는 뉴라민산기분해효소(neuraminidase)를 억제함으로써 바이러스의 방출을 억제한다.

대표적인 약물에는 **오셀타미비어**(oseltamivir), **자나미비어**(zanamivir) 등이 있다.

표 2-10 주요 항바이러스제의 종류와 임상응용

약물명	임상응용
아만타딘(amantadine)	인플루엔자 A형의 예방 및 치료, 파킨슨병 치료제로도 사용
아이독슈리딘(idoxuridine, IDU)	단순헤르페스바이러스에 의한 각막염에 점안제로 사용
비다라빈(vidarabine, Ara-A)	단순헤르페스바이러스, 헤르페스뇌염, 바이러스간염에 효과적
아시클로버(acyclovir, ACV)	헤르페스바이러스 감염병에 효과적
간시클로버(ganciclovir)	거대세포바이러스 감염병에 효과적
라이버바이린(ribavirin)	인플루엔자 등 각종 상기도 바이러스 감염병, C형간염(인터페론과 병용)에 효과적
인터페론(interferon, IFN)	단순헤르페스바이러스, 바이러스성 사마귀, C형간염에 효과적. α형, β형, γ형이 있음
오셀타미비어(oseltamivir; 내복) 자나미비어(zanamivir; 흡입)	인플루엔자 A형 및 B형에 효과적. 바이러스가 감염 세포 표면에서 유리되기 때문에 필요한 뉴라민산기제거효소를 억제하여 다른 세포로 감염되어 증식하는 것을 억제
발록사비어 마르복실 (baloxavir marboxil)	인플루엔자 A형 및 B형에 1회 투여로 효과적이다. Cap 의존성 핵산내부분해효소(endonuclease)를 억제하여 바이러스 mRNA의 합성을 억제하는 신약

3. AIDS 치료제

AIDS(후천면역결핍증후군, acquired immune deficiency syndrome)는 HIV(사람면역결핍바이러스, human immunodeficiency virus)의 감염으로 일어나는 질환인데, 이 HIV는 상당히 변이되기 쉽고 내성 바이러스도 나타나기 쉽다. 따라서 결핵과 마찬가지로 장기간의 다약제 병용요법(고활성 항레트로바이러스요법, HAART)이 필요하다.

AIDS 치료제에는 역전사효소억제제, 단백질분해효소억제제, 인테그라제억제제, CCR5억제제 등이 있다(표 2-11).

표 2-11 AIDS 치료제의 종류와 특징

종류		약물	특징
역전사효소 억제제	뉴클레오사이드 계열	지도부딘(zidovudine, AZT), 다이다노신(didanosine), 엠트리시타빈(emtricitabine), 라미부딘(lamivudine) 등	핵산의 구성단위인 뉴클레오사이드(nucleoside)와 유사한 약물로, 바이러스에 특이적인 역전사효소를 억제, HIV 이외에도 효과가 나타나기도 함
	비뉴클레오사이드 계열	네비라핀(nevirapine), 델라비리딘(delaviridine), 에파비렌즈(efavirenz) 등	역전사효소를 억제하며, HIV에만 효과가 있음
단백질분해효소억제제		아타자나비어(atazanavir), 리토나비어(ritonavir), 다루나비어(darunavir), 넬피나비어(nelfinavir) 등	바이러스 입자가 완성될 때 작용하는 단백질분해효소를 억제하는 약물로, 내성 바이러스가 생기기 쉬움
인테그라제억제제		랄테그라비르(raltegravir), 돌루테그라비어(dolutegravir)	HIV 감염 초기에 HIV 유전체가 숙주세포 유전체로 삽입 또는 조합될 때 작용하는 인테그라제(integrase)를 억제함. HIV의 복제가 억제되기 때문에 감염 확대가 저지됨
CCR5억제제		마라비록(maraviroc)	HIV가 세포에 침입할 때 사용하는 케모카인수용체(chemokine receptor 5, CCR5)를 억제하여 HIV의 침입을 막음

Caution

- 지도부딘 등의 일부 AIDS 치료제는 골수억제가 나타날 수 있으므로, 혈액검사가 주기적으로 필요하다.
- 일부 AIDS 치료제는 신장장애가 나타날 수 있으므로 복용 전 신장기능검사를 반드시 진행하고, 복용 중에도 주기적으로 검사할 필요가 있다.
- 가임기 여성이 HIV에 감염된 경우 예방적 화학요법을 하고 임신을 연기하는 것이 좋다. 임신 중에는 유익성이 위험성보다 명백하게 클 경우에만 AIDS 치료제를 사용하고, 수유 또한 중단하도록 한다.

5 소독제 (Disinfectant)

1. 소독제의 3요소

국소에 적용하여 미생물을 사멸시키거나 증식을 멈추게 함으로써 감염을 방지하는 화학물질을 **소독제**(disinfectant)라고 한다. 용도에 따라 여러 종류의 소독제가 사용되는데, 미생물에 대한 유효성(항미생물 범위), 적용 대상, 경제성, 환경을 고려하여 소독제를 적절하게 선택하여 사용해야 효과적이다.

소독제의 살균력에 큰 영향을 미치는 3가지 요소는 농도, 시간, 온도이다(그림 2-6).

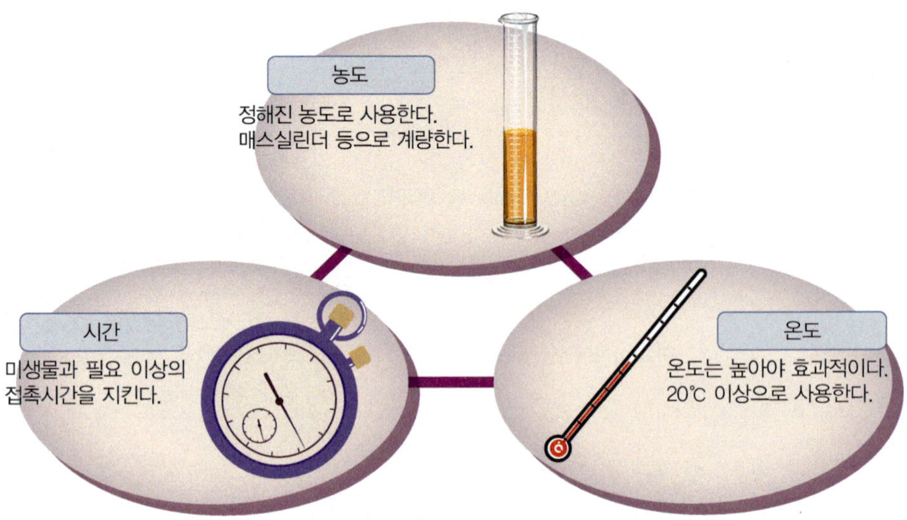

그림 2-6 소독제의 3요소

1) 농도

소독제별로 정해진 사용 농도가 있으며 기재, 환경, 사람 등의 대상물에 따라 다르다. 최저억제농도(minimal inhibitory concentration, MIC)가 지표가 되는데, 실제로 소독제를 사용하는 경우 적용 부위의 희석, 유기물 혼입과 같은 조건이 더해지기 때문에 이보다 고농도에서 사용한다.

2) 시간

소독제가 효과를 나타내려면 미생물과 어느 정도 접촉할 필요가 있다. 속효성 소독용 에탄올이라도 10~15초가 필요하다. 대부분의 소독제는 일반 세균을 30초 정도에 살균하지만, 결핵균과 같은 세포벽이 튼튼한 균은 2% 글루타랄(glutaral)에서 10~30분, 1% 포비돈 아이오딘(povidone iodine)에서 2.5분 이상 필요하다.

3) 온도

살균력도 화학반응이어서 일반적으로 온도가 높으면 높을수록 강해진다. 그러나 지나친 고온에서는 다루기 어려우므로 보통 20~25℃에서 사용한다. 각종 소독제를 10℃와 26℃에서 대장균, 녹농균, 황색포도알균에 적용하면 26℃가 살균 효과가 높다.

> **Memo** **최저억제농도(minimal inhibitory concentration, MIC)**
> 일정한 환경에서 특정 미생물의 성장을 막는 최소한의 항생제 농도를 말한다.

2. 소독제의 종류

소독제에는 다양한 종류가 있으며 목적에 따라 구분하여 사용해야 한다(표 2-12).

1) 알데하이드류(글루타르알데하이드, 포르말린)

단백질이나 핵산과 결합하여 변질시킴으로써 미생물을 불활성화한다. **글루타르알데하이드**(glutaraldehyde)는 금속 부식성이 없어 기관지경, 위내시경 등과 같은 의료기구 살균에 이용된다. 하지만 생체에 대해 독성이 강하기 때문에 주의해서 사용해야 한다. **포르말린**(formalin)은 희석하여 의료기구 소독에 이용되고 있다.

2) 알코올류(소독용 에탄올, 이소프로판올)

세포막의 지질성분을 용해하거나 단백질을 변성시킴으로써 소독 효과를 나타낸다. 단시간에 살균하고 증발하여 잔류하지 않기 때문에 손, 피부, 의료기구, 도관 등의 소독에 이용된다. 다만, 소독 효과를 나타내는 유효 농도는 **소독용 에탄올**(ethyl alcohol)이 76~81%, **아이소프로판올**(isopropanol)이 50~70%이다.

표 2-12 소독제의 종류와 적용 대상

용도(대상)					효과	소독제	미생물에 대한 효과										
손	점막	의료기구		환경			그람양성 세균			그람음성 세균		결핵균	진균	바이러스			
		금속	비금속				일반	MRSA	아포	일반	녹농균			일반	HBV	HCV·HIV	리노
×	×	○	○	×	고	글루탈알데하이드(2%)	○	○	○	○	○	○	○	○	○	○	○
○	×	○	△	○	중	소독용 에탄올(70~80%)	○	○	×	○	○	○	△	○	×	○	×
△	×	×	○	○	중	차아염소산소듐(0.01~0.05%)	○	○	△	○	○	△	○	○	○	○	○
○	○	×	×	×	중	포비돈 아이오딘(0.25~0.5%)	○	○	△	○	○	△	○	○	△	○	△
○	○	○	○	△	저	염화벤제토늄(0.1~0.2%)	○	△	×	○	△	×	△	×	×	×	×
○	○	○	○	△	저	염화벤잘코늄(0.01~0.1%)	○	△	×	○	△	×	△	×	×	×	×
○	×	○	○	△	저	글루콘산 클로르헥시딘(0.05~0.5%)	○	△	×	○	△	×	△	×	×	×	×
○	△	○	○	△	저	알킬다이아미노에틸글라이신염산염(0.05~0.1%)	○	△	×	○	○	△	△	×	×	×	×

[용도]
○ : 사용 가능, △ : 주의해서 사용, × : 사용 불가

[효과]
○ : 유효, △ : 중간 효과, × : 무효

3) 염소화합물(차아염소산소듐, 클로라민)

수중에서 차아염소산 이온을 방출하고 그 산화작용에 의해 소독 효과를 나타낸다. **차아염소산소듐**(sodium hypochlorite)은 결핵균의 경우 장시간 노출시켜야 살균할 수 있지만, 그 밖의 미생물은 모두 불활성화시킬 수 있다. 금속제 이외의 의료기구 소독에 널리 이용되고 있다. 금속제 의료기구에는 금속부식성을 없앤 **클로라민**(chloramine)이 이용된다.

4) 아이오딘화합물(포비돈 아이오딘)

단백질의 아이오딘화와 산화에 의해 소독 효과를 나타낸다. 아포를 형성하지 않는 세균, 외피를 갖는 바이러스에 효과적이다. **포비돈 아이오딘**(povidone iodine)는 피부, 상처, 점막 등의 소독에는 유효 농도가 0.75~1%, 점막 세정에는 0.02~0.05%이다.

5) 페놀류(페놀, 크레졸, 클로르헥시딘)

강력한 단백질 변성작용에 의해 소독 효과를 나타낸다. **페놀**(phenol)은 기구, 손, 배설물의 소독에 사용된다. **크레졸**(cresol)은 물에 녹지 않고 비누액에 녹기 때문에 크레졸 비누액으로서 이용한다. 유기물이 섞이면 효과는 현저하게 떨어진다. **클로르헥시딘**(chlorhexidine)은 소독 냄새가 나지 않으며, 아포 형성균, 바이러스에는 효과가 없다.

Memo **페놀계수(석탄산계수, phenol coefficient)**

페놀(석탄산)과 비교하여 소독제의 효과를 나타내는 계수이다. 페놀계수 1인 소독제는 페놀과 같은 효과를 가지며, 계수가 클수록 소독제의 효력이 크다. 측정에는 티푸스균과 황색포도알균이 이용된다.

6) 역성비누

음전하를 띠는 세포에 양전하를 띠는 소독제가 흡착하여 단백질을 변성시켜 살균한다. 유기물이 섞이면 소독 효과가 현저하게 저하되며, 아포 형성균, 결핵균, 바이러스, 녹농균에는 효과가 없다.

Caution

- 글루타르알데하이드와 포르말린 등의 알데하이드류는 자극성이 강하므로 신체에는 사용하지 않는다.
- 차아염소산소듐은 금속을 부식시키므로 내시경이나 수술도구의 소독에는 사용하지 않는다.
- 역성비누와 일반 비누를 함께 사용하면 효과가 없어진다.
- MRSA(메티실린 내성 황색포도알균)는 적절하게 소독하면 제거할 수 있다.
- 아포는 강력해서 신체에 사용할 수 있는 소독제로는 원칙적으로 제거할 수 없다. 그러나 발아할 때까지 시간이 걸리므로 세정을 통해 충분히 제거하면 질병의 원인은 되지 않는다.
- B형간염바이러스는 소독하기 어려우므로 의료종사자의 감염사고에 주의한다.

6 피부 외용제
(External prepration for skin)

피부 외용제에는 화농성 질환용 약물이나 항염증 및 항알칼리 외용제, 기생충 피부병제, 피부자극제, 발진제, 수렴제, 부식제, 보호 · 완화제가 있다. 표 2-13에 주요 피부 외용제의 종류와 특징을 정리하였다.

표 2-13 피부 외용제의 종류와 특징

[화농성 질환용 약물] 외상 표면의 세균감염에 사용

종류		특징
항생물질 제제	젠타마이신(gentamicin) 연고	녹농균, 변형균, 대장균, 클레브시엘라, 엔테로박터, 포도알균(포도구균), 사슬알균(연쇄구균)
	카나마이신(kanamycin) 연고	포도알균, 대장균, 녹농균, 프로테우스속
	에리트로마이신(erythromycin) 연고	포도알균, 사슬알균, 연성하감균, 코리네박테륨속
	클로람페니콜(chloramphenicol) 연고	포도알균, 사슬알균, 대장균, 클레브시엘라, 프로테우스속
	프라디오마이신(fradiomycin) 거즈	포도알균, 사슬알균
설파제 제제	설파다이아진(sulfadiazine) 연고	포도알균, 대장균, 녹농균

[항염증 · 항알레르기 외용제] 피부 표면, 심부의 항가려움 · 항염증 · 진통 목적으로 사용

종류		특징
부신피질호르몬제 외용제	하이드로코티손(hydrocortisone), 프레드니솔론(prednisolone), 플루오시놀론아세토나이드(fluocinolone acetonide), 베타메타손(betamethasone) 등의 연고, 크림제, 액제	습진, 피부염증, 피부가려움증, 벌레물림, 만성 원반모양홍반루푸스, 약물발진, 중독발진
비스테로이드소염제 외용제	인도메타신(indomethacin), 이부프로펜(ibuprofen) 등의 연고, 크림제	습진, 피부염, 대상포진, 열상, 피부결손증
항히스타민제 연고	다이펜하이드라민(diphenhydramine) 연고	두드러기, 습진, 벌레물림, 피부가려움증
면역억제제	타크로리무스(tacrolimus) 연고	아토피피부염

표 2-13 피부 외용제의 종류와 특징 (계속)

[항염증 · 항알레르기 외용제] 피부 표면, 심부의 항가려움 · 항염증 · 진통 목적으로 사용

종류		특징
기생충 피부병제	크로타미톤(crotamiton) 연고, 페노트린(phenothrin)	옴진드기나 진균 등에 의한 피부질환에 사용 칸디다증, 옴, 백선
피부자극제 · 발적제	멘톨, 장뇌, 박하유, 테레빈유, 고추팅크, 칸타리스 팅크	국소적 발적 또는 충혈을 일으키는 약물로, 혈액순환을 좋게 하고 나아가 반사적으로 근육 · 관절 등 다른 부위의 염증 · 통증을 경감한다.
수렴제	탄닌산류, 산화아연, 차갈산비스무트, 황산 알루미늄칼륨	피부 · 점막의 조직단백질과 결합해서 불용성 막을 만들어 외부 자극으로부터 보호한다.
부식제	살리실산 반창고, 유황알칼리, 유황, 탄산알칼리, 요소 연고	표피의 각질을 연화 및 용해할 목적으로 사용한다.
보호 · 완화제	라놀린, 올리브유	피복 보호의 목적으로 사용한다. 또, 연고의 기제나 부형제로도 사용된다.

Caution

- 피부를 청결하게 유지하고, 새로 외용제를 바를 때는 오래된 연고나 피부의 오염을 제거하도록 한다.
- 환자가 부신피질호르몬제에 거부반응을 일으키는 경우에는 환자가 호소하는 내용을 잘 들어주고 외용제를 사용하는 것이 효과를 나타내며, 부작용 경감으로 이어진다는 것을 설명한다.
- 각 피부질환에 따른 피부관리, 일상생활의 주의사항을 충분히 설명하고 너무 외용제에만 의존하는 일이 없도록 한다.

확인문제

01. 기회감염의 증가에 관여하는 요인이 아닌 것은?

① 면역억제요법의 증가
② 항생물질 사용량 부족
③ 의료종사자를 통한 감염
④ 연령 증가로 인한 면역력 약화
⑤ 장기간 병상생활을 하는 고령 환자의 증가

02. 항균제의 내성균에 대한 설명으로 틀린 것은?

① 내성기전 중 β-락탐분해효소 생산이 있다.
② 다약제 내성 결핵균 중에 비정형 항산균이 있다.
③ MRSA의 병원감염 경로에 의료종사자 매개가 있다.
④ 약물감수성 검사 중에 최저억제농도(MIC) 측정이 있다.
⑤ 약물의 작용부위를 다른 형태로 바꾸어 내성을 획득하는 균이 있다.

03. 아미노글리코사이드 계열 항균제의 약동학적 특성은?

① 지용성이다.
② 심각한 부작용이 없다.
③ 광범위한 대사를 거친다.
④ 경구투여 시 잘 흡수된다.
⑤ 신장 질환자에게는 용량을 감소시켜 투여해야 한다.

정답

01. ② **02.** ② **03.** ⑤

04. **부작용으로 난청을 일으킬 가능성이 있는 약물은?**

① 리팜피신(mitomycin)
② 스트렙토마이신(streptomycin)
③ 암포테리신 B(amphotericin B)
④ 테트라사이클린(tetracycline)
⑤ 클로람페니콜(chloramphenicol)

05. **다음 설명 중 옳은 것은?**

① 녹농균 감염에는 스트렙토마이신을 사용한다.
② 기회감염은 신체와 감염방어능력이 정상일 때 발생한다.
③ 페니실린 계열 항균제는 세균의 세포막 손상을 일으킨다.
④ 각종 항감염제의 유효한 병원체 범위를 항균범위라고 한다.
⑤ 아미노글리코사이드 계열 항균제는 결핵뿐만 아니라 일반 감염병에 폭넓게 사용된다.

06. **항바이러스제의 작용기전으로 옳은 것은?**

① 세포분열 억제
② 세포벽 합성 변화
③ 어고스테롤과의 결합
④ 뉴라민잔기제거효소 억제
⑤ 숙주세포에 대한 바이러스 융합 촉진

정답

04. ② **05.** ④ **06.** ④

07. **다음 설명 중 틀린 것은?**

① C형간염바이러스에는 인터페론이 효과적이다.
② AIDS 환자는 기회감염에 의해 사망하는 경우가 많다.
③ 악티노마이신 D라는 항생물질은 항암제로도 사용된다.
④ 클로르헥시딘은 결핵균에 오염된 물품을 소독하는 데 적합하다.
⑤ 면역력이 떨어진 환자는 입안이나 식도에 칸디다증이 발생하기 쉽다.

08. **소독제와 병원체가 짝지어진 것 중 소독 효과가 있는 것은?**

가. 포비돈 아이오딘 – MRSA
나. 염화벤잘코늄 – 로타바이러스
다. 소독용 에탄올 – B형간염바이러스
라. 포르말린 – HIV(사람면역결핍바이러스)

① 가, 나
② 나, 다
③ 가, 라
④ 가, 나, 다
⑤ 가, 나, 다, 라

정답

07. ④ 08. ③

제 3 장

중추신경계통 약물

학습목표

1. 중추신경계통에 작용하는 약물의 종류를 열거할 수 있다.
2. 전신마취법의 종류와 사용되는 약물의 특징을 설명할 수 있다.
3. 불면 치료제의 종류와 그 장 · 단점을 설명할 수 있다.
4. 신경계통 퇴행성 질환 치료제의 종류와 작용기전을 설명할 수 있다.
5. 우울증 치료에 사용하는 약물의 종류와 특징을 설명할 수 있다.

핵심용어해설

- **균형마취**(balanced anesthesia) : 마취 효과를 증진하기 위하여 두 가지 흡입마취제를 혼합하여 사용하거나 여러 약물과 마취제를 혼합하여 사용하는 방법
- **뇌전증**(epilepsy) : 뇌파의 이상을 동반하는 발작적인 뇌의 전기활동에 이상이 반복해서 일어나는 만성발작 장애
- **마약진통제**(narcotic analgesic) : 뇌척수 내에 있는 아편유사제수용체(opioid receptor)에 작용해서 통각전달계통을 차단하여 강력한 진통작용을 나타내는 약물
- **마취전투약**(preanesthetic medication) : 마취 도입을 원활하게 하고 수술 중 부작용을 예방하며 마취가 충분히 효과를 발휘할 수 있도록 약물을 투여하는 것
- **수용체**(receptor) : 세포막이나 세포질에 있는 단백질로, 어떤 분자나 이온 등의 물질과 결합하여 특정 작용을 일으키는 구조물
- **신경이완마취**(neuroleptanesthesia, NLA) : 신경차단제와 진통제를 병용함으로써 수술 중 호출에 대응할 수 있을 정도의 의식을 유지하면서 수술이 가능한 진정 · 진통상태를 얻는 마취법
- **알츠하이머병**(Alzheimer disease, AD) : β아밀로이드판(신경세포 내 단백질덩어리)에 의한 신경전달물질의 전도 감소로 인해 발생하는 질환
- **전신마취제**(general anesthetic) : 중추신경계통을 가역적으로 마비시킴으로써 의식과 감각을 소실시키는 약물로 통증을 인지하지 못하게 수술 시 사용
- **조현병**(정신분열증, schizophrenia) : 중추신경 내 신경전달물질인 도파민(dopamine, DA)의 과도한 활성에 의해 발생하는 질환으로, 환각, 망상, 정신운동흥분 등의 증상을 나타냄
- **중추신경계통**(central nervous system, CNS) : 수많은 신경세포가 집결되어 있어 정보전달의 중심이며 수용한 정보를 종합적으로 분석하여 판단하고 그에 대한 반응을 명령하는 계통
- **최소폐포농도**(minimal alveolar concentration, MAC) : 절개 등의 통증자극을 가해도 50%의 사람(동물)이 굴곡반사 등의 도피반응을 일으키지 않는 흡입마취제의 농도를 %단위로 나타낸 것으로, 흡입마취제의 효력을 나타내며 수치가 작을수록 강력한 마취제임
- **파킨슨병**(Parkinson disease) : 추체외로계통의 일부인 중(간)뇌와 흑(색)질의 변성 질환으로, 운동의 협조성이 장애를 받아 유지되지 않음으로써 발생함
- **혈액-기체분배계수**(blood-gas partition coefficient) : 37℃ 760mmHg에서 혈액 1mL에 녹는 기체의 양(mL)을 말하며, 흡입마취제의 혈액 용해도를 나타냄
- **효과기**(작동체, effector) : 신경자극이나 호르몬 작용에 반응을 하는 조직이나 기관
- **GABA**(γ-아미노뷰티르산, gamma-aminobutyric acid) : 뇌척수액(CSF)에 함유된 중추신경계통의 중요한 억제성 신경전달물질로, 뇌의 대사와 순환을 촉진하는 물질

1 중추신경계통의 개요

신경계통은 내분비계통과 함께 인체를 구성하는 기관, 조직, 세포의 활동을 몸 전체로서 통합성을 가지고 기능할 수 있도록 조절하는 계통이다. 즉, 내부 환경이나 외부 환경에 관한 정보를 수용체(receptor)에서 받아들여 중추로 보내고, 중추는 수용체로부터 들어온 정보를 통합해서 근육이나 분비샘 등의 효과기(작동체, effector)에 그 기능을 조절하는 신호를 내보낸다.

신경계통은 해부학적 역할에 따라 **중추신경계통**(central nervous system, CNS)과 **말초신경계통**(peripheral nervous system, PNS)으로 나뉜다. 중추신경계통은 **뇌**(brain)와 **척수**(spinal cord)로 구성되고, 말초신경계통은 뇌에 연결되어 있는 **뇌신경**(cranial nerve)과 척수에 연결되어 있는 **척수신경**(spinal nerve)으로 구성된다(그림 3-1).

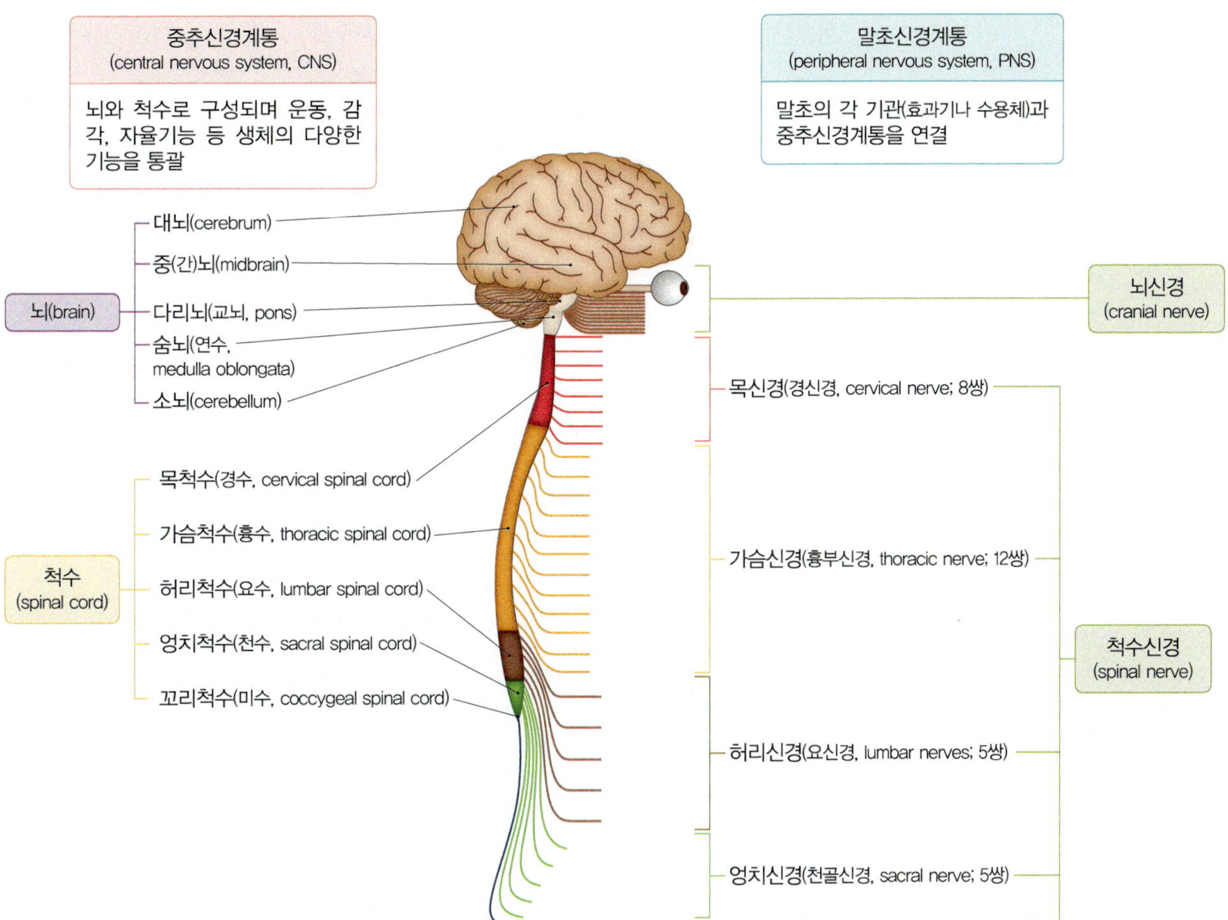

그림 3-1 중추신경계통과 말초신경계통

수많은 신경세포가 집결되어 있어 정보 전달의 사령탑 역할을 하는 중추신경계통은 받아들인 정보를 종합적으로 분석하여 판단하고 그에 맞는 반응을 명령한다. 즉, 생체의 모든 기능을 총괄한다.

중추신경계통 중에서도 뇌는 그 기능이 매우 발달되어 있고 물질대사가 활발하다. 척수는 뇌와 온몸의 신경계통을 잇는 역할을 하는데 말초신경계통에서 받아들인 자극이 척수를 통해 뇌로 올라가고, 뇌에서 보내는 운동명령이 척수로 내려와서 말초신경계통으로 보내진다. 중추신경계통에는 기능을 항진시키는 신경과 기능을 저하시키는 신경이 공존한다.

중추신경계통에 작용하는 약물은 **중추신경자극제**(central nervous system stimulant)와 **중추신경억제제**(central nervous system depressant)로 나눌 수 있다. 중추신경자극제에는 호흡촉진제, 항치매제, 환각제 등이 있고 중추신경억제제에는 마취제, 진정수면제, 진통제, 항경련제, 항불안제 등이 있으며, 중추신경억제제가 압도적으로 많다.

중추신경계통에 작용하는 대표적인 약물을 표 3-1에 정리하였다.

표 3-1 중추신경계통에 작용하는 대표적인 약물

분류			약물(일반명)
전신마취제	마취전투약	진통제	모르핀(morphine), 펜타조신(pentazocine)
		항콜린제	아트로핀(atropine), 스코폴라민(scopolamine)
		진정제	다이아제팜(diazepam)
	흡입마취제		아산화질소(nitrous oxide), 할로테인(halothane), 아이소플루레인(isoflurane), 세보플루레인(sevofluran), 데스플루레인(desflurane), 에테(ether)
	정맥마취제		싸이오펜탈(thiopental), 미다졸람(midazolam), 케타민(ketamine), 프로포폴(propofol), 드로페리돌(droperidol)
	신경이완마취제		드로페리돌(droperidol) + 펜타닐(fentanyl), 다이아제팜(diazepam) + 펜타조신(pentazocine)
수면제	벤조다이아제핀 계열		트라이아졸람(triazolam), 브로티졸람(brotizolam), 니트라제팜(nitrazepam), 에스타졸람(estazolam), 플루니트라제팜(flunitrazepam), 플루라제팜(flurazepam)
	바비튜레이트 계열		싸이오펜탈(thiopental), 티이아밀랄(thiamylal), 헥소바비탈(hexobarbital), 펜토바비탈(pentobarbital), 세코바비탈(secobarbital), 아모바비탈(amobarbital), 페노바비탈(phenobarbital)
	기타		졸피뎀(zolpidem), 잘레프론(zaleplon), 에스조피클론(eszopiclone)
항뇌전증제			카바마제핀(carbamazepine), 페니토인(phenytoin), 조니사마이드(zonisamide), 발프로산(valproate), 에토숙시마이드(ethosuximide), 페노바비탈(phenobarbital), 다이아제팜(diazepam), 가바펜틴(gabapentin)

표 3-1 중추신경계통에 작용하는 대표적인 약물 (계속)

분류		약물(일반명)
마약진통제		모르핀(morphine), 코데인(codeine), 페티딘(pethidine), 펜타닐(fentanyl), 옥시코돈(oxycodone), 펜타조신(pentazocine), 부프레놀핀(buprenorphine)
마약대항제	아편유사제중독 치료제	날록손(naloxone)
항파킨슨병제	도파민작용제	레보도파(levodopa), 아만타딘(amantadine), 브로모크립틴(bromocriptine), 셀레길린(selegiline)
	항콜린제	트라이헥시페니딜(trihexyphenidyl)
	기타	드록시도파(droxidopa)
알츠하이머 치료제	콜린에스터분해효소억제제	도네페질(donepezil), 갈란타민(galantamine), 리바스티그민(rivastigmine)
	NMDA수용체대항제	메만틴(memantine)
항정신병제	페노싸이아진 계열	클로르프로마진(chlorpromazine), 퍼페나진(perphenazine)
	부티로페논 계열	할로페리돌(haloperidol), 드로페리돌(droperidol)
	도파민 · 세로토닌차단제 (비정형 항정신병제)	리스페리돈(risperidone), 올란자핀(olanzapine)
항불안제	벤조다이아제핀 계열	다이아제팜(diazepam), 클로르다이아제폭사이드(chlordiazopoxide), 옥사졸람(oxazolam), 로라제팜(lorazepam), 브로마제팜(bromazepam), 에티졸람(etizolam), 클로티아제팜(clotiazepam)
	비벤조다이아제핀 계열	메프로바메이트(meprobamate), 하이드록시진(hydroxyzine)
항우울제	삼환계	아미트리프틸린(amitriptyline), 데시프라민(desipramine), 이미프라민(imipramine)
	비삼환계	마프로틸린(maprotiline), 미안세린(mianserine)
	선택세로토닌재흡수억제제	플루복사민(fluvoxamine), 파록세틴(paroxetine), 설트랄린(sertraline)
	모노아민산화효소억제제	페넬진(phenelzine), 아이소카복사자이드(isocarboxazid)
항조증제		탄산리튬(lithium carbonate)
중추신경자극제	잔틴유도체	카페인(caffeine)
	암페타민 계열	암페타민(amphetamine), 메스암페타민(methamphetamine)

2 전신마취제 (General anesthetic)

전신마취제(general anesthetic)란 중추신경계통을 가역적으로 마비시킴으로써 의식과 감각을 소실시키는 약물로, 통증을 인지하지 못하게 수술 시 사용한다.

전신마취제는 상위의 대뇌피질(대뇌겉질)에서 하위로 진행되는 도중에 숨뇌(연수)와 척수의 순서를 역전시켜 마지막으로 숨뇌가 억제되도록 작용하는 것이 특징이다. 따라서 일상동작의 기초가 되는 혈관운동중추와 호흡중추를 억제하지 않고 전신마취를 할 수 있다. 또한 중추신경을 억제하는 순서가 명확하기 때문에 증상을 보면 마취 심도를 예측할 수 있다.

이러한 전신마취제의 사용은 1840년대에 에터(ether), 아산화질소(nitrous oxide)를 발견하면서 시작되었으며 의학계에 획기적인 발전을 가져왔다.

1. 전신마취의 단계

전신마취는 보통 4가지 단계로 구분된다(표 3-2).

1) 제1기(진통기, analgesia)

의식이나 감각의 소실이 일어나 통각이 현저하게 감소되는 진통단계로 행복감, 현기증, 통증상실, 의식상실이 나타나며 단시간에 작은 수술을 할 수 있다.

2) 제2기(흥분기, excitement)

마취제가 신경을 흥분시키는 것이 아니라 중추신경이 상위에서 하위로 단계적으로 억제되는 과정에서 나타나는 흥분단계로, **외견상 흥분상태**(흥분, 섬망)가 나타난다. 혈압, 심박수, 호흡증가와 같은 교감신경 흥분작용과 손, 발을 움직이며 헛소리를 하는 등의 불필요한 증상이 나타나기 때문에 2단계는 빠르게 통과하는 것이 바람직하다.

3) 제3기(외과적 수술기, surgical anesthesia)

숨뇌를 제외하고 모든 중추신경이 억제된 상태이다. 제1상~제4상으로 분류되는데, 제1상~제3상까지는 각종 반사가 소실되어 뼈대근육이 이완되고 맥박, 혈압, 호흡이 안정되며 각막 반사가 소실되기 때문에 외과적 수술을 시행할 수 있다. 제4상은 중추억제의 정도가 심해 혈압이나 체온이 저하되기 시작한다. 호흡근육이 마비되기 때문에 가슴호흡(흉식호흡)에서 복식호흡으로 이행되고 마취가 깊어 상당히 위험한 상태이다.

4) 제4기(숨뇌마비기, medullary paralysis)

호흡중추의 억제에 의해 호흡과 심혈관계통 작용에 관여하는 숨뇌가 마비되는 단계로, 자발적 호흡이 정지됨과 동시에 혈관운동중추가 억제되어 심정지가 발생한 상태이다. 방치하면 사망에 이르기 때문에 전신마취에서 피해야 하는 단계이다.

표 3-2 마취단계와 증상

단계	작용부위	의식	호흡	근긴장	혈압	증상
제1기(진통기) 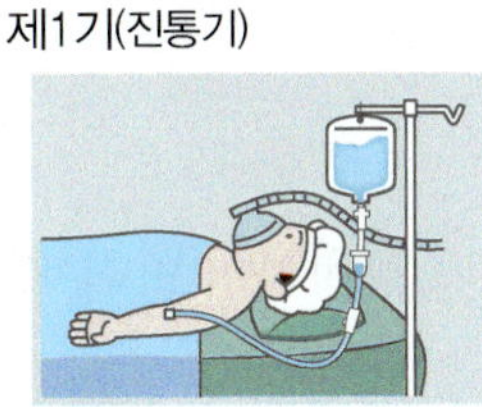	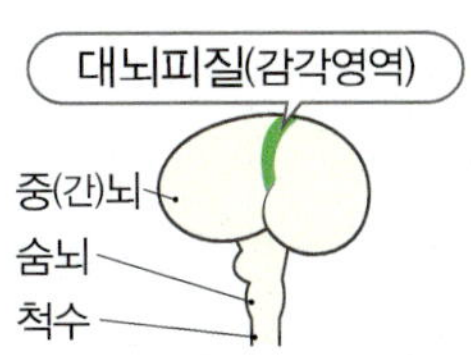	혼탁	규칙	→	→	● 통각이 둔해짐
제2기(흥분기) 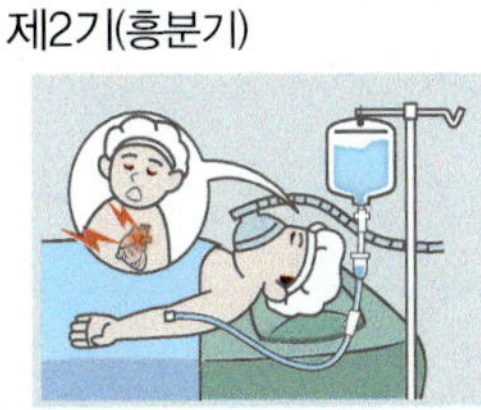	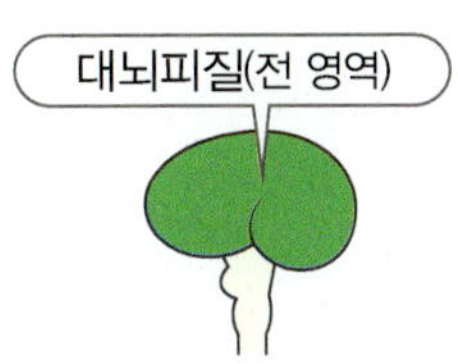	소실	불규칙	↑	↑	● 의식이 사라짐 ● 억제성 신경의 억제(탈제어)에 의해 외견상 흥분상태나 근긴장의 증가가 관찰됨 ● 이 시기가 짧은 마취제가 바람직
제3기(외과적 수술기) 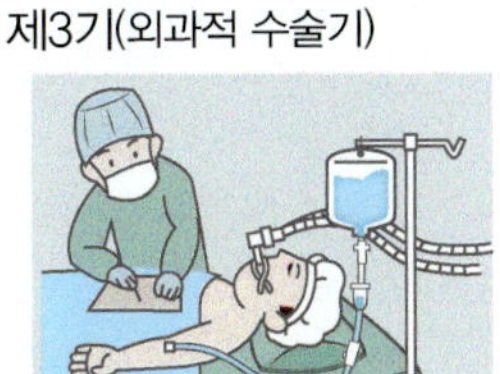	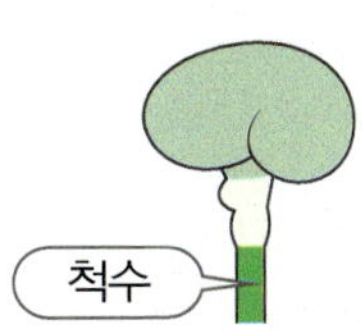	소실	규칙	↓	→	● 뼈대근육이 이완 ● 수술에 가장 적합함(진통, 의식소실, 근이완, 반사억제)
제4기(숨뇌마비기) 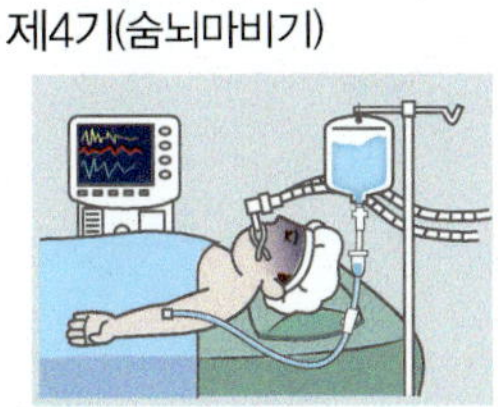	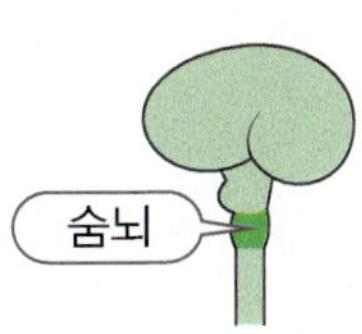	소실	억제	↓	↓	● 숨뇌의 호흡중추와 혈관운동중추가 억제되어 호흡정지와 순환허탈이 발생

■ : 주요 작용부위, ■ : 작용부위

2. 전신마취법의 종류

전신마취법에는 가스 또는 휘발성 액체의 흡입을 통해 마취 효과를 나타내는 **흡입마취법**(inhalation anesthesia)과 주사를 통해 마취 효과를 나타내는 **정맥마취법**(intravenous anesthesia)이 있다(표 3-3).

전신마취 전에는 환자를 진정시키고 불안감을 감소시키기 위하여 **마취전투약**을 실시한다. 전신마취에 이르는 시간은 마취제에 따라 다르나 반응단계는 거의 같다.

표 3-3 **전신마취법의 종류**

종류	장점	단점	용도
흡입마취법	마취의 심도조절이 용이(장시간 일정한 심도를 유지할 수 있음)	정맥마취법에 비해 외과적 수술기에 도달할 때까지 시간이 걸림	• 마취 유지 • 마취의 느린 도입
정맥마취법	진통기, 흥분기가 짧고 빠르게 외과적 수술기에 도달	마취의 심도조절이 어려움(급속 주입으로 호흡정지나 순환억제를 일으키는 경우가 있음)	• 마취의 빠른 도입 • 진정(저농도 사용) • 단시간 수술 • 장시간 수술에서의 마취유지 보조

1) 마취전투약

마취전투약(preanesthetic medication)이란 마취 도입을 원활하게 하고 수술 중 부작용을 예방하며 마취제가 충분히 효과를 발휘할 수 있도록 약물을 투여하는 것을 말한다. 목적에 맞게 표 3-4의 약물을 사용한다.

표 3-4 **마취전투약의 목적과 약물**

목적	약물
수술 전 진정 및 불안제거	진정제 • 벤조다이아제핀 계열 : 다이아제팜(diazepam), 나이트라제팜(nitrazepam), 미다졸람(midazolam) • 항히스타민제 : 하이드록시진(hydroxyzine) • 바비튜레이트 계열 : 펜토바비탈(pentobarbital)
기도분비억제 및 미주신경 반사억제	항콜린제 • 아트로핀(atropine) • 스코폴라민(scopolamine)
진통	마약진통제 • 모르핀(morphine) • 펜타닐(fentanyl) • 펜타조신(pentazocine) • 메페리딘(meperidine)

표 3-4 마취전투약의 목적과 약물 (계속)

목적	약물
위산분비억제	H_2수용체대항제 • 시메티딘(cimetidine) • 라니티딘(ranitidine) • 파모티딘(famotidine)
구토억제	D_2수용체대항제 • 클로르프로마진(chlorpromazine) • 드로페리돌(droperidol)

2) 흡입마취법

마취제를 폐로 흡입시켜 중추에 작용시키는 방법이다. 흡입마취제가 어떻게 작용하는지는 명확하게 밝혀지지 않았지만, 최종적으로 신경전달이 억제되어(소듐이온 차단에 의한 활동전위의 발생억제, 신경전달 지연) ①의식 소실, ②통증 제거, ③생체반사 제거, ④근육이완작용을 한다.

흡입마취제에는 휘발성 마취제와 가스마취제가 있다. 휘발성 마취제에는 **할로테인**(halothane), **아이소플루레인**(isoflurane), **세보플루레인**(sevoflurane), **데스플루레인**(desflurane), **에터**(ether) 등이 있고, 가스마취제에는 웃음가스라 불리는 **아산화질소**(nitrous oxide, N_2O)가 있다(표 3-5).

표 3-5 주요 흡입마취제의 특징

약물명	임상응용	MAC	혈액기체 분배계수
아산화질소(nitrous oxide; 웃음가스)	도입은 빠르지만 마취작용이 약하기 때문에 다른 흡입마취와 함께 사용한다. [G(웃음가스) + O(산소) + (다른 마취제)]의 구성	>100	0.47
할로테인(halothane)	호흡 및 순환억제를 일으키기 쉽다. 에피네프린 감수성이 높다(병용하면 부정맥). 간장애 · 악성고열 등의 부작용이 나타난다. 최근에는 거의 사용되지 않는다.	0.75	2.3
아이소플루레인(isoflurane)	엔플루레인의 이성체로 호흡 및 순환억제를 일으키지만 에피네프린 감수성은 변화되지 않는다. 간 및 신장독성도 없다.	1.15	1.4
세보플루레인(sevoflurane)	강력하고 도입과 회복이 빠른 마취제이다. 작용은 아이소플루레인과 비슷하다.	1.71	0.63
데스플루레인(desflurane)	마취의 도입과 각성이 빠르다. 기도자극성이 강하며 빈맥이나 고혈압을 일으킬 수 있다. 마취 유지에 사용한다.	6	0.45
에터(ether)	인화, 폭발 위험이 있다. 현재는 사용되지 않는다.	1.9	15

Memo

최소폐포농도(minimal alveolar concentration, MAC)

절개 등의 통증 자극을 가해도 50%의 사람(동물)이 굴곡반사 등의 도피반응을 일으키지 않는 흡입마취제의 농도를 %단위로 나타낸 것으로, 이 수치는 흡입마취제의 효력을 나타내며 수치가 작을수록 강력한 마취제이다. 보통 수술에는 그 약물의 1.5~2.5MAC 농도로 사용한다.

혈액-기체분배계수(blood-gas partition coefficient)

37℃ 760mmHg에서 혈액 1mL에 녹는 기체의 양(mL)을 말하며, 흡입마취제의 혈액 용해도를 나타낸다. 흡입마취제는 혈중에서 포화됨으로써 중추에 작용하기 때문에 혈액-기체분배계수가 작을수록 혈액에 녹기 어려워(포화되기 쉬움) 도입과 각성이 빠르게 나타나며 또 작용 소실도 빠르다.

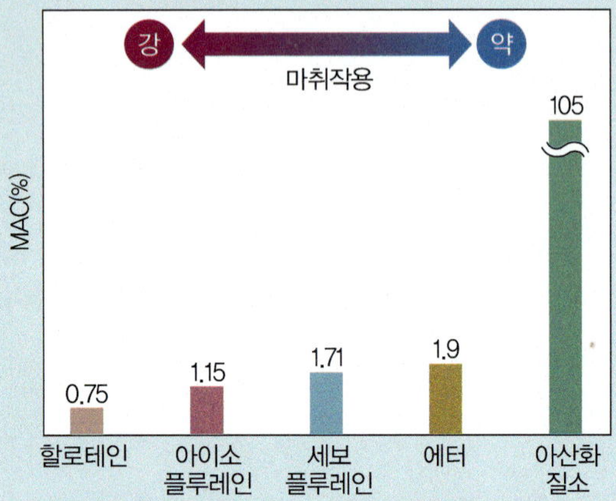

약물별 MAC 비교

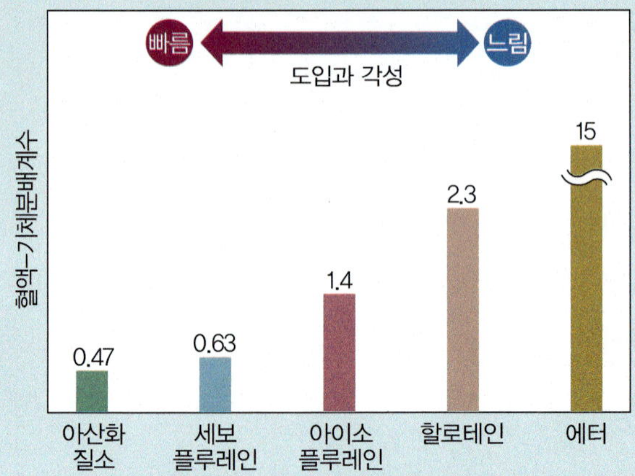

약물별 혈액-기체분배계수 비교

① 아산화질소(nitrous oxide, N_2O)

무색무취의 가스로 인화성은 없으며, 산소와 혼합해서 흡입시킨다. 진통작용은 20% 이상의 농도에서 나타나고, 최면작용은 40% 이상의 농도에서 나타난다. 비교적 다른 장기에 나타내는 독성이 낮고 진통 효과가 우수하여 단독으로 치과진료에 사용되거나 짧은 외과수술을 위한 산부인과에서 사용된다. 전신마취의 목적으로 사용하는 경우에는 다른 흡입마취제와 혼합하여 사용한다. 일반적인 부작용으로 구역질, 구토, 어지럼증을 나타내고 심하면 무호흡을 일으킬 수 있다.

② 할로테인(halothane)

무색투명하며 클로로포름(chloroform) 유사 냄새가 나는 무거운 액체로 인화성은 없다. 마취력은 커서 에터 4배 정도의 효력을 가진다. 간기능장애나 심장근육의 카테콜아민(catecholamine)에 대한 감수성이 증가하는 등의 유해반응이 있다. 부작용으로는 악성고열이 나타난다. 최근에는 동일 계열의 약물로서 아이소플루레인(isoflurane)이나 세보플루레인(sevoflurane)이 개발되어 이들 약물의 사용빈도가 증가하고 있다.

③ 아이소플루레인(isoflurane)

엔플루레인(enflurane)의 이성체로 호흡억제작용이 있어 심(장)박출량을 증가시키고 말초혈관저항을 저하시키므로 혈압이 낮아지지만, 비교적 근육이완 효과가 좋고 심장혈관계통 부작용이 적다. 할로테인과 달리 신장이나 간에 독성이 없어 가장 많이 사용되는 흡입마취제이다. 그러나 단점으로 저혈압을 일으키고 호흡기를 억제하여 기관지 분비물을 증가시키며 기침이나 후두경련을 유발할 수 있다.

④ 세보플루레인(sevoflurane)

기도자극이 없고 점액 분비가 증가되지 않아 소아 및 성인의 전신마취에 사용된다. 흡입마취제의 특성상 구역질, 구토와 말초혈관을 억제하여 저혈압 등의 부작용이 나타날 수 있다.

3) 정맥마취법

마취제를 직접 정맥에 주입하여 의식이나 통각을 없애는 방법으로, 정맥마취제는 흡입마취제와 혼합하여 전신마취제의 보조 약물로 사용한다. 정맥마취제는 흥분기가 거의 나타나지 않고 투여 직후부터 마취에 도입할 수 있지만, 마취심도를 조절하기 어렵다. 정맥마취제로 사용되는 약물에는 바비튜레이트(barbiturate) 계열, 벤조다이아제핀(benzodiazepine) 계열, 에토미데이트(etomidate), 케타민(ketamine), 프로포폴(propofol) 등이 있다(표 3-6).

표 3-6 주요 정맥마취제의 특징

정맥마취제	마취작용				진정 작용	호흡 억제	혈압	비고
	작용부위	작용발현 시간(초)	작용지속 시간(분)	마취심도 조절				
싸이오펜탈 (thiopental)		짧음 (~60)	매우 짧음 (5~8)	어려움	−	++	↓	작용시간은 짧음(체내에 축적되기 때문에 지속투여에서는 프로포폴보다 김)
미다졸람 (midazolam)	GABAA 수용체	짧음 (30~90)	짧음 (10~60)	어려움	−	+	→ ~ ↓	작용시간은 싸이오펜탈이나 프로포폴보다 길지만, 같은 벤조다이아제핀 계열인 다이아제팜보다는 짧음
프로포폴 (propofol)		짧음 (~30)	매우 짧음 (4~8)	비교적 쉬움	−	++	↓↓	간에서 신속하게 대사되기 때문에 작용시간이 매우 짧음
케타민 (ketamine)	NMDA 수용체	짧음 (30~90)	짧음 (10~15)	어려움	++	−	↑	강한 진통작용을 함 낮은 의식수준과 진정, 진통이 유지되지만, 뇌파에서 각성소견이 확인됨
드로페리돌 (droperidol)	도파민 D_2 수용체 등	김 (180~600)	김 (120~240)	어려움	−	−	↓↓	구토억제작용을 함 진통제와 병용함으로써 낮은 의식수준과 진정, 진통이 유지됨

① 바비튜레이트(barbiturate) 계열

바비튜레이트 계열 약물 중 초단시간에 작용하는 **싸이오펜탈**(thiopental)이 가장 많이 사용되는 정맥마취제이다. 마취유도가 빨라 정맥에 투여하면 10~60초 이내에 마취가 이루어지고 5~8분 정도 지속되어 시술 시간이 짧은 수술에 사용된다.

② 벤조다이아제핀(benzodiazepine) 계열

다이아제팜(diazepam), **로라제팜**(lorazepam), **미다졸람**(midazolam) 등이 있으며, 전신마취 전투약 또는 보조제로 흔히 사용되나 드물게 마취유도에도 사용된다. 항불안, 진정, 수면, 사건후기억상실(전향기억상실), 근육이완, 항경련작용이 있다.

③ 에토미데이트(etomidate)

비바비튜레이트(nonbabiturate) 계열 약물로 일반적으로 수면제로 사용되며 마취 시 마취유도를 위해 사용된다. 진통작용은 없으며 수술 후 구역질, 구토를 일으킨다.

④ 케타민(ketamine)

강한 진통 효과, 기억상실 등을 유발하며 주변 환경과 다른 기분을 느끼게 하는 해리마취(dissociative anesthesia) 효과를 나타낸다. 주사 후 3분 이내에 마취 효과가 나타나며 10~15분 정도 지속된다. 호흡억제는 비교적 적으나 심장혈관계통을 자극하여 심박수, 심(장)박출량, 혈압을 상승시킨다. 따라서 심장혈관계통 질환, 심각한 고혈압이 있는 경우에는 사용을 금해야 한다. 또한 케타민은 뼈대근육을 이완시키지 않으며, 회복기에 구토, 두통, 어지러움을 유발하고 환각, 악몽 등이 나타날 수 있다. 각성 시 5~30%의 환자에게서 섬망이 나타난다.

⑤ 프로포폴(propofol)

마취유도와 각성이 매우 빠른 정맥마취제로, 현재 사용빈도가 매우 높다. 대사가 빠르기 때문에 체내에 축적되는 양이 적다. 장시간 마취할 경우 일정 용량을 지속적으로 정맥투여한다. 투여량 조절만으로 마취심도를 조절할 수 있고 다른 마취제보다 회복이 빠르며 구역질, 구토가 없다. 그러나 싸이오펜탈보다 혈압저하 및 호흡억제가 강하게 나타나므로 고령 환자의 경우 투여량을 줄여야 한다.

4) 마취보조제(균형마취)

일반적으로 특정 마취제를 단독으로 사용하여 전신마취를 하는 경우는 매우 드물다. 마취 효과를 증진시키기 위하여 2가지의 흡입마취제를 혼합하여 사용하거나 여러 약물과 마취제를 혼합하여 사용하는 방법을 **균형마취**(balanced anesthesia)라고 한다. 각 약물의 사용량이 줄어 부작용이 감소된다.

① **신경이완마취제** : 신경차단제와 진통제를 병용함으로써 수술 중 호출에 대응할 수 있을 정도의 의식을 유지하면서 수술이 가능한 진정 · 진통상태를 얻는 마취법을 **신경이완마취**(neuroleptanesthesia, NLA)

라고 한다. 정신안정제인 **드로페리돌**(droperidol)에 마약진통제인 **펜타닐**(fentanyl)을 병용하는 방법은 순환계통에 미치는 영향은 적지만 작용시간이 길기 때문에 기관지경 삽관 시 등으로 사용이 한정된다. 최근에는 벤조다이아제핀 계열 약물인 **다이아제팜**(diazepam) 등에 **펜타조신**(pentazocine)을 병용하는 방법이 기관지경검사나 소화관내시경검사 등 통증을 동반하는 처치에 널리 사용된다.

② **수면제** : 아산화질소, 바비튜레이트 계열 약물, 벤조다이아제핀 계열 약물

③ **진통제** : 마약진통제인 모르핀, 펜타닐, 메페리딘

④ **신경근육차단제** : 근(육)이완제인 판큐로늄(pancuronium), 석시닐콜린(succinylcholine), 미바쿠리움(mivacurium)

⑤ **자율신경반사억제제** : 항콜린제인 아트로핀(atropine)

⑥ **구토억제제** : 프로메타진(promethazine)

Caution

[수술 전]

- 수술 전날밤에 설사제를 투여하고 당일에는 금식하게 한다.
- 마취전투약으로서 항불안제를 투여하여 환자의 불안을 제거한다.
- 환자의 일반상태를 기록하여 의사에게 보고한다.

[수술 후]

- 마취에서 깰 때는 구토할 수 있으므로 주의해야 한다.
- 구토하는 경우는 머리를 낮게 하고 얼굴을 옆으로 돌려 폐흡인이 일어나지 않도록 한다.

3 수면제 (Hypnotic)

1. 수면 리듬과 불면의 원인

수면은 인체의 활력을 충전하는 중요한 생리적 기전으로, '각성 수준의 일시적 저하'로 정의된다. 병적 의식혼탁과 달리 가역적이며, 정상적인 수면에 장애가 생기면 일상생활에 막대한 지장을 초래한다.

수면은 크게 **렘수면**(급속안구운동수면, rapid eye movement sleep, REM sleep)과 **비렘수면**(비급속안구운동수면, non-rapid eye movement sleep, NREM sleep)으로 나뉘고 비렘수면은 다시 1~4단계로 나뉜다. 렘수면에서는 빠른 안구운동, 혈압, 심박수와 호흡의 변동, 근육긴장 저하, 몸 움직임의 증가가 관찰된다. 또 각성하기 어렵고 이 시기에 꿈을 꾼다. 비렘수면은 안구운동이 없고 혈압, 심박수와 호흡이 안정되며 몸 움직임도 거의 확인되지 않는다. 렘수면의 비율은 연령에 따라 달라지며(신생아 50%, 성인 20~25%, 노인 13~15%), 노인의 경우 노화에 따른 비렘수면의 감소로 불면증과 수면장애가 나타난다.

불면증(insomnia)이란 수면을 위한 시간과 기회가 적당하게 주어짐에도 불구하고 야간에 충분한 양과 질의 수면을 취할 수 없는 상태가 1개월 이상 계속되어 낮 동안 기능장애를 일으키는 상태를 말한다. 불면이 발생하는 원인은 다양하며(표 3-7), 치료를 통해 불면을 제거해야 하며 그럼에도 잠을 이루지 못할 때는 **수면제**(hypnotics)를 사용한다(그림 3-2).

수면 리듬을 변화시키지 않고 자연에 가까운 수면을 유도하는 약물이 이상적인 수면제(불면 치료제)이다. 수면제에는 벤조다이아제핀 계열, 바비튜레이트 계열, 기타(비벤조다이아제핀-비바비튜레이트 계열) 약물이 사용된다. 현재는 불면 치료에 효과적이고 부작용이 적은 벤조다이아제핀 계열과 기타 약물이 주로 사용된다(표 3-1 참조).

표 3-7 불면의 원인

정서적 요인	이혼, 이직, 실직 등에 따른 정신적 충격, 시험이나 여행 전의 정신적 긴장
신체적 질환	통증, 발열, 기침, 설사, 구역질, 잦은 배뇨(빈뇨)에 동반되는 질환
정신장애	신경증(노이로제), 조울증 및 조현병(정신분열증)에 동반하는 불면
약물복용	수면제, 정신작용제, 연속 사용에 따른 내성과 약물복용 중단에 따른 반동성 불면. 각성제, 카페인, 에페드린 등의 중추신경자극제에 따른 불면
수면무호흡	수면 시 20~100초간 지속되는 무호흡으로 인해 빈번하게 각성
환경조건	소음, 열대야 등의 불쾌한 소리와 습도. 외국여행 등에 따른 시차

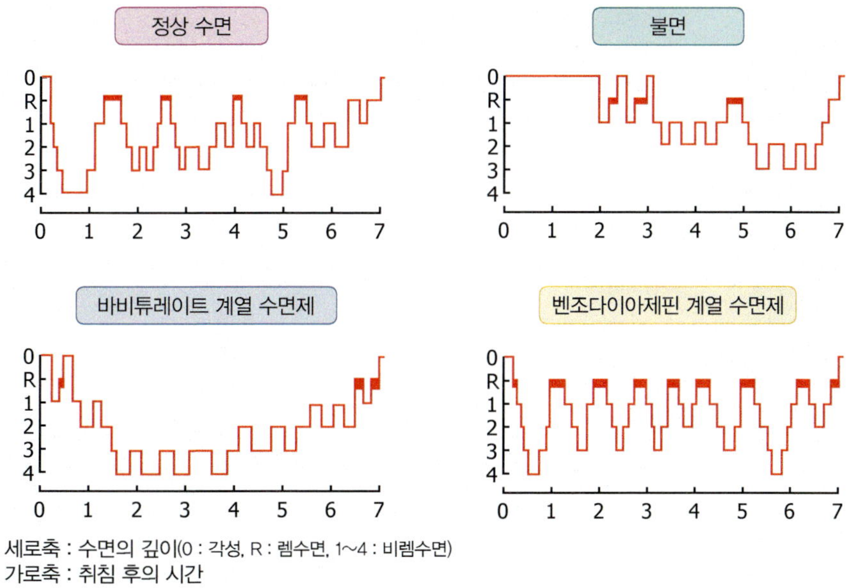

그림 3-2 수면단계와 수면제

Memo 불면의 유형과 수면제

유형	증상	수면제
입면장애	잠들기는 어렵지만, 일단 잠이 들면 아침까지 푹 잘 수 있음	속효성의 단시간 작용제(취면제)
숙면장애	꿈을 계속 꾸고 바로 각성해서 숙면감이 없음	수면작용이 강한 장시간~중간형 작용제(숙면제)
중단형 수면장애	이른 아침이나 야간에 여러 번 각성하고 그 후 잠을 들 수 없음. 노인이나 우울증 환자에게 많음	효과가 늦게 나타나며 지속성인 수면제(지속수면제)

2. 수면제의 작용기전

감마아미노뷰티르산(γ-aminobutyric acid, GABA)은 중추에서 가장 풍부한 억제성 신경전달물질로, 신경종말에서 분비되면 염소이온(Cl^-)을 통과시키는 통로를 가진 $GABA_A$수용체와 결합한다. 그러면 염소이온통로가 열리고 염소이온이 신경세포 내로 들어가 세포는 **과분극**(hyperpolarization)을 일으켜 흥분이 억제된다(그림 3-3). 이 $GABA_A$수용체에는 벤조다이아제핀 결합부위 외에도 바비튜레이트, 일반 마취제의 결합부위가 있어 각각의 결합부위에 약물이 결합되면 GABA의 $GABA_A$수용체에 대한 효과가 증강된다.

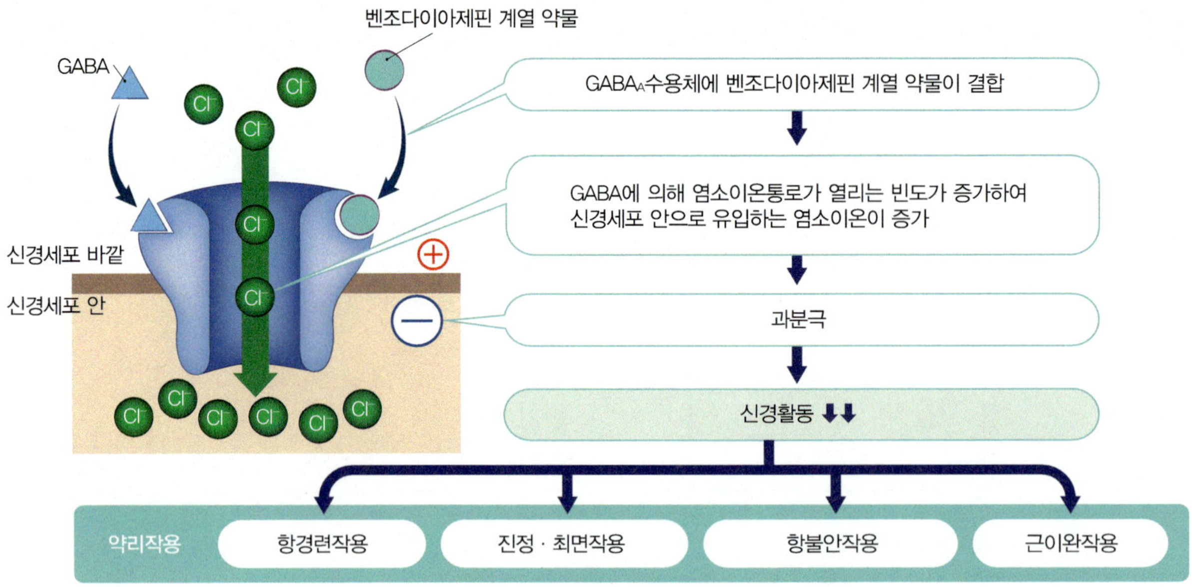

그림 3-3 벤조다이아제핀 계열 수면제의 작용기전

3. 수면제의 종류

1) 벤조다이아제핀 계열 수면제

수면작용은 대뇌둘레계통(대뇌변연계, limbic system)의 억제에 기인한 항불안 및 항긴장 효과에 의해 나타난다. **감마아미노뷰티르산**(γ-aminobutyric acid, **GABA**)은 억제성 신경전달물질로, 대부분의 수면제는 GABA의 작용을 강화하는 기전을 갖는다. 벤조다이아제핀(benzodiazepine) 계열 수면제는 수면 리듬을 없애지 않고 자연에 가까운 수면작용을 나타내 최근 가장 일반적으로 사용된다. 이 계통의 수면제는 수면작용 외에 ①항불안작용, ②항경련작용, ③근육이완작용을 나타낸다.

약물에는 **트라이아졸람**(triazolam), **브로티졸람**(brotizolam), **로라제팜**(lorazepam), **니트라제팜**(nitrazepam), **에스타졸람**(estazolam), **플루니트라제팜**(flunitrazepam), **다이아제팜**(diazepam), **플루라제팜**(flurazepam) 등이 사용된다(표 3-8).

바비튜레이트 계열 수면제보다 안전성이 높고 약물의존성과 내성이 낮은 장점이 있다. 그러나 운동실조가 있고 장시간형에서는 숙취, 단시간형에서는 사건후기억상실, 섬망이 발생하며, 연속 사용을 중지하면 반동성 불면이 나타나기도 한다.

표 3-8 벤조다이아제핀 계열 수면제의 종류

분류	반감기	약물명	임상응용
초단시간형	2~3시간	트라이아졸람(triazolam)	취면제
단시간형	3~6시간	브로티졸람(brotizolam)	
중간형	10~18시간	로라제팜(lorazepam)	취면제, 숙면제
	18~38시간	니트라제팜(nitrazepam)	
	18~31시간	에스타졸람(estazolam)	
	7~30시간	플루니트라제팜(flunitrazepam)	
장시간형	30~60시간	다이아제팜(diazepam)	숙면제
	47~100시간	플루라제팜(flurazepam)	

2) 바비튜레이트 계열 수면제

GABAA수용체와 결합하여 그물활성화계통(망상체활성화계, ascending reticular activating system)을 억제하여 수면작용을 일으킨다. **싸이오펜탈**(thiopental), **타이아밀랄**(thiamylal), **헥소바비탈**(hexobarbital), **펜토바비탈**(pentobarbital), **세코바비탈**(secobarbital), **아모바비탈**(amobarbital), **페노바비탈**(phenobarbital) 등의 약물이 사용된다(표 3-9).

벤조다이아제핀 계열 수면제가 개발되기 전에는 바비튜레이트 계열 수면제가 가장 많이 사용되었으나 약물의존성이 높고 렘수면(역설수면)을 단축시키기 쉬워서 지금은 많이 사용되지 않는다.

표 3-9 바비튜레이트 계열 수면제의 종류

분류	반감기	약물명	임상응용
초단시간형	15~30분	싸이오펜탈(thiopental) 타이아밀랄(thiamylal)	정맥 내 마취
단시간형	1~3시간	헥소바비탈(hexobarbital) 펜토바비탈(pentobarbital) 세코바비탈(secobarbital)	입면장애
중간형	3~6시간	아모바비탈(amobarbital)	숙면장애
장시간형	6시간 이상	페노바비탈(phenobarbital)	숙면장애, 항경련

3) 기타 수면제

비벤조다이아제핀−비바비튜레이트(nonbenzodiazepine−nonbarbiturate) 계열 약물인 **졸피뎀**(zolpidem), **잘레프론**(zaleplon), **에스조피클론**(eszopiclone) 등이 있다. 졸피뎀은 가장 많이 처방되는 수면제로, 흡수와 작용 시작시간이 빠르고 수면시간을 연장시킨다. 중추신경계억제제와 함께 복용하거나 노인이 복용할 경우에는 주의 깊은 관찰이 필요하다.

Caution

- 단시간형 수면제에서는 건망, 섬망, 연속 복용 중지 후의 반동성 불면, 장시간형 수면제에서는 숙취감이 생길 수 있다.
- 취침 전에 카페인음료 등을 마시지 않도록 주의시킨다.
- 야간의 수면상태나 아침 기상 시에 잠에서 깨는 모습을 관찰하고 기록하게 한다.

4 항뇌전증제 (Antiepileptic drug)

1. 뇌전증

뇌전증(epilepsy)이란 대뇌피질의 신경세포가 과잉으로 흥분하여 발생하는 질환으로, 경련 등의 발작증상을 반복한다. 보통 한 번의 발작만으로는 뇌파이상이 없는 한 뇌전증이라고 진단하지 않는다. 발작증상은 단순하고 일시적이어서 신체변화나 의식소실이 없는 것에서부터 의식소실을 동반하는 전신경련에 이르는 것까지 광범위하다(표 3-10).

역학적으로 가장 많이 발생하는 신경질환 중 하나로 인구 0.5~1% 정도의 유병률을 나타낸다.

표 3-10 뇌전증의 분류

분류		특징
부분발작	단순부분발작(simple partial seizure)	의식소실이 없다. 대뇌피질 장애부위에 한정하여 운동 · 감각 · 자율신경 및 정신증상이 나타남
	복합부분발작(complex partial seizure)	측두엽뇌전증(temporal lobe epilepsy)이라고도 하며 의식 · 인식 · 정서장애, 착각, 환각, 자동증(automatism) 등이 나타남
전신발작	소발작(absence seizure)	돌발적이고 단시간(5~20초)의 의식소실을 주요 증상으로 하며 얼굴이나 팔다리의 이상운동이나 운동불능을 동반
	대발작(grand mal seizure)	전조 → 긴장경련 → 간대경련 → 경련 후 혼수와 같은 일련의 과정을 나타냄
뇌전증지속상태		뇌전증발작이 반복적이고 지속적으로 일어나고, 의식의 회복기가 없으며 방치하면 치명적

2. 항뇌전증제의 작용기전

뇌전증은 신경세포의 과잉흥분으로 발생하기 때문에 신경의 흥분을 억제하는 작용을 하는 약물이 항뇌전증제(antiepileptic drug)로서 사용된다. 신경의 흥분을 억제하는 기전에는 흥분신호를 억제하는 작용(소듐통로 차단, 칼슘통로 차단)과 억제신호를 증강하는 작용(GABA의 작용 강화)이 있다(그림 3-4).

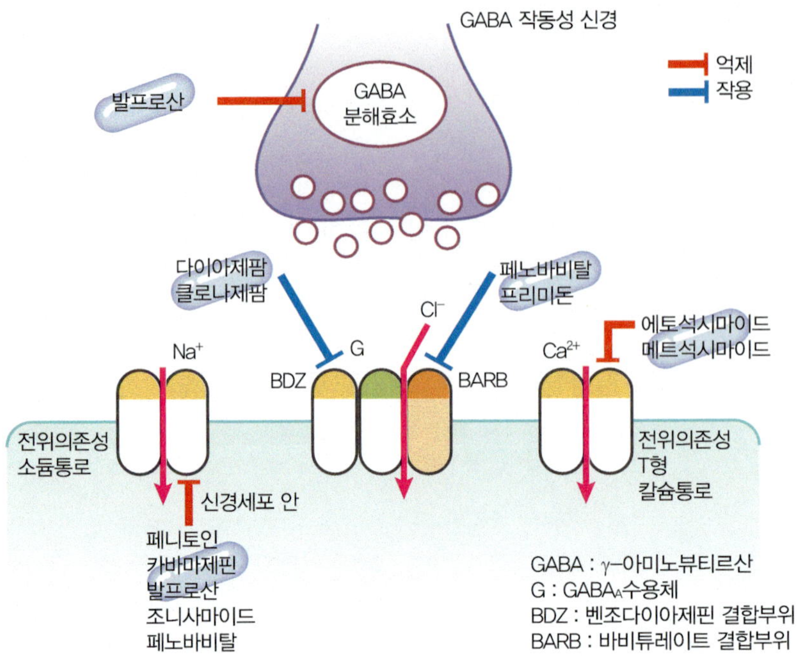

그림 3-4 항뇌전증제의 작용부위

1) 소듐통로 차단

세포막에서 소듐이온의 유입을 억제하여 신경세포(neuron)의 불응기를 연장하고 비정상적인 고빈도 발작을 선택적으로 억제한다. 하이단토인(hydantoin) 계열 약물로 **페니토인**(phenytoin), **카바마제핀**(carbamazepine), **발프로산**(valpric acid), **조니사마이드**(zonisamide) 등이 있다.

2) 칼슘통로 차단

소발작(absence seizure)의 의식소실 및 3사이클의 이상뇌파 발생 원인인 시상신경세포의 T형 칼슘통로를 억제한다. 소발작 시 우선적으로 사용하는 약물이며, 석신이마이드(succinimide) 계열 약물로 **에토석시마이드**(ethosuximide), **메트석시마이드**(methsuximide) 등이 있다.

3) GABA의 작용 강화

GABA의 작용을 강화하여 중추신경계통을 억제하는 작용기전을 가지며, $GABA_A$수용체와 결합하여 GABA 분비를 촉진시킴으로써 염소이온의 유입을 증가시키거나 세포 내로 GABA의 재흡수를 억제시키거나 GABA의 분해를 억제하여 GABA의 억제작용을 증가시킨다. GABA의 작용을 강화하는 약물에는 바비튜레이트(barbiturate) 계열로 **페노바비탈**(phenobarbital), **프리미돈**(primidone), 벤조다이아제핀(benxodiazepine) 계열로 **다이아제팜**(diazepam), **클로나제팜**(clonazepam), **로라제팜**(lorazepam) 등이 있다.

3. 항뇌전증제의 종류

항뇌전증제는 발작 유형에 따라 효과가 나타나는 약물이 다르다(표 3-11). 또 상호작용이 문제가 되는 경우가 많으므로 병용요법이 아니라 한 종류의 약물로 치료하는 것이 원칙이며, 발작을 조절하기 위해 장기간 사용하는 경우가 많다.

항뇌전증제에는 바비튜레이트(barbiturate) 계열, 벤조다이아제핀(benxodiazephine) 계열, 하이단토인(hydantoin) 계열, 석신이미드(succinimide) 계열 약물이 사용되며 주요 항뇌전증제의 부작용을 정리하면 표 3-12와 같다.

표 3-11 **발작유형에 따른 항뇌전증제의 종류**

발작유형	종류
복합부분발작	카바마제핀(carbamazepine), 조니사마이드(zonisamide), 페니토인(phenytoin)
소발작	발프로산(valproate), 에토석시마이드(ethosuximide)
대발작	발프로산, 페노바비탈(phenobarbital), 페니토인, 조니사마이드
뇌전증지속상태	다이아제팜(diazepam)

표 3-12 **주요 항뇌전증제의 부작용**

종류	주요 부작용		금기
	급성기	장기 연용	
페니토인	복시, 운동실조	잇몸증식, 다모, 소뇌위축, 골다공증	고도의 심장자극전도장애
카바마제핀	복시, 중증 약물발진	저나트륨혈증	심각한 혈액장애
조니사마이드	인지장애 및 정신증상, 식욕부진	발한저하, 신장 · 요관결석	-
발프로산	고암모니아혈증	체중증가, 기형유발성(이분척추, 심장기형 등)	심각한 간장애

표 3-12 주요 항뇌전증제의 부작용 (계속)

종류	주요 부작용		금기
	급성기	장기 연용	
페노바비탈	졸음, 행동장애(다동 등)	체중증가	–
클로나제팜	졸음, 기도분비항진, 진정	–	급성 협우각녹내장 중증근무력증
에토석시마이드	소화기증상(구토 등), 정신증상	혈구감소	심각한 혈액장애

Caution

- 항뇌전증제는 장기적으로 사용하기 때문에 부작용에 주의해야 한다.
- 정해진 하루 양은 반드시 복용하도록 지도한다.
- 환자가 독단적으로 약물을 감량하거나 복용을 중단하지 않도록 주의시키며, 장기간 발작이 없다고 하더라도 약 복용을 중단하면 재발한다는 점을 설명한다.

Memo 약물 자가중단의 위험성

항뇌전증제를 일정 기간 복용한 후 갑자기 감량 또는 중단하면 반동현상(rebound phenomenon)을 일으킬 수 있기 때문에 아무리 한동안 발작이 없었다고 해도 스스로 판단하여 약을 감량하거나 복용을 중단하지 않도록 주의해야 한다. 급격하게 약물농도가 저하되면 발작횟수가 증가하거나 발작이 끝나기 전에 다시 발작이 오는 중적상태에 이를 위험이 있다. 그 기전으로는 억제신호를 증강시키는 약물에서는 GABAA수용체 수가 감소하여 억제신호에 대한 내성이 생기고, 흥분신호를 억제하는 약물에서는 글루탐산수용체 수가 증가하여 흥분신호에 대한 과민성이 생기기 때문으로 판단된다.

반동현상은 모든 항뇌전증제에서 일어날 수 있으며, 특히 페노바비탈, 벤조다이아제핀 계열 약물, 카바마제핀에서 일어나기 쉽다.

5 마약진통제 (Narcotic analgesic)

1. 통증

통증(pain)이란 조직을 손상할 수 있는 자극 또는 조직손상에 의한 불쾌한 감각이나 정서적 체험을 말한다. 통증은 기전에 따라 기질적 통증과 비기질적 통증(심인성 통증 등)으로 나누고, 기질적 통증은 다시 통각수용성 통증과 신경장애성 통증으로 나눈다(표 3-13).

통증자극이 가해지면 말초에서 상행성 통각전도로(가쪽척수시상로)를 통해 중추로 전달되어 통증으로서 감지된다. 한편, 뇌에서 척수에 이르는 하행성 통각억제계통도 있으며 이는 통증을 억제하는 작용을 한다.

말초에서 염증, 열 자극, 기계적 자극이 가해지면 염증부위에서는 브라디키닌(bradykinin; 통증 유발 물질)이 생산되고 말초의 통각수용기가 자극되며, 1차 신경세포는 척수 뒤뿌리에서 척수로 들어가 글루탐산이나 물질 P를 방출해서 2차 신경세포로 자극을 전달한다. 2차 신경세포가 척수 뒤뿔에서 시상까지 자극을 전달하고, 3차 신경세포에 의해 대뇌피질의 감각영역으로 정보가 전달되면 통증으로서 감지된다(그림 3-5).

통증을 억제하기 위해 진통제 등을 투여하는 약물요법, 국소마취제 등을 주사하는 신경차단법, 수술요법, 재활훈련, 정신심리요법 등 다양한 방법이 시행된다.

표 3-13 **통증의 종류**

종류	통각수용성 통증		신경장애성 통증
	몸통증	내장통증	
통증 발생원	조직(피부, 뼈, 근육, 관절 등)의 손상	관강장기(위, 장 등)의 염증이나 폐색, 실질장기(간, 췌장 등)의 염증이나 압박	신경계통의 손상이나 기능이상(대상포진, 당뇨병, 암, 외상 등에 따름)
성질	생체방어를 위한 생리적 통증		신경기능 자체에 오류가 발생한 병적 통증
특징	통각수용기가 중추로 위험신호를 전달		통각전도로가 장애를 받음
지속시간	급성(때로 만성)		종종 만성화

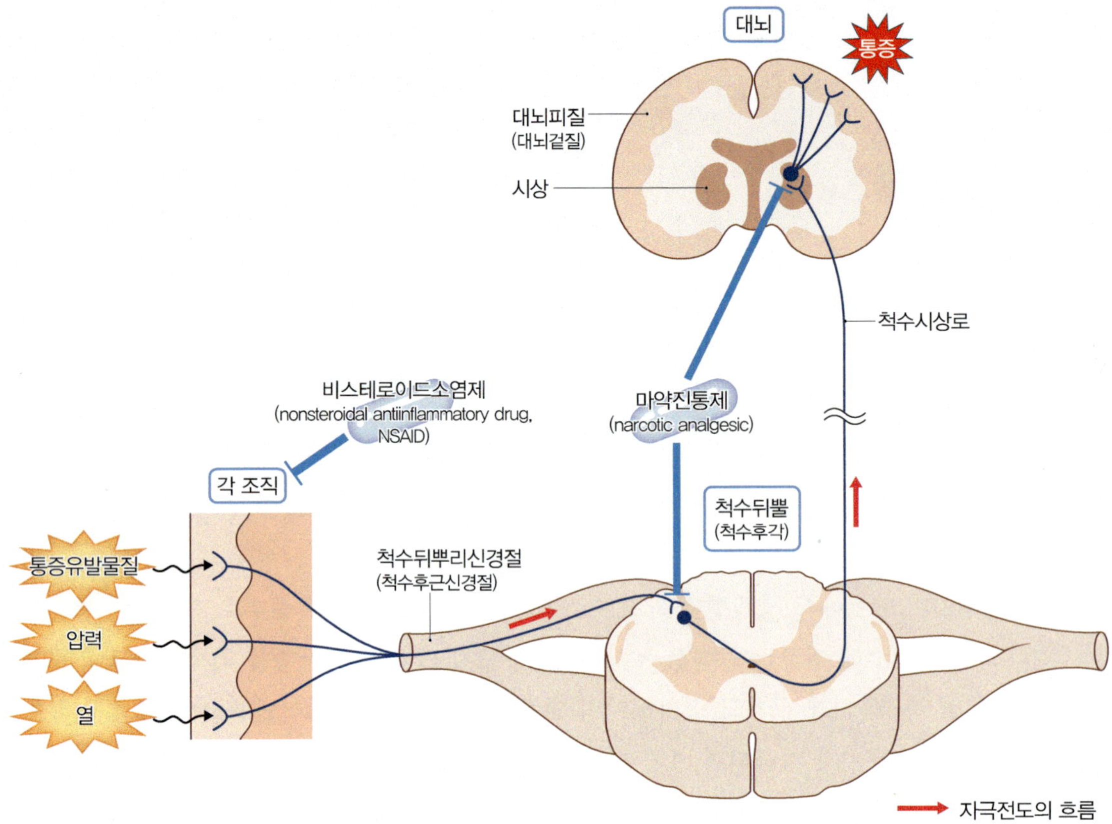

그림 3-5 통증의 전달기전

2. 마약진통제의 종류

마약진통제는 뇌척수 내에 있는 **아편유사제수용체**(opioid receptor)에 작용해서 통각전달계통을 차단하여 강력한 진통작용을 나타내기 때문에 내장통, 골절통, 악성종양 말기의 심한 통증에 사용된다. 또 마취전투약 약물로도 사용되며, 진통작용 외에도 이상행복감(euphoric), 동공수축(축동), 변비, 구역질, 구토, 호흡 억제, 약물의존성 등의 증상이 나타난다.

대표적인 약물에는 천연 아편알칼로이드의 일종인 **모르핀**(morphine)과 합성 마약진통제인 **코데인**(codeine), **펜타닐**(fentanyl), **페티딘**(pethidine), **옥시코돈**(oxycodone) 등이 있다. 또 작용제와 대항제(길항제) 모두의 특성이 혼합된 **펜타조신**(pentazocine), **부프레놀핀**(buprenorphine) 등의 약물이 사용된다.

한편, 중추신경 내에는 모르핀과 같은 작용을 하는 엔케팔린(enkephalin), β-엔도핀(betaendorphin), 다이노핀(dynorphin), 엔도모르핀(endomorphine) 등이 존재하는데, 이러한 물질을 **내인성 아편유사제**(opioid)라고 하며 통각, 정동운동, 신경내분비 등의 중추기능에 폭넓게 관여한다.

마약진통제의 효력과 특징을 각각 표 3-14, 3-15에 정리하였다.

표 3-14 마약진통제의 효력

약물명	효력
모르핀(morphine)	대표적인 아편알칼로이드
코데인(codeine)	진해제, 진통 효과는 모르핀의 1/6
페티딘(pethidine)	진통 효과는 모르핀의 1/10
펜타닐(fentanyl)	진통 효과는 모르핀의 50~100배
옥시코돈(oxycodone)	진통 효과는 모르핀의 1.5배
펜타조신(pentazocine)	진통 효과는 모르핀의 1/3
부프레놀핀(buprenorphine)	진통 효과는 모르핀의 25배

표 3-15 마약진통제의 특징

약물명	제형	효과 발현시간	최고혈중농도 도달시간	작용시간	투여간격
코데인(코데인)	정제 · 산제	30분	2시간	4~5시간	4~5시간
모르핀(모르핀분말)	산제	10분 이내	30~60분	3~5시간	4시간
모르핀좌제(황몰핀좌제)	좌제	20~30분	1~2시간	6~10시간	8시간
모르핀(MS콘틴)	서방정	1시간	2~4시간	8~14시간	12시간
모르핀(오피둘서방캡슐)	서방캡슐	40~60분	6~8시간	24시간 이상	24시간
옥시코돈(옥시콘틴)	서방정	1시간 이내	2~3시간	12시간	12시간
펜타닐(듀로제식디트랜스패취)	패치(첩부제)	2시간	45시간	72시간	72시간

① 모르핀(morphine)

대표적인 마약진통제로, 주로 아편유사제수용체인 μ수용체에 작용해서 강력한 진통 효과를 나타낸다. 암성 통증, 심근경색증 통증, 수술 후 통증, 만성통증 등에 사용된다. 중추신경 억제작용을 하여 진통, 진해, 호흡억제, 마취 등을 나타내고, 반대로 중추신경 흥분작용을 하여 구토, 동공축소, 골수반사항진 등을 나타낸다. 부작용으로는 변비, 구역질, 구토, 졸음, 호흡억제, 정신적 · 신체적 의존 등을 일으키기도 한다. 또한 통증 문턱값(역치)을 증가시키고, 통증에 대한 감정적인 요소를 감소시켜서 통증에 대한 내성을 증가시킨다.

② 코데인(codein)

모르핀과 비교하여 진통, 진해, 호흡 억제, 의존성이 약하기 때문에 안전범위가 넓고 진해제로서 사용되는 경우도 많다. 아편유사제수용체인 μ수용체를 자극하여 진해와 진통(모르핀의 1/6 정도) 작용을 한다. 부작용으로 호흡 억제, 의존성, 변비 등이 나타날 수 있다.

③ 펜타닐(fentanyl)

매우 효과가 높은 지용성의 반합성 아편으로, 혈액뇌장벽을 신속하게 통과한다. 주로 마취과에서 사용된다. 패치(지용성 성분으로 피부를 통해 더 쉽게 흡수) 또는 주입 형태로 이용할 수 있어서 지속적으로 진통제가 요구되는 중증의 만성통증에 처방된다.

④ 옥시코돈(oxycodone)

중등도나 중증의 통증을 완화시키는 데 사용되는 반합성 모르핀 유도체이다. 모르핀과 비슷한 호흡저하, 기침억제, 변비, 의존성 등의 부작용을 나타낸다. NSAID, 아스피린 또는 아세트아미노펜과 병용투여 시 가장 높은 효과를 나타낸다.

3. 마약대항제

마약대항제(narcotic antagonist)는 마약진통제의 작용을 차단하는 약물로, 마약진통제를 과다 사용한 경우(급성중독) 그 효과를 제거하기 위하여 사용된다. **날록손**(naloxone)이 대표적인 마약대항제로, 마약진통제의 투여로 나타나는 호흡 억제 및 급성 증상을 완화할 수 있으며 부작용으로 구역질, 구토, 흥분, 혈압 상승 등이 나타난다.

6 항파킨슨병제 (Antiparkinsonian)

1. 파킨슨병

파킨슨병(Parkinson disease)은 뇌 흑(색)질(substantia nigra)의 신경세포가 변성을 일으켜 줄무늬체(선조체, corpus striatum)로 투사되는 **도파민**(dopamine)이 부족해져 원활하게 몸을 움직일 수 없게 되는 신경계통의 퇴행성 질환이다.

중(간)뇌와 흑(색)질에서 대뇌바닥핵의 줄무늬체로 투사되는 도파민 작용계통의 기능저하와 줄무늬체의 콜린 작용계통에서 이차적인 기능항진이 나타난다(그림 3-6). 그 결과 떨림(tremor), 근육강직, 발음장애, 대화장애, 씹기장애, 보행장애, 자세반사장애, 자율신경장애로 인한 변비, 지루성 얼굴(지방분비과다), 땀과다증 등의 증상이 발생한다(그림 3-7).

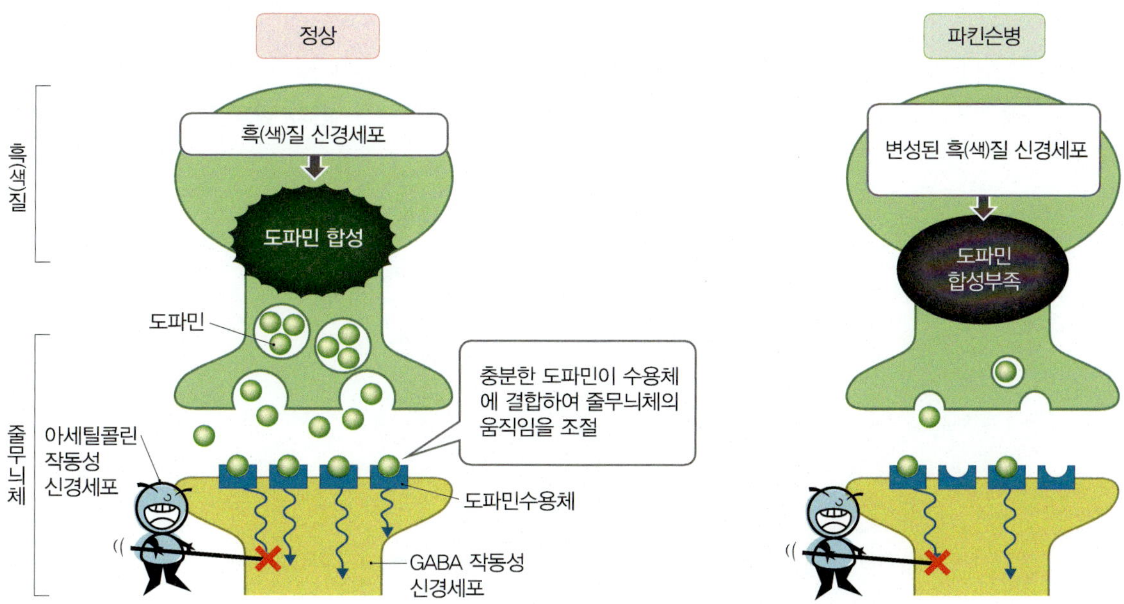

그림 3-6 파킨슨병의 병태

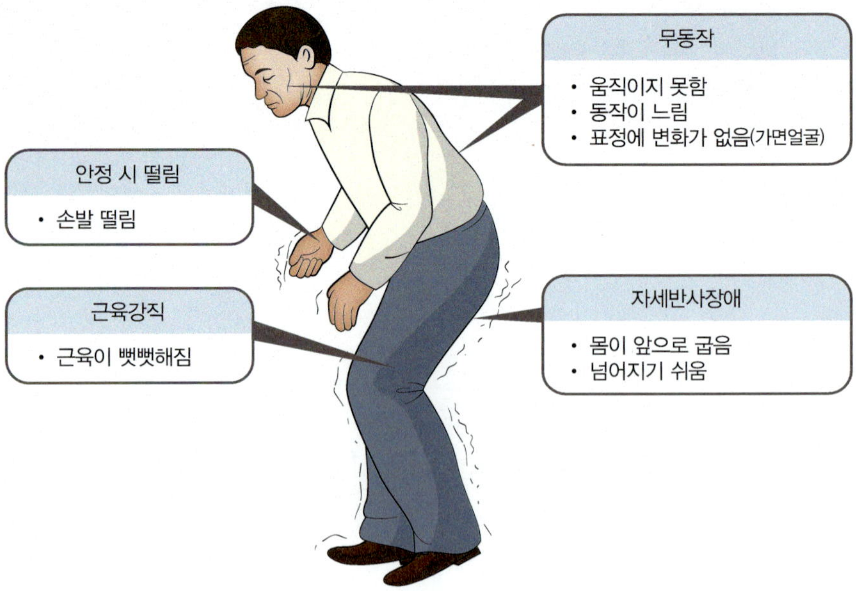

그림 3-7 파킨슨병의 증상

2. 항파킨슨병제의 작용기전

일반적으로 파킨슨병의 치료에는 저하된 도파민 작용계통의 기능을 증가시키는 도파민작용제(dopamine agonist)를 사용하거나 항진된 콜린 작용계통의 활동을 저하시키는 항콜린제(anticholinergic)를 사용한다.

각 약물의 작용기전은 그림 3-8과 같으며 증상단계별 적용 약물은 표 3-16과 같다.

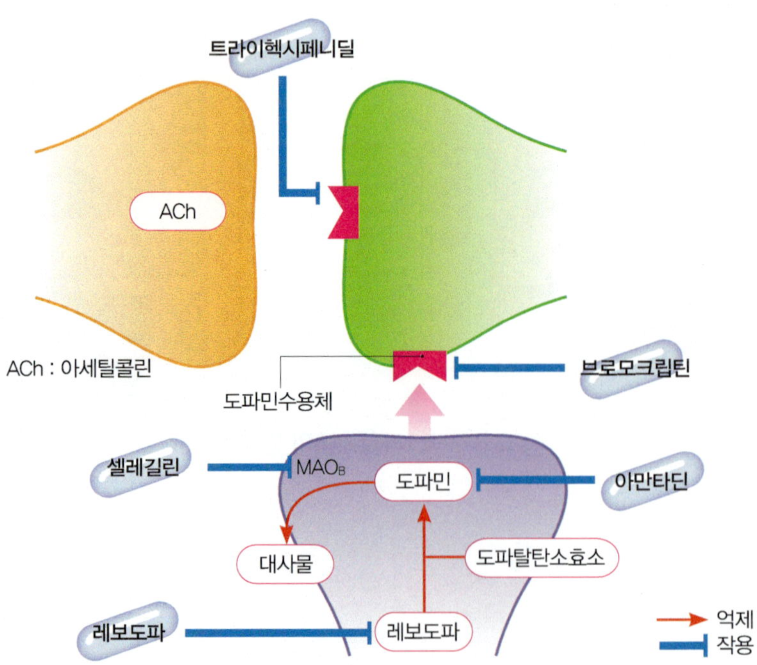

그림 3-8 항파킨슨병제의 작용부위

표 3-16 증상단계별 적용 약물

초기증상	레보도파를 사용하지 않고* 브로모크립틴(bromocriptine), 아만타딘(amantadine), 항콜린제(anticholinergic; 떨림이 심한 예)를 단독으로 사용하여 치료를 시작한다.
중기증상	항콜린제, 도파민작용제인 아만타딘을 함께 사용해도 증상이 개선되지 않을 때는 레보도파를 사용한다.
만기증상	레보도파를 장기간 연용하면 급격하게 증상이 좋아지거나 나빠지는 현상이나 약효 지속시간이 줄어들어 증상에 하루변이가 생기는 현상이 나타난다. 이때는 레보도파를 감량하고 브로모크립틴, 아만타딘 또는 셀레길린(selegiline)을 병용한다. 운동불능증이 나타난 경우에는 드록시도파(droxidopa)를 사용한다.

* 발병 연령이 70~75세 이상인 경우에는 레보도파를 사용

3. 항파킨슨병제의 종류

1) 도파민작용제

① 레보도파(L-도파, levodopa)

도파민(dopamine)은 혈액뇌장벽(blood brain barrier, BBB)을 통과하지 않기 때문에 그 전구물질인 레보도파가 사용된다. 레보도파의 대부분은 도파탈탄산효소(dopa decarboxylase)에 의해 말초에서 도파민으로 변화되기 때문에 줄무늬체(선조체)의 도파민을 보충하려면 대량의 레보도파가 필요하다. 말초에서 이 효소의 억제제인 카비도파(carbidopa)나 벤세라자이드(benserazide)를 함께 사용하면 레보도파의 사용량을 줄일 수 있다. 일차 파킨슨병에 반응이 좋으나 약물로 인한 파킨슨병에는 효과가 없다.

② 아만타딘(amantadine)

인플루엔자 A형 치료제로 개발되었으나 파킨슨병 치료에 효능이 입증되어 현재 항파킨슨병제로 사용되고 있다. 신경세포에서 도파민을 방출하여 도파민의 작용을 항진시킨다. 부작용은 적으나 레보도파보다 효과도 적다.

③ 브로모크립틴(bromocriptine)

도파민수용체와 결합하여 도파민 유사작용을 나타내는 약물로, 레보도파보다 효과는 약하다.

④ 셀레길린(selegiline)

도파민을 분해하는 모노아민산화효소 B(monoamine oxidase B, MAO_B) 억제제로, 레보도파와 함께 사용하면 현저한 효과를 얻을 수 있다. 구역질, 구토 등의 부작용이 일어날 수 있으며, 시메티딘(cimetidine)과 같은 위궤양 치료제와 병용 시 도파민의 작용 효과가 증가할 수 있어 위궤양이 있는 환자에게는 사용하지 않는다.

2) 항콜린제

① 트라이헥시페니딜(trihexyphenidyl)

콜린 작용계통을 억제하여 도파민 작용계통과의 균형을 유지한다. 특히 떨림에 효과적이다.

3) 기타

① 드록시도파(droxidopa)

파킨슨병에서는 아드레날린신경세포(청색반점, locus ceruleus)의 기능도 저하되어 있다. 따라서 체내에서 노르에피네프린(노르아드레날린)으로 변하는 드록시도파가 운동불능증(동결보행, freezing gait)에 현저한 효과를 나타낸다.

4. 항파킨슨병제 복용 시의 주의사항

항파킨슨병제를 복용함으로써 발생하는 '몸에 벌레가 기어다닌다', '집안에 누군가 있다' 등의 환각 증상은 종종 나타나는 부작용이다. 보통 약물을 감량하면 사라지지만 파킨슨병 증상이 악화될 위험성이 있기 때문에 간단한 문제가 아니다. 가능하다면 원인이 되는 약물을 변경하거나 환각이 경미하거나 일상생활에 지장이 없는 경우에는 경과를 관찰한다. 환각이 심해 일상생활에 지장이 있는 경우에는 일시적으로 항정신병제를 병용해서 환각 증상을 억제하는 경우도 있지만 파킨슨병에 나쁜 영향을 주는 경우도 있다.

또한 파킨슨병을 악화시키는 약물에는 위장약 일부, 혈압강하제 일부, 불수의운동을 억제하는 약물, 환각이나 망상을 억제하는 약물, 비타민 B_6, 종합비타민 등이 있으며 이러한 약물의 병용에 주의해야 한다.

Caution

- 파킨슨병의 중증도에 따라 삼킴장애나 목메임 등 호흡관리에 세심한 주의가 필요하다. 입술이나 혀의 떨림으로 구강점막을 손상시킬 위험이 있고 또 팔다리의 떨림도 주의해야 한다.
- 진료실에서 넘어지는 사고가 일어나지 않도록 유의하며, 환자를 진료실로 유도할 때 보조할 사람을 곁에 두는 등의 배려가 필요하다.
- 휠체어 생활을 오랫동안 한 경우에는 다리에 부종이 나타나기도 한다. 약의 부작용으로 나타날 수도 있는데, 누울 때 다리를 약간 높게 하도록 권한다.
- 자율신경에 대한 영향으로 손발의 혈액순환이 나빠지거나 손발이 차가워져 보라색을 나타내는 경우가 있는데 이때는 진료실의 온도관리나 손발 마사지가 효과적이다.
- 운동기능을 유지하기 위해서 매일 적당한 운동을 하게 한다.

7 알츠하이머병 치료제 (Antialzheimer drug)

1. 알츠하이머병

알츠하이머병(Alzheimer disease)은 치매를 일으키는 가장 흔한 퇴행성 뇌질환으로, 매우 서서히 발병하여 점진적으로 진행된다. 인지기능장애를 주요 증상으로 하며 병리조직학적으로 뇌의 전반적인 위축, 뇌실 확장, 신경섬유의 다발성 병터와 노인반(β-아밀로이드판, β-amyloid plaque) 등이 나타나는 것이 특징이다. 초기에는 주로 최근 일에 대한 기억력에 문제를 보이다가 진행되면 언어기능이나 판단력 등 다른 여러 인지기능에 이상을 동반하며 결국은 일상생활의 모든 기능을 상실하게 된다.

알츠하이머병의 발생 원인에 대한 많은 가설이 있으나 주된 가설은 β-아밀로이드판(신경세포 내 단백질덩어리)의 축적으로 신경전달물질의 전도가 감소하여 발생한다고 보고 있다.

현재 사용되는 알츠하이머병 치료제에는 β-아밀로이드판에 직접 작용하는 기전은 없으며 치매의 최종단계에서 관찰되는 신경전달의 기능저하를 조금이라도 개선하는 작용의 약물이 사용된다.

2. 알츠하이머병 치료제의 종류

1) 콜린에스터분해효소억제제

치매 환자에게는 뇌 내에 존재하는 콜린성 신경계통에서 장애가 확인되며, 그 결과 신경전달기능의 저하가 관찰된다. 콜린에스터분해효소억제제(anticholinesterase)의 작용기전은 아세틸콜린(acetylcholine)을 분해하는 효소인 콜린에스터분해효소(cholinesterase)의 작용을 억제함으로써 중추신경계통 내의 아세틸콜린양을 증가시켜 신경전달을 오래 유지시킨다(그림 3-9). **도네페질**(donepezil), **갈란타민**(galantamine), **리바스티그민**(rivastigmine) 등이 있으며, 알츠하이머병의 진행을 지연시킬 뿐 완전히 치료할 수는 없다.

2) NMDA수용체대항제

NMDA수용체대항제(N-methyl-D-aspartate receptor antagonist)는 NMDA수용체의 과도한 활성화를 억제하고 기억의 자극이 정상적으로 전달되도록 돕는 약물로, 신경세포가 손상되는 것을 방지하는 작용도 한다. 콜린에스터분해효소억제제와 작용부위가 다르기 때문에 함께 병용하거나 대체 약물로서 사용한다.

NMDA수용체(N-methyl-D-aspartate receptor)는 세포의 사멸과 정상세포 간의 신호전달을 조절하는 수용체인데, 기억하려고 하지 않는 안정 시에는 NMDA수용체에 마그네슘이온(Mg^{2+})이 작용하여 칼슘이온(Ca^{2+})이 들어오지 못하도록 한다. 그리고 기억하려고 할 때는 마그네슘이온이 떨어져 나가고 칼슘이온이 들어오기 때문에 그것을 자극으로 받아들여 기억하는 신호로서 이해한다. 그런데 알츠하이머병에 걸리면 안정 시에도 마그네슘이온이 떨어져 나가고 칼슘이온이 끊임없이 과도하게 들어와 신경세포가 손상을 받게 된다. NMDA수용체대항제인 **메만틴**(memantine)은 중추신경계통 내 글루탐산의 과다로 인한 흥분성 신경전달을 감소시키는 작용을 한다(그림 3-10).

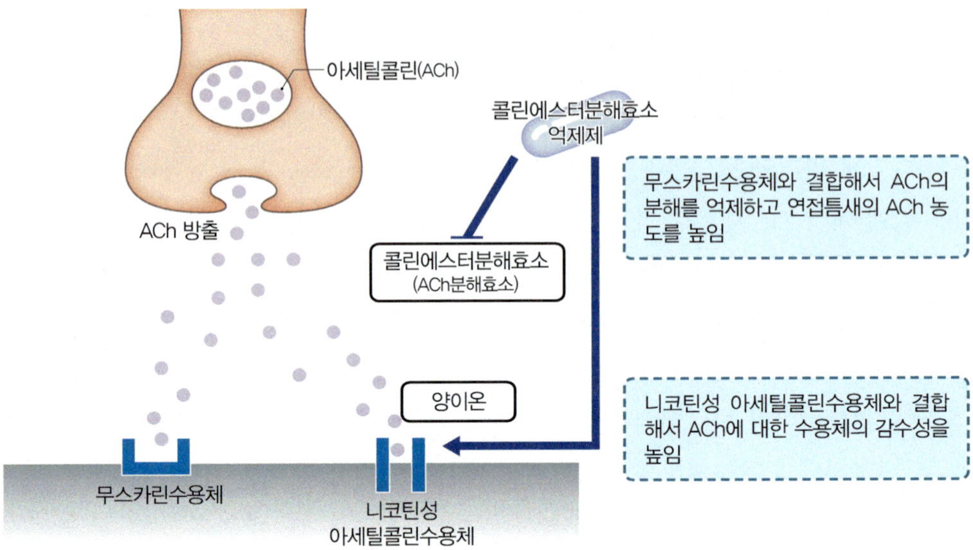

그림 3-9 콜린에스터분해효소억제제의 작용부위

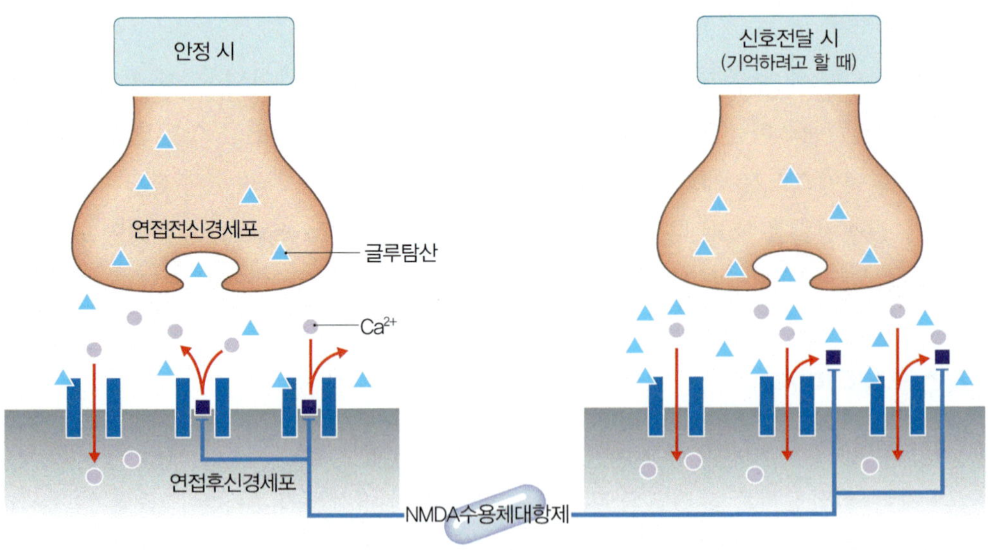

그림 3-10 NMDA수용체대항제의 작용부위

8 항정신병제 (Antipsychotic)

1. 조현병

조현병(정신분열증, schizophrenia)은 보통 청소년기 말기 또는 성인기 초기에 나타나는 정신질환으로, 중추신경 내 신경전달물질인 **도파민**(dopamine, DA)의 과도한 활성으로 발생한다.

조현병의 증상을 보통 양성증상과 음성증상으로 분류한다.

양성증상에는 환각, 망상, 자아장애, 사고이상 등이 있으며 급성기나 일시적 악화로서 관찰되는 경우가 많다. 감각장애는 동반하지 않으며 도파민수용체차단제가 효과적이고 생활요법을 병용한다.

음성증상에는 감정둔마, 사고와 대화 빈곤, 자발적 소실, 자폐 등이 있으며, 지적장애를 동반하는 경우가 있다. 비정형 항정신병제인 도파민 · 세로토닌차단제에 반응한다.

조현병의 병태에는 뇌 내의 도파민을 전달물질로 하는 신경경로가 관여한다(그림 3-11).

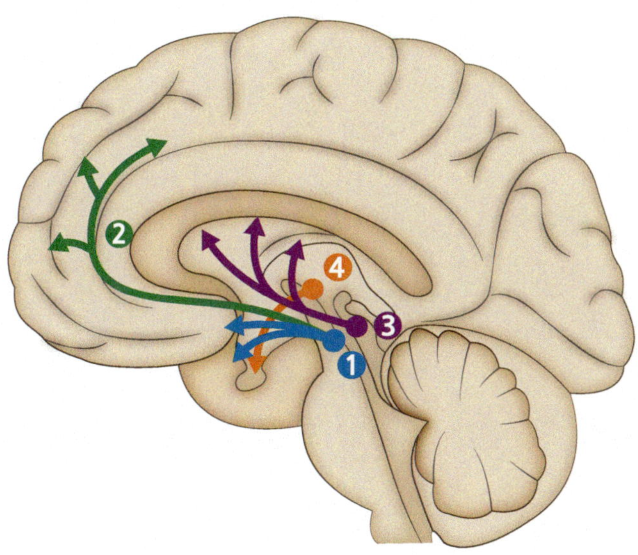

① 중(간)뇌-둘레계통 : 기능과잉에 의해 양성증상을 나타낸다. 욕구가 채워졌을 때 쾌감이 생기는 계통으로서 알려져 있으며 약물의존이나 병적 습관에도 관계가 있다.

② 중(간)뇌-피질계통 : 작업기억이나 주의 · 집중 등의 다양한 인지기능에 관여하며 기능저하에 따라 음성증상, 인지기능장애를 일으킨다.

③ 흑(색)질-줄무늬체계통 : 기능과잉이 틱이나 강박장애, 기능저하가 파킨슨병이나 약물에 의한 파킨슨증과 관련이 있다.

④ 깔때기-뇌하수체계통 : 기능저하가 항정신병제의 부작용인 고프로락틴혈증과 관련이 있다.

그림 3-11 중추의 도파민 경로와 역할

2. 항정신병제의 종류

항정신병제(antipsychotic; 정신병 치료제, 항조현병제)는 중추신경의 도파민 작용(도파민수용체 작용)을 억제하거나 차단하여 약효를 발휘하게 된다.

1세대 항정신병제로 페노싸이아진(phenothiazine) 계열의 **클로르프로마진**(chlorpromazine), **퍼페나진**(perphenazine)이 있고 부티로페논(butyrophenone) 계열의 **할로페리돌**(haloperidol), **드로페리돌**(droperidol)이 있으며, 2세대 비정형 항정신병제로 **리스페리돈**(risperidone), **올란자핀**(olanzapine) 등이 있다(표 3-17).

표 3-17 항정신병제의 종류와 특징

종류(계열)	약물명	특징
페노싸이아진 계열*	클로르프로마진(chlorpromazine)	체온하강작용, 구토억제작용이 있음
	퍼페나진(perphenazine)	
부티로페논 계열	할로페리돌(haloperidol)	특이성이 높음, 추체외로계통 장애가 나타나기 쉬움
	드로페리돌(droperidol)	신경차단진통제(전신마취제 항목 참조)
도파민 · 세로토닌차단제 (비정형 항정신병제)	리스페리돈(risperidone)	기존의 항정신병제와 달리 항도파민작용 외에 항세로토닌 작용이 있으며 음성증상에도 효과적, 추체외로계통 장애가 잘 나타나지 않음
	올란자핀(olanzapine)	

* 체온하강작용이 있기 때문에 저체온 마취에 응용된다.

Memo **추체외로계통 장애**

① **파킨슨증후군**(parkinsonian syndrome) : 치료 수주일 후에 발병하며 떨림 · 구축, 운동불능증이 나타난다. 항콜린제를 함께 사용하면 예방할 수 있다.

② **좌불안석증**(akathisia) : 치료 수주일 후에 발병하며 끊임없이 앉았다 섰다를 반복한다.

③ **지연이상운동증**(tardive dyskinesia) : 치료 1년 후 무렵에 투여량 감소 또는 갑작스러운 약물중단에 의해 나타나는 입과 혀의 비자발적 운동으로, 노인이나 여성에게 발병하기 쉽다.

Caution

- 약을 잘 복용하고 있는지 확인한다.
- 급성기에는 정신상태 외에 활력징후(vital sign), 식사 · 배뇨 · 배변 · 수면 · 체중 등도 관찰한다.
- 회복기에는 진정과다나 우울증, 만성기에는 지연이상운동증(tardive dyskinesia)에 주의한다.
- 노인은 과다진정, 순환계통 부작용, 추체외로증상, 소변정체, 변비(드물게 장폐색) 등의 부작용이 발생하기 쉽기 때문에 주의가 필요하다.
- 조현병 환자 중에는 복약에 대해 경계심이 강하거나 병명을 모르는 사람이 있다는 점을 염두에 두어야 한다.

9 항불안제
(Antianxiety drug)

1. 불안장애

불안장애(anxiety disorder)는 통제할 수 없는 불안감이 지속되어 신체적, 정신적으로 증상이 나타나 정상적인 일상생활이 어려워지는 질환이다. 뇌에서 불안과 공포 등 정서적인 부분을 담당하는 신경전달물질의 부족이나 과다, 유전적 원인, 사회심리학적 측면 등 다양한 원인이 복합적으로 작용하여 발병하기 때문에 원인을 정확하게 규정하기는 어렵다.

불안장애는 전반적 불안장애, 강박장애, 공황장애, 사회공포증, 외상후스트레스장애(PTSD) 등 다양한 형태로 나타난다.

2. 항불안제의 종류

항불안제(불안치료제, antianxiety drug)는 환자의 불안, 긴장, 초조한 감정을 완화시키는 작용을 하며, 벤조다이아제핀 계열과 비벤조다이아제핀 계열의 약물이 있다. 벤조다이아제핀 계열 약물은 약물의존성이 있어 단기간의 불안 치료제로 사용된다.

1) 벤조다이아제핀 계열 항불안제

항불안제의 중심을 이루는 약물로, 항불안작용 이외에 수면, 근육이완, 항경련작용도 있다. 반감기에 따라 표 3-18과 같이 나눌 수 있다.

대부분의 벤조다이아제핀 계열 항불안제는 간의 사이토크롬P450(CYP)에 의해 대사된 후 글루큐론산(glucuronic acid)과 결합하여 소변 중으로 배설된다. 그러나 로라제팜의 경우 대사에 CYP가 관여하지 않고 그대로 글루큐론산과 결합하기 때문에 간장애 환자나 노인에게도 사용하기 좋다.

대표적인 약물에는 **다이아제팜**(diazepam), **클로르다이아제폭사이드**(chlordiazepoxide), **옥사졸람**(oxazolam), **로라제팜**(lorazepam), **브로마제팜**(bromazepam), **에티졸람**(etizolam), **클로티아제팜**(clotiazepam) 등이 있다.

표 3-18 항불안제로서 사용되는 대표적인 벤조다이아제핀 계열 약물

생물학적 반감기		약물명	항불안작용
장시간형	27~28시간	다이아제팜(diazepam)	++
	6.6~28시간	클로르다이아제폭사이드(chlordiazepoxide)	+
	50~62시간	옥사졸람(oxazolam)	+
중간형	12시간	로라제팜(lorazepam)	+++
	8~19시간	브로마제팜(bromazepam)	++
단시간형	6시간	에티졸람(etizolam)	+++
	6.3시간	클로티아제팜(clotiazepam)	+

2) 비벤조다이아제핀 계열 항불안제

메프로바메이트(meprobamate), **하이드록시진**(hydroxyzine) 등이 있다.

Caution

- 항불안제는 적응증이 많기 때문에 어떠한 목적으로 처방되었는지 알아야 한다.
- 연속 복용하면 신체적 의존이 발생하고 갑자기 중단하면 금단증상이 나타나기 때문에 주의한다.
- 장기간 연속 복용 후 복용을 중단할 때는 4주마다 하루 복용량을 1/4씩 감량해서 중단하거나 장기작용형으로 변경한다.
- 단일 약물은 한번에 복용하고, 연속 복용은 4개월을 초과하지 않도록 한다.
- 중증근무력증, 녹내장, 호흡기능저하 환자에게는 약을 투여하지 않는다.
- 노인은 효과가 쉽게 나타나고 작용 지속시간이 길어지기 때문에 소량으로 투여를 시작한다.
- 운전이나 음주는 삼가도록 지도한다.

10 기분장애 치료제
(Drug used in mood disorder)

1. 기분장애

기분장애(mood disorder)란 기분을 조절하는 뇌의 부위에 이상이 생겨 스스로 기분이나 감정을 잘 조절하지 못하고 비정상적인 정서상태가 지속되는 장애로, **우울증**과 **조증**이 대표적이다(그림 3-12). 여성의 발병률이 남성보다 훨씬 높은데, 그 이유는 호르몬의 차이, 임신과 출산, 사회심리적 스트레스 등으로 추측된다.

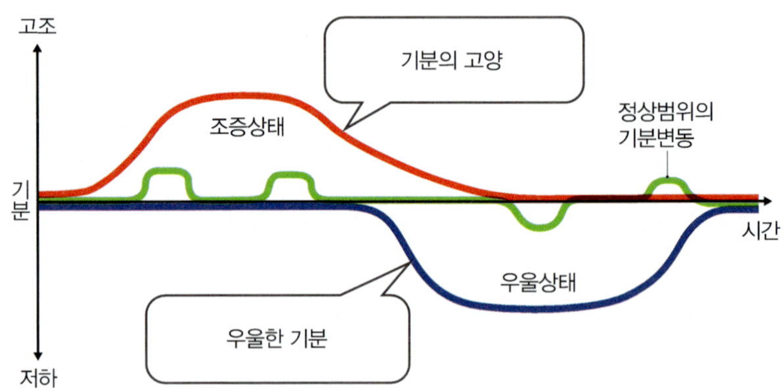

그림 3-12 **기분장애**

1) 증상

기분장애 가운데 우울증상으로는 인지기능이 떨어져 집중력이 감퇴하고 사고의 장애가 나타난다. 활력이 떨어지면서 수행능력도 두드러지게 감소하여 일상생활에 문제가 생긴다. 우울감과 흥미상실, 수면장애, 식욕부진과 체중감소, 월경불순, 성욕감퇴 등이 나타나며, 반대로 지나친 식욕증가와 수면과다 증상이 올 수도 있다.

2) 분류

① 쌍극형

조증과 우울증이 주기적으로 반복되는 유형으로, 유전적 배경이 강하고 20대에 많이 발생한다.

② 단극형

조증 또는 우울증 중 어느 하나가 반복되는 것으로 30~40대에 많이 발생한다. 단극형 중에서 40~50대에 발병하는 것을 초로기 우울증 또는 퇴행기 우울증이라고 한다. 퇴행기 우울증은 젊은 층의 발병자보다 심적 호소가 많고 증상이 오래 지속되며 치료에 저항하는 경우가 많다. 그 밖에 정신증상이 나타나지 않고 대신 신체증상(대부분 자율신경증상)만 눈에 띄게 나타나는 우울증이 있는데 이것을 가면우울증(masked depression)이라고 한다.

2. 항우울제의 종류

우울증은 뇌 내 신경전달물질인 세로토닌(serotonin)이나 노르에피네프린(norepinephrine)의 부족에 의해 발생한다. 즉, 대뇌둘레계통에서 시상하부에 노르에피네프린 및 세로토닌성 신경기전의 기능저하가 발생하는데, 항우울제(antidepressant)는 이러한 기능저하를 개선하여 정상에 가까운 상태로 회복시키는 작용을 한다.

1) 삼환계 항우울제(TCA)

삼환계 항우울제(tricyclic antidepressant, TCA)는 신경말단에서 노르에피네프린(노르아드레날린) 및 세로토닌이 흡수되는 것을 억제하여 그 결과 수용체에 작용하는 전달물질의 양이 증가시킴으로써 기능저하가 개선된다(표 3-19). 내인우울증에 효과적이다.

대표적인 약물에는 **아미트리프틸린**(amitriptyline), **데시프라민**(desipramine), **이미프라민**(imipramine) 등이 있다.

2) 비삼환계 항우울제

마프로틸린(maprotiline)과 **미안세린**(mianserine)이 대표적인 약물이다.

마프로틸린은 노르에피네프린의 흡수 억제작용을 하며, 불안이나 초조감이 심할 때 사용하는데 항콜린작용은 적다. 미안세린은 노르에피네프린이나 세로토닌의 흡수를 억제하는 작용은 없다. α_2수용체를 차단하여 항우울 효과를 나타내며, 항콜린작용과 심혈관작용은 적다.

표 3-19 삼환계 항우울제의 종류와 특징

<table>
<tr><th rowspan="2">약물명</th><th colspan="2">뇌 내 아민의 활성 상승작용</th><th colspan="3">부작용</th><th rowspan="2">적용</th><th rowspan="2">부작용</th></tr>
<tr><th>노르에피네프린</th><th>세로토닌</th><th>진정</th><th>항콜린 작용</th><th>부정맥</th></tr>
<tr><td>아미트리프틸린 (amitriptyline)</td><td>++</td><td>+</td><td>강</td><td>강</td><td>강</td><td>불안 · 초조 · 건강염려증이 심한 환자, 야뇨증</td><td rowspan="3">① 항콜린작용에 의한 목마름(구갈), 눈조절장애, 변비, 소변정체, 부정맥
② α_1 차단작용에 의한 기립저혈압
③ 항히스타민작용에 의한 졸음
④ 조증 증상의 출현(특히 조울증 환자)</td></tr>
<tr><td>데시프라민 (desipramine)</td><td>+++</td><td>+++</td><td>약</td><td>약</td><td>약</td><td>의욕감퇴나 정신운동이 억제된 환자</td></tr>
<tr><td>이미프라민 (imipramine)</td><td>++</td><td>+</td><td>중</td><td>중</td><td>강</td><td>비애 · 우울감이 주요 증상인 환자, 야뇨증(야간, 주간)</td></tr>
</table>

3) 선택세로토닌재흡수억제제(SSRI)

선택세로토닌재흡수억제제(selective serotonin reuptake inhibitor, SSRI)인 **플루복사민**(fluvoxamine), **파록세틴**(paroxetine), **설트랄린**(sertraline) 등의 약물은 항우울작용에 관계가 있는 세로토닌만 선택적으로 재흡수를 억제하는 약물이다. 삼환계 항우울제의 부작용 원인이 되는 항콜린작용, 항α_1작용, 항히스타민작용은 없으며, 강박장애, 신경성 폭식증에도 효과적이다.

4) 모노아민산화효소억제제(MAOI)

MAOI(monoamine oxidase inhibitor)는 에피네프린(epinephrine; 아드레날린), 노르에피네프린(norepinephrine; 노르아드레날린), 도파민(dopamine)과 같은 카테콜아민류의 분해를 억제하여 중추신경 내에 신경전달물질의 농도를 증가시킴으로써 우울증을 치료한다. 또한 다른 약물에 비해 안전성이 낮기 때문에 TCA 및 SSRI가 반응하지 않는 환자에게 사용되며, 타이라민(tyramine)을 함유하는 식품과 복용할 경우 고혈압위기와 같은 부작용이 나타날 수 있다.

MAOI에는 **페넬진**(phenelzine), **아이소카복사자이드**(isocarboxazid) 등이 있다.

Caution

- 기립저혈압으로 실신하거나 쓰러지는 경우가 있기 때문에 주의한다.
- 변비, 소변정체가 나타나기 쉬우므로 배변, 배뇨에 주의한다.
- 원칙적으로 단독 · 경구, 점증법으로 투약한다.
- 대부분의 항우울제는 효과가 나타날 때까지 1~2주일이 걸린다.
- 회복 후에도 약 4개월은 투약한다. 재발방지를 위해서는 다시 6개월 이상 계속 투약한다.
- 우울증 외에 신경증성 장애, 야뇨증, 만성통증에도 사용된다는 것을 알아둔다.
- 음주나 운전은 하지 않도록 지도한다.

3. 항조증제의 종류

보통 급성 우울기에는 항우울제를 사용하지만, 조증 환자의 우울상태는 쉽게 조증상태로 넘어가기 때문에 항조증제로서 **탄산리튬**(lithium carbonate)을 사용하게 된다.

조증 증상을 치료할 때는 탄산리튬을 1주일 이상 투약하며 유효농도를 넘지 않도록 치료제의 혈중농도를 유지해야 한다. 탄산리튬의 효과를 얻을 때까지는 항정신병제인 **클로르프로마진**(chlorpromazine)과 **할로페리돌**(haloperidol)로 치료한다. 다만, 탄산리튬에 반응하지 않는 사례 중에 항뇌전증제인 **카바마제핀**(carbamazepine)이나 **발프로산**(valproate)이 효과적인 경우가 있다.

1) 탄산리튬

조증을 치료하면서 우울증도 치료하는 효능을 가지고 있어서 양극성 기분장애에 적합한데, 6~12개월간 치료하면 새로운 조증기와 우울기가 나타나는 것을 예방할 수 있다. 작용기전은 밝혀지지 않았으며, 안전범위가 좁아 중독 위험성이 있으므로 TDM(치료약물농도감시, therapeutic drug monitoring)이 필요하다(표 3-20).

표 3-20 탄산리튬의 혈중농도와 중독증상

농도(밀리당량/L)	중증도	중독증상
0.4~1.0	유효	–
1.5~2.4	중독 초기	손가락떨림, 실조, 구역질, 구토, 진정, 졸음, 현기증, 다뇨, 다음
2.5~3.5	중독 중등도~중증	이명, 반사항진, 떨림 악화, 언어장애, 근긴장항진, 경련, 무도병, 느린비틀림운동(무정위운동, athetosis) 유사 운동, 의식장애, 불온, 허탈, 눈떨림
3.5 이상	중독 중증~생명이 위험	혼미, 혼수, 혈압저하, 신장장애, 소변정체, 사망

Caution

- 잦은 구토나 설사, 발열, 발한, 거친 떨림이 나타나면 투약을 중단하고 의사에게 알린다.
- 정기적인 혈중농도의 측정이 필요한 약이라는 것을 기억해야 한다.
- 복약 초기에 손이 떨리거나 식욕부진이 일어날 수 있음을 환자에게 설명한다.
- 자동차를 운전할 때는 주의하도록 환자에게 설명한다.

11 중추신경자극제 (Central nervous system stimulant)

중추신경자극제란 중추신경계통에서 억제성 전달을 감소시키거나 뇌 안의 다른 부위로 흥분성 전달을 증가시켜 흥분을 유발하는 약물을 말하며, 각성, 주의력결핍장애(attention deficit hyperactivity, ADHD), 기면증, 체중감량, 호흡촉진 등에 사용된다.

1. 잔틴유도체 계열

잔틴유도체(xanthine derivative)에는 4가지 약리작용이 있는데 중추신경 흥분작용이 가장 강력한 것이 **카페인**(caffeine)이다(표 3-21). 이 중추신경 흥분작용은 뇌기능을 억제하는 아데노신(adenosine) 수용체를 차단함으로써 나타난다. 카페인은 각성제로 사용되며, 이 약물은 대뇌피질에 작용하여 중추신경을 흥분시켜 사고와 판단력이 좋아지고 졸음, 피로감을 없앨 수 있다.

표 3-21 **잔틴유도체의 약리작용 비교**

약리작용	카페인(caffeine)	테오필린(theophylline)	테오브로민(theobromine)
중추작용	3	2	1
심장혈관계통작용	2	3	1
기관지확장작용	1	3	2
이뇨작용	2	3	1

2. 암페타민 계열

암페타민(amphetamine) 계열 약물은 중추신경을 자극하는 교감신경자극제로 **암페타민**(amphetamine), **메탐페타민**(methamphetamine) 등이 있고 주로 ADHD와 기면증 치료제로서 사용된다.

확인문제

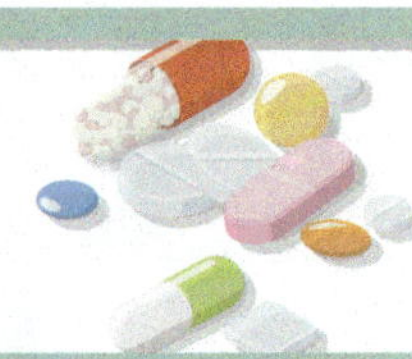

01. 마취전투약에서 기도분비 억제를 목적으로 사용하는 약물은?

① 모르핀(morphine)
② 아트로핀(atropine)
③ 다이아제팜(diazepam)
④ 펜타조신(pentazocine)
⑤ 시메티딘(cimetidine)

02. 균형마취를 사용하는 이유로 적절한 것은?

① 침이 흡입되는 횟수가 줄어든다.
② 마취 모니터링의 필요성이 줄어든다.
③ 더 적은 수의 환자가 정신착란을 경험한다.
④ 휘발성 마취제의 폐포농도는 혈중 마취제의 양과 균형을 이룬다.
⑤ 단독으로 약물을 사용하는 것보다 각 약물의 사용량이 줄어 부작용이 감소된다.

03. 약한 진정을 일으키기 위해 사용하는 약물은?

① 미다졸람(midazolam)
② 펜타조신(pentazocine)
③ 드로페리돌(droperidol)
④ 에토미데이트(etomidate)
⑤ 클로르프로마진(chlorpromazine)

04. 모르핀의 부작용은?

① 경련 ② 다뇨 ③ 골수억제 ④ 청력저하 ⑤ 호흡억제

정답

01. ② 02. ⑤ 03. ① 04. ⑤

05. 다음 설명 중 <u>틀린</u> 것은?

① 바비튜레이트 계열 수면제는 수면리듬을 변화시키지 않는다.
② 벤조다이아제핀 계열 수면제는 수면작용 외에 항불안작용도 있다.
③ 졸피뎀은 가장 많이 처방되는 수면제로, 흡수와 작용시간이 빠르다.
④ 대부분의 수면제는 마약류 관리에 관한 법률에 따라 그 사용이 규제된다.
⑤ 트라이아졸람은 단시간작용형의 벤조다이아제핀 계열 수면제이며, 잠을 이루지 못할 때 사용한다.

06. 항파킨슨병제가 <u>아닌</u> 것은?

① 도파민(dopamine)
② 아만타딘(amantadine)
③ 레보도파(lebodopa)
④ 브로모크립틴(bromocriptine)
⑤ 트라이헥시페니딜(trihexyphenidyl)

07. 정신질환과 그 치료제가 올바르게 짝지어진 것은?

가. 신경증 – 탄산리튬	나. 조증 – 중추신경자극제
다. 조현병 – 비정형 항정신병제	라. 우울증 – 선택세로토닌재흡수억제제

① 가 ② 가, 나 ③ 나, 다 ④ 다, 라 ⑤ 라

08. 정신질환과 신경전달물질의 관계가 올바르게 짝지어진 것은?

① 우울증 – 아세틸콜린
② 조현병 – 도파민
③ 파킨슨병 – 히스타민
④ 신경증 – 에피네프린
⑤ 알츠하이머병 – 세로토닌

정답

05. ① 06. ① 07. ④ 08. ②

제 4 장

말초신경계통 약물

학습목표

1. 국소마취제의 종류와 작용기전을 설명할 수 있다.
2. 국소마취제의 부작용을 설명할 수 있다.
3. 중추성 근(육)이완제와 말초성 근(육)이완제의 작용부위를 설명할 수 있다.
4. 교감신경자극제와 차단제를 열거하고 그 작용을 설명할 수 있다.
5. 부교감신경유사제와 차단제를 열거하고 그 작용을 설명할 수 있다.

핵심용어해설

- **국소마취제**(local anesthetic) : 몸신경계통의 감각신경에 작용하는 약물로, 자극을 전달하는 신경의 활성을 일시적으로 차단함으로써 신체 일부분의 감각을 느끼지 못하게 함
- **근(육)이완제**(muscle relaxant) : 몸신경계통의 운동신경에 작용하는 약물로, 뼈대근육을 이완시키는 작용을 함
- **급성중증과민반응쇼크**(anaphylactic shock) : 면역글로불린이 항체에 의해 매개되는 치명적인 쇼크로, 급격한 호흡기 민무늬근육의 수축과 부종으로 호흡기 폐쇄가 나타남
- **대항적 이중지배** : 두 신경이 하나의 장기나 기관을 서로 대항적으로 지배하는 것
- **말초신경계통**(peripheral nervous system, PNS) : 신체 각 부위와 중추신경계통 사이에서 정보를 주고받는 계통으로, 몸신경계통과 자율신경계통으로 나뉨
- **신경절전신경섬유**(preganglionic nerve fiber) : 신경절에서 중추 쪽 신경섬유
- **신경절후신경섬유**(postganglionic nerve fiber) : 신경절에서 말초 쪽 신경섬우
- **아드레날린신경세포**(adrenergic neuron) : 노르에피네프린(노르아드레날린) 또는 에피네프린(아드레날린)을 방출하는 신경세포
- **약물수용체**(drug receptor) : 특정 물질에 선택적으로 결합하는 부위로, 표적세포의 막 표면 또는 세포 내에 존재
- **연접**(시냅스, synapse) : 신경세포의 신경돌기 말단이 다른 신경세포와 접합하는 부위로, 이곳을 통해 한 신경세포에 있는 흥분이 다음 신경세포로 전달됨
- **전도마취**(전달마취, conduction anesthesia) : 신경줄기나 신경얼기(신경총), 신경절 주위에 주사해서 자극이나 흥분의 전도를 차단함으로써 지배영역의 감각을 마비시키는 방법
- **종말판**(끝판, endplate) : 운동신경 종말부위와 결합되어 있는 근육 쪽 특수구조로, 운동신경이 흥분하여 신경종말에서 방출된 아세틸콜린(acetylcholine)은 종말판의 수용체와 결합하여 근육섬유에 흥분을 전달
- **척수마취**(spinal anesthesia) : 거미막밑공간(지주막하강)에 약물을 주사해서 척수신경 지배영역의 감각을 소실시키는 방법
- **침윤마취**(infiltration anesthesia) : 피부 밑, 점막 밑, 골막 등의 조직에 주사해서 약액이 침윤한 범위의 감각을 마비시키는 방법
- **콜린신경세포**(cholinergic neuron) : 아세틸콜린을 방출하는 신경세포
- **통각수용기**(nociceptor) : 감각신경의 축삭말단에 위치하며, 통각자극을 감지하는 부위
- **표면마취**(surface anesthesia) : 점막, 상처, 각막 등의 표면에 약액을 떨어뜨리거나 도포, 분무해서 표층의 감각을 마비시키는 방법
- **화학전달물질**(chemical transmitter) : 교감신경과 부교감신경의 신경절전섬유와 신경절후섬유 사이, 신경절후섬유와 효과기 사이에는 틈새가 있는데, 이 틈새에서 정보를 전달하는 물질
- **활동전위**(action potential) : 생체의 세포나 조직이 활동할 때에 일어나는 전압의 변화로, 흥분부위와 안정부위의 전위차에 의하여 활동전위가 움직임

1 말초신경계통의 개요

온몸에 분포하는 신경(nerve)은 ①인체 각 부위의 감각기(관)에서 받아들인 정보를 뇌로 보내는 역할, ②보내온 정보를 분석, 정리, 판단하여 그 정보에 맞게 적절한 결정을 내리는 역할, ③그 결정을 말초로 전달하는 역할을 담당한다. 여기서 ②의 역할을 하는 것이 중추신경계통이고, ①과 ③의 역할을 하는 것이 말초신경계통이다.

말초신경계통(peripheral nervous system, PNS)은 뇌와 척수에서 나온 신경과 각 기관을 연결하는 신경계통 다발이며, 그 기능에 따라 **몸신경**(somatic nerve)과 **자율신경**(autonomic nerve)으로 분류된다(그림 4-1).

몸신경은 해부학적으로는 뇌로 출입하는 **뇌신경**(cranial nerve)과 척수로 출입하는 **척수신경**(spinal nerve)으로 나뉘고, 기능적으로는 피부 등의 말초에서 보내온 정보를 중추로 전달하는 **감각신경**(sensory nerve; 들신경)과 이 정보에 대응하는 중추에서 내려진 명령을 말초(뼈대근육)로 전달하는 **운동신경**(motor nerve; 날신경)으로 나뉘는데, 의지를 가지고 행하는 운동이나 감각을 인식한다. 자율신경은 다시 **교감신경**(sympathetic nerve)과 **부교감신경**(parasympathetic nerve)으로 나뉘며, 순환, 호흡, 소화, 대사, 분비, 체온유지, 배설, 생식 등의 자율기능을 담당한다.

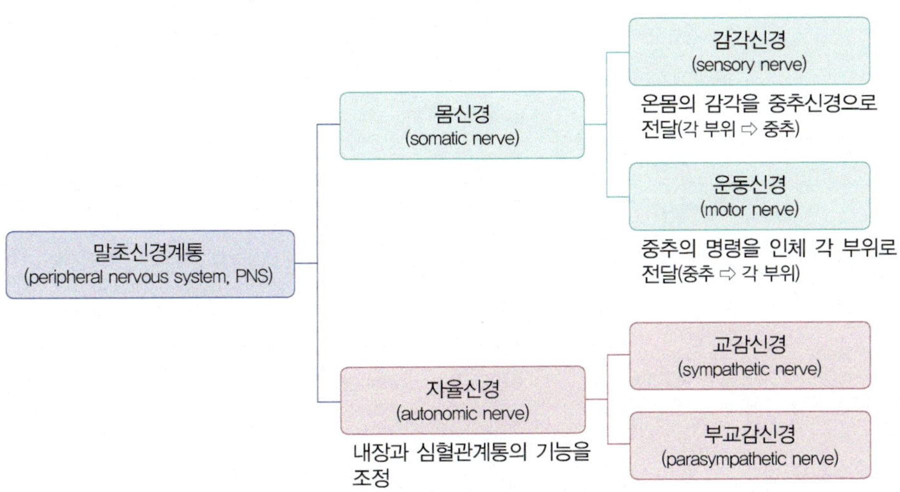

그림 4-1 **말초신경계통의 분류**

말초신경계통에 작용하는 약물은 크게 몸신경계통의 감각신경에 작용하는 **국소마취제**(local anesthetic), 몸신경계통의 운동신경에 작용하는 **근(육)이완제**(muscle relaxant), 자율신경계통에 작용하는 **자율신경작용제**(autonomic drug)로 분류할 수 있으며, 자율신경제에는 아드레날린작용제, 아드레날린대항제, 콜린작용제, 콜린대항제, 자율신경차단제 등이 있다.

말초신경계통에 작용하는 대표적인 약물을 정리하면 표 4-1과 같다.

표 4-1 말초신경계통에 작용하는 대표적인 약물

분류			약물(일반명)
국소마취제	에스터형		코케인(cocaine), 프로케인(procaine), 테트라케인(tetracaine)
	아마이드형		리도케인(lidocaine), 프릴로케인(prilocaine), 부피바케인(bupivacaine), 다이뷰케인(dibucaine), 메피바케인(mepivacaine)
근(육) 이완제	중추성		바클로펜(baclofen), 사이클로벤자프린(cyclobenzaprine), 메토카바몰(methocarbamol), 에페리손(eperisine), 톨페리손(tolperisone), 단트롤렌(dantrolene), 다이아제팜(diazepam)
	말초성		튜보쿠라린(tubocurarine), 판큐로늄(pancuronium), 석시닐콜린(succinylcholine)
	기타		보톡스 주사(botulinum toxin type A)
자율신경 작용제	아드레날린작용제		아드레날린(adrenalin; 에피네프린), 노르아드레날린(noradrenalin; 노르에피네프린), 아이소프레날린(isoprenaline), 페닐에프린(phenylephrine), 살부타몰(salbutamol), 도파민(dopamine), 도부타민(dobutamine), 리토드린(ritodrine), 에페드린(ephedrine)
	아드레날린대항제	α차단제	펜톨아민(phentolamine), 프라조신(prazosin), 탐술로신(tamsulosin)
		β차단제	프로프라놀롤(propranolol), 핀돌롤(pindolol), 티몰롤(timolol), 메토프롤롤(metoprolol), 라베탈롤(labetalol)
	콜린작용제	콜린에스터류	아세틸콜린(acetylcholine), 베타네콜(bethanechol)
		콜린에스터분해효소 억제제	네오스티그민(neostigmine), 에드로포늄(edrophonium), 피조스티그민(physostigmine)
		동공수축제	필로카핀(pilocarpine)
	콜린대항제	벨라돈나알칼로이드	아트로핀(atropine), 스코폴라민(scopolamine)
		합성제	트로피카마이드(tropicamide), 부틸스코폴라민(butylscopolamine), 트라이헥시페니딜(trihexyphenidyl), 피렌제핀(pirenzepine)
	자율신경차단제		트리메타판(trimethaphan), 헥사메토늄(hexamethonium)
	동공확대제	콜린대항제	아트로핀(atropine), 호마트로핀(homatropine), 트로피카마이드(tropicamide)
		α작용제	페닐에프린(phenylephrine)
	동공수축제	콜린작용제	필로카핀(pilocarpine), 카바콜(carbachol)

2 국소마취제 (Local anesthetic)

1. 통증인지와 국소마취의 분류

통각수용기가 자극을 받아 발생한 활동전위는 축삭(axon)을 따라서 전도되고 척수의 뒤뿔(후각, dorsal horn)에 있는 신경세포의 연접(시냅스)을 활성화시킨다. 이 정보는 처리되어 뇌로 전달되는데, 이처럼 통각수용기 들신경자극(구심자극)이 충분히 자주 일어난다면 그것은 통증으로서 인지된다. 통각인지는 통각수용기의 들신경섬유는 물론 비통각수용기 들신경섬유의 활성화에 의해서도 유발되며 상황, 심리상태 등 여러 요인에 따라 변화될 수 있는 복잡한 과정이다.

국소마취(local anesthesia)란 말초신경의 전도로를 가역적으로 차단함으로써 신경 지배 영역의 감각(주로 통각)을 완화 또는 소실시키는 방법이며, 중추신경계통을 억제해서 의식을 소실시키는 전신마취와는 달리 국소마취에서는 의식은 유지된다. 국소마취는 약물의 적용경로에 따라 **표면마취**, **침윤마취**, **전도마취**, **경막외마취**, **척수마취**로 분류된다(그림 4-2, 표 4-2).

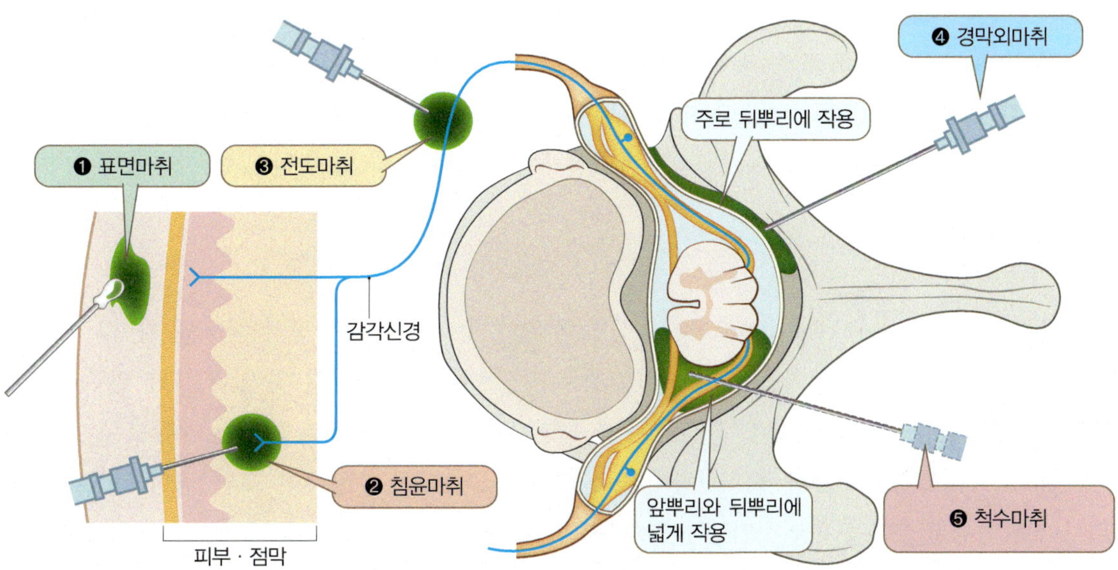

그림 4-2 적용경로에 따른 국소마취의 분류

표 4-2 국소마취의 분류와 특징

투여법	❶ 표면마취	❷ 침윤마취	❸ 전도마취	❹ 경막외마취	❺ 척수마취
	도포, 분무, 내복	주사			
작용부위	신경말단		신경줄기, 신경얼기, 말초신경	뒤뿌리	앞뿌리 · 뒤뿌리
특징	피부와 점막 등 체표면으로 스며 들어가게 함	목적부위의 피부 밑, 점막 밑 등에 투여	목적부위의 중추 쪽에 투여하여 말초 쪽의 지배 영역을 마비시킴	경막외공간에 투여	거미막밑공간에 투여
적용예	상처, 눈, 위, 구강점막 등	범위가 좁은 소수술	신경차단(삼차신경차단, 골절정복 등)	복부, 흉부, 다리의 수술(전신마취, 척수마취와 병용)	하복부, 다리의 수술

1) 표면마취

표면마취(topical anesthesia)는 점막이나 피부 등의 표면에 약물을 떨어뜨리거나 도포, 분무해서 표면만 마취시키는 방법이다. 결막, 코안, 입안, 인후두, 기관지, 식도 또는 생식기의 점막마취에 주로 사용된다. 표면마취에 사용하는 약물은 표피를 통과하면 빠르게 순환계통으로 흡수되어 전신독성을 일으킬 수 있으며, 국소마취제에 알레르기가 있는 환자에게는 사용할 수 없으므로 사용 전 문진을 통해 확인하여야 한다.

2) 침윤마취

침윤마취(infiltration anesthesia)는 피부 밑이나 점막 밑에 직접 주사해서 약물이 침윤한 부위의 감각신경말단을 마비시키는 방법으로, 가장 흔히 사용된다. 약물이 표피를 통과하지 않아도 되기 때문에 표면마취보다 빨리 마취 효과가 나타난다. 간단한 피부절개수술 또는 치과 발치 시 많이 사용된다.

3) 전도마취

전도마취(전달마취, conduction anesthesia)는 신경 주위에 주사하여 주신경의 전도를 차단시키는 방법으로, 해당 신경이 분포하는 영역을 소량의 마취제로 광범위하게 마취시킬 수 있다. 피부밑주사로 수술부위로 가는 신경을 마취시킴으로써 그 신경이 분포하는 넓은 부위의 피부 전체를 마취시킬 수 있는 **부위차단마취**(field block anesthesia)와 말초신경이나 신경얼기(신경총)에 주사하여 그 신경이 분포하는 팔다리 부위보다 광범위한 부분을 마취시키는 **신경차단마취**(nerve block anesthesia) 등이 있다.

4) 경막외마취

경막외마취(경막바깥마취, epidural anesthesia)는 보통 척수의 경막외공간(경막바깥공간)에 약물을 주입하여 자극전도기능을 상실시키는 방법이다. 주로 허리뼈 부위에 주사하지만 필요에 따라 가슴뼈 부위에 주사할 수도 있으며, 엉치뼈틈새(천골열공)를 통해 꼬리뼈에 주사하는 **꼬리마취**(미추마취, caudal anesthesia)도 있다.

5) 척수마취

척수마취(척추마취, spinal anesthesia)는 약물을 3~4번 허리뼈 또는 4~5번 허리뼈 사이의 추간판(척추(사이)원반) 공간을 통해 거미막밑공간(지주막하강, subarachnoid space)의 뇌척수액 내에 주사하는 방법으로, 배꼽 아래의 하반신을 마취하는 경우에 많이 사용된다.

2. 국소마취제의 작용기전

신경섬유는 **활동전위**(action potential)의 전파에 따라 흥분을 전도하는데, 활동전위는 세포막의 **소듐이온**(Na^+) **통로**가 열림으로써 발생한다. 이 신경의 전도에 중요한 역할을 하는 소듐이온통로는 단백질로 둘러싸인 이온통로 속에 M관문(M gate)과 H관문(H gate)이 있으며 이 관문이 열리고 닫힘으로써 소듐이온의 세포 내 유입이 조절된다.

신경이 흥분되지 않은 상태에서는 M관문이 닫혀 있어 소듐이온은 세포 내로 유입되지 않는다. 흥분의 전도가 막으로 전해져 오면 M관문이 열려 소듐이온이 세포 내로 유입되기 때문에 주변 막에 활동전위가 발생해 흥분이 전달된다. 국소마취제가 세포막을 통과하여 안쪽 소듐이온통로의 단백질에 결합되면 H관문이 닫힌다. 이 때문에 M관문이 열려도 소듐이온은 세포 내로 유입되지 못하고 활동전위의 발생이 억제되어 막의 안정상태가 유지된다. 따라서 감각의 전도가 억제된다(그림 4-3).

국소마취제의 주작용은 탈분극 속도를 감소시키는 것인데 이는 탈분극 과정을 매개하는 소듐이온의 세포막투과성을 감소시키거나 차단함으로써 나타난다.

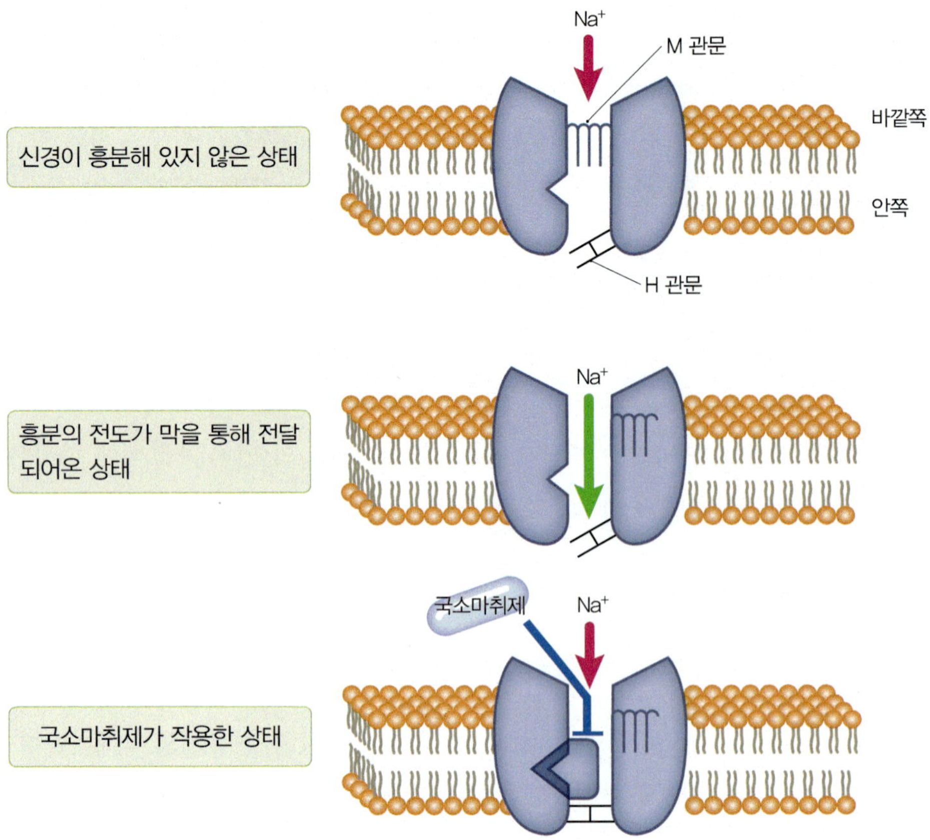

그림 4-3 **국소마취제의 작용부위**

3. 국소마취제의 분류

국소마취제는 화학구조에 따라 크게 **에스터형**과 **아마이드형**으로 나뉜다(표 4-3).

1) 에스터형 국소마취제

코케인, 프로케인, 테트라케인 등이 있다. 코케인은 처음으로 사용된 국소마취제이며, 프로케인은 에스터형 국소마취제의 기본형이다. 에스터형 국소마취제는 혈장의 콜린에스터분해효소(cholinesterase)에 의해 신속하게 분해되어 작용지속시간이 비교적 짧다.

① 코케인(cocaine)

코카 잎에서 얻어진 천연 국소마취제이다. 강력한 국소마취작용 외에 중추흥분작용이 있으며, 국소마취제 중 유일하게 교감신경흥분작용도 있다. 현재는 안과 영역에서 제한적으로 사용되며, 정신적 의존성을 일으키기 때문에 마약으로 지정되어 있다.

표 4-3 대표적인 국소마취제의 종류와 특징

약물명		효력	작용 발현	작용지속 시간	부작용	기타
에스터형	코케인 (cocaine)	1	중간 정도	중간 정도	노르아드레날린(노르에피네프린) 재흡수 억제에 의한 중추 흥분작용, 교감신경 흥분작용	상기도의 표면마취에 드물게 사용
	프로케인 (procaine)	0.3	중간 정도	짧음	중추신경계통 : 호흡억제, 불안, 경련 순환계통 : 서맥, 심(장)박출량 저하, 혈압저하	초기의 국소마취제로 침윤, 전도, 척수마취에 사용되었으나 현재는 사용되지 않음
	테트라케인 (tetracaine)	3	빠름	중간 정도		표면 · 침윤 · 전도 · 척수마취에 사용
아마이드형	리도케인 (lidocaine)	1	빠름	중간 정도	중추억제, 심장기능억제(프로케인보다 낮은 빈도)	표면 · 침윤 · 전도 · 척수마취에 사용되며, 심실성 부정맥에도 사용
	프릴로케인 (prilocaine)	0.8	빠름	중간 정도	메트혈색소혈증	표면 · 침윤 · 전도 · 척수마취에 사용
	부피바케인 (bupivacaine)	4	빠름	길	심장독성	전도 · 척수 · 경막외마취에 사용
	다이뷰케인 (dibucaine)	6	빠름	길	신경장애	표면 · 침윤 · 전도 · 척수마취에 사용
	메피바케인 (mepivacaine)	0.6	약간 느림	중간 정도	적음	침윤 · 전도 · 척수마취에 사용

② 프로케인(procaine)

주사부위에서 신속히 흡수되기 때문에 보통 에피네프린 등의 혈관수축제를 첨가해서 사용한다. 현재도 침윤마취(0.25~0.5%), 전도마취(0.5~2%), 척수마취(10%) 등에 사용되고 있으나 짧은 작용시간과 분해산물로 인한 알레르기 증상 때문에 리도케인(lidocaine)으로 많이 대체되고 있다.

③ 테트라케인(tetracaine)

작용시간이 긴 약물이지만, 효과가 나타나기까지 10분 이상의 긴 시간이 소요되며 프로케인보다 독성과 작용이 10배 정도 강하다. 안과 영역과 코안, 인후두의 점막마취, 척수마취 등에 사용된다.

2) 아마이드형 국소마취제

리도케인, **프릴로케인**, **부피바케인**, **메피바케인**, **다이뷰케인** 등이 있다. 아마이드형 국소마취제는 혈중에서는 분해되지 않고 간의 약물대사효소에 의해 천천히 대사되기 때문에 작용지속시간이 비교적 길다. 간기능이 저하된 환자에게서는 아마이드형 국소마취제의 독성이 강하게 나타날 수 있으므로 주의해야 한다.

① 리도케인(lidocaine)

아미드형 국소마취제의 대표적인 약물로, 최근 가장 많이 사용되고 있다. 효력은 프로케인의 2배이며 조직침투성도 우수해 연고나 겔, 스프레이 등의 제제로 만들어 표면마취(1~5%)에 사용된다. 침윤마취(0.5%), 전도마취(1~2%) 등에도 사용된다. 에피네프린 첨가 용액과 첨가하지 않은 용액이 있다. 흔히 나타나는 부작용은 졸음이며 어지럼증도 종종 나타난다. 고용량에서 심장독성의 위험이 나타날 수 있으나 부피바케인보다는 비교적 안전한 것으로 알려져 있다. 리도케인 2.5%와 프릴로케인 2.5% 공용 혼합물인 EMLA 크림 제제가 있다.

② 프릴로케인(prilocaine)

리도케인보다 작용은 늦게 나타나지만 작용시간은 길다. 호흡억제, 불안, 경련 등의 중추신경계통 부작용이 나타날 수 있고, 메트혈색소혈증(methemoglobinemia)의 위험이 있어 치과 영역에서만 제한적으로 사용된다.

③ 부피바케인(bupivacaine)

저농도로 희석한 부피바케인을 경막바깥에 투여하면 운동신경보다 감각신경을 선택적으로 차단하는 장점이 있어 분만과 수술 후 마취의 용도로 많이 사용되었지만, 고농도에서 나타나는 심장독성으로 인해 현재는 제한적으로 사용된다.

Caution

- 최대 허용범위 내에서 최소한의 국소마취제를 마취의 종류와 부위에 따라 적절히 사용해야 하며, 약리작용이 나타날 때까지 충분히 기다려야 한다.
- 작용지속시간을 연장시키기 위해 에피네프린 등의 혈관수축제를 병용할 수 있으나 1:200,000~1:500,000 이상의 비율로 사용해서는 안 된다.

4. 국소마취 효과에 영향을 미치는 요인

1) 신경섬유의 감수성

일반적으로 신경섬유가 가늘수록 국소마취제에 민감하며 감각신경과 자율신경이 먼저 마취되고 후에 운동신경이 마취된다. 감각의 상실은 통각 → 냉각 → 온각 → 촉각 → 압각 순서로 나타나며 회복 순서는 그 반대이다. 따라서 척수마취의 효과가 사라지는 과정에서 발이 움직이고(= 운동신경기능) 감각도 있지만(= 감각신경기능), 배뇨를 할 수 없어 소변정체(= 자율신경기능)가 일어나는 경우가 있다.

2) 조직의 pH 영향

국소마취제는 3차 아민 구조이므로 물에 대한 용해도가 낮아서 주로 물에 녹을 수 있는 염산염 제제로 사용한다. 그러나 약염기성을 띠기 때문에 산성 용액에서는 이온형의 비율이 증가한다. 국소마취제의 작용부위는 소듐이온통로의 세포 안쪽에 있어 국소마취제가 그곳에 도달하려면 지질과 친해지기 쉬운 비이온형이 되어 세포막의 지질층을 통과할 필요가 있으므로 비이온형의 약물이 많아야 효과가 강하게 나타난다.

정상조직의 세포바깥액 pH는 7.4이지만, 국소마취제의 산성염을 중화시킬 수 있는 완충능력이 충분하여 국소마취제를 체내로 투여하면 비이온형 약물이 많아져 마취 효과를 얻을 수 있다. 한편, 염증조직의 pH는 5~6 정도의 약산성을 나타내기 때문에 염증부위에서는 국소마취작용이 약화된다(그림 4-4). 또한 각막 같은 조직에서는 pH 완충작용을 하는 세포바깥액이 적어 각막에는 알칼리화한 국소마취제가 사용된다.

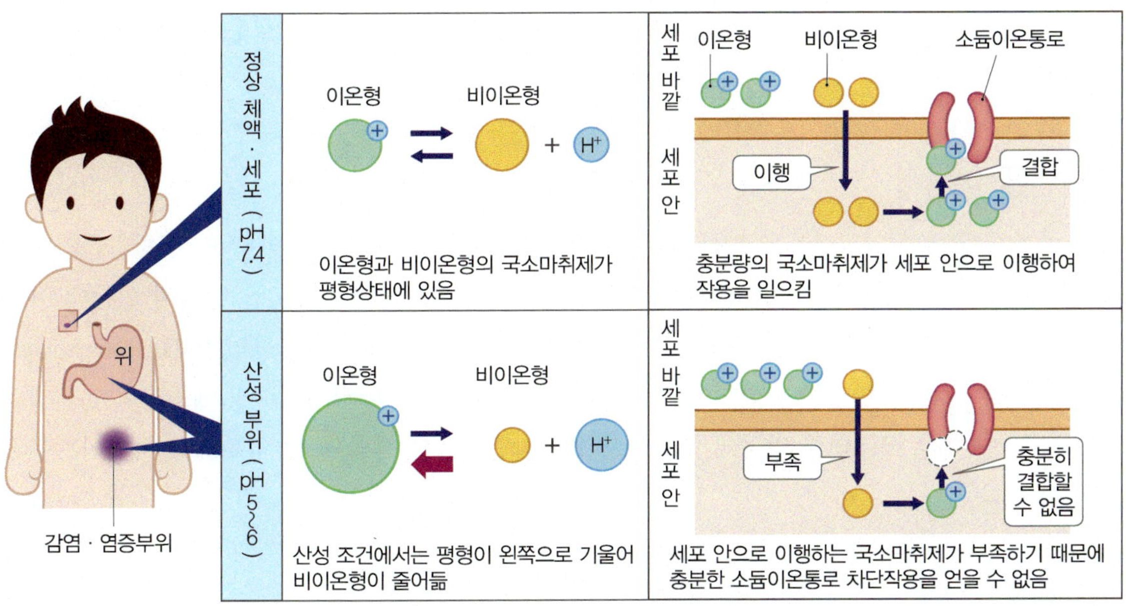

그림 4-4 마취 효과에 미치는 pH의 영향

3) 주사부위의 혈관

(1) 국소 혈관의 상태, 조직혈류량과의 관계

국소마취제의 효과를 충분히 얻기 위해서는 주사부위에 약물이 장시간 정체할 필요가 있다. 혈관의 분포밀도가 높은 조직이나 혈관확장에 의해 혈액량이 증가된 조직에서는 약물이 바로 혈액 중으로 이행되기 때문에 국소에 정체할 시간이 적어 급성중독이 발생하기 쉬운 상태가 된다.

(2) 혈관수축제의 첨가

국소마취제의 작용시간은 국소마취제가 신경섬유와 접촉하는 시간에 비례한다. 따라서 혈관수축제를 첨가하면 국소마취제의 작용시간이 길어질 뿐만 아니라 전신독성도 감소한다. 혈관수축제인 에피네프린을 첨가함으로써 얻을 수 있는 장점으로는 작용시간의 연장, 투여량의 감소, 급격한 혈중농도의 상승에 의한 급성중독 발현의 방지, 출혈 억제에 의한 수술영역의 명시 등이 있다. 그러나 혈관수축제가 흡수되어 초조, 심박수 증가, 두근거림, 가슴통증 등의 부작용이 나타날 수도 있으므로 주의하여야 한다.

5. 국소마취제의 부작용

1) 중추신경독성

국소마취제의 중독증상은 중추신경계통을 흥분시켜 구역질, 구토, 불안, 떨림, 경련 등을 일으킬 수 있다. 이러한 중추신경 흥분상태의 과도기가 지나가면 억제가 나타나 심할 경우 호흡마비로 사망할 수도 있다.

2) 과민반응

국소마취제에 의한 과민반응은 드물지만, 알레르기피부염, 전형적 천식발작 또는 치명적인 급성중증 과민반응쇼크(anaphylactic shock)가 나타날 수 있다. 그 예로 프로케인쇼크가 잘 알려져 있는데 이 반응은 소량의 국소마취제로도 발생하며, 원인은 프로케인 자체가 아니라 분해산물인 PABA(para-aminobenzoic acid)에 의해 유발된다. 이러한 과민반응은 에스터형 약물에서 잘 일어나며 특정 에스터형 약물에 과민반응이 나타나면 다른 에스터형 약물에 대해서도 교차과민반응이 나타날 수 있으므로 아마이드형 약물로 바꾸어야 한다.

3) 메트혈색소혈증

프릴로케인이나 벤조케인을 사용할 경우 메트혈색소혈증을 유발할 수도 있다.

4) 신경성쇼크

국소마취제를 사용할 때 나타나는 전신 부작용이다. 경도의 신경성쇼크 증상이나 뇌허혈성 발작이 많은데, 환자의 머리를 심장보다 낮추어 수평위를 취하게 하고 산소흡입 등을 실시하면 대부분 회복된다.

5) 심장독성

국소마취제는 심장근육의 소듐이온통로를 억제하여 심장근육의 자극전도속도를 저하시키고 또 고농도에서는 칼슘이온통로도 억제하여 수축력 저하를 일으킨다.

일반적으로 심장독성은 중추신경독성이 생기는 양 5배 이상의 고용량에서 발생한다. 다만, 부피바케인은 장시간 작용형으로 작용도 강하기 때문에 그 이하의 양에서도 강한 심장독성(난치성 부정맥, 심정지 등)을 나타낸다.

3 근(육)이완제 (Muscle relaxant)

근(육)이완제(muscle relaxant)란 중추신경에서 뼈대근육에 이르는 경로를 차단 또는 억제함으로써 근육수축을 억제하는 약물로, 작용부위에 따라 중추성 근(육)이완제와 말초성 근(육)이완제로 나뉜다(그림 4–5). 중추성 근(육)이완제는 주로 척수의 다연접반사를 억제하여 과도한 근육수축을 억제하고, 말초성 근(육)이완제는 운동신경과 뼈대근육의 신경근육접합부에 작용하여 아세틸콜린과 아세틸콜린수용체의 결합을 차단함으로써 일시적으로 운동마비를 일으키기 때문에 **신경근(육)차단제**(neuromuscular blocker)라고도 한다(그림 4–6). 말초성 근(육)이완제는 다시 작용부위와 작용기전에 따라 탈분극을 일으키지 않는 비탈분극성(경합형) 근(육)이완제와 탈분극성 근(육)이완제로 나뉜다.

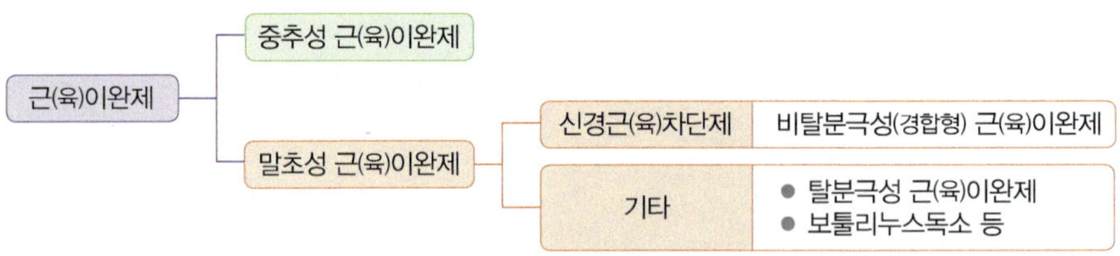

그림 4–5 근(육)이완제의 분류

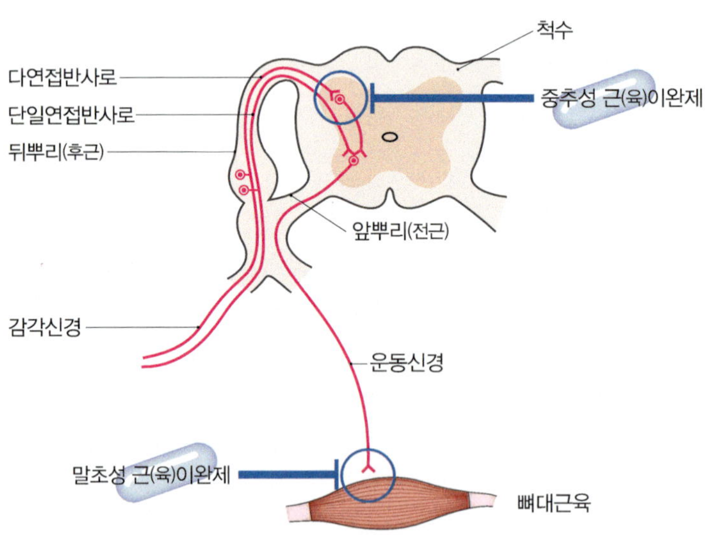

그림 4–6 근(육)이완제의 작용부위

1. 중추성 근(육)이완제

중추성 근(육)이완제는 척수나 뇌줄기에 작용하여 뼈대근육을 이완시키거나 척수의 사이신경세포(개재신경세포)를 억제하여 근육의 비정상적인 긴장을 억제시키는 약물을 말하며 연축억제제(진경제, spasmolytic)라고도 한다. 파킨슨병의 근육수축이나 중추성 경련마비에 사용된다.

대표적인 약물에는 **바클로펜**(baclofen), **사이클로벤자프린**(cyclobenzaprine), **메토카바몰**(methocarbamol), **에페리손**(eperisine), **톨페리손**(tolperisone), **단트롤렌**(dantrolene) 등이 있으며, 항불안제인 **다이아제팜**(diazepam)에도 근육이완작용이 있다. 다만, 단트롤렌은 중추신경계통에 대한 작용은 없고 말초신경계통에서 칼슘이온의 조절을 통해 작용한다.

2. 말초성 근(육)이완제

외과수술 시의 근육이완, 골절정복 및 탈구 치료에 사용된다.

중추성 근(육)이완제는 척수의 반사만 억제하기 때문에 호흡근육은 마비되지 않지만, 말초성 근(육)이완제는 다른 뼈대근육과 마찬가지로 가로막(횡격막) 등의 호흡근육도 마비시켜 호흡운동을 정지시킨다. 따라서 말초성 근(육)이완제를 사용할 때에는 인공호흡기를 준비해 두어야 한다.

대표적인 약물은 다음과 같다.

① **비탈분극성(경합형) 근(육)이완제** : **튜보큐라린**(tubocurarine), **판큐로늄**(pancuronium)

② **탈분극성 근(육)이완제** : **석시닐콜린**(succinylcholine)

3. 기타 근(육)이완제

보톡스 주사(botulinum toxin type A)는 처음에는 사시, 안검경련 등의 증상을 치료하는 데 허가되었으나 최근에는 얼굴의 주름살을 펴기 위한 목적으로도 쓰인다.

4 자율신경작용제 (Autonomic drug)

1. 자율신경의 개요

순환, 호흡, 소화, 분비, 체온조절 등 기본적인 생명활동(자율기능) 유지에 작용하는 신경계통을 **자율신경계통**(autonomic nervous system)이라고 한다. 자율신경계통은 심장근육, 민무늬근육(혈관, 소화관, 동공조임근 등), 샘 등 거의 온몸에 분포하며, 생체의 항상성(homeostasis) 유지에 중요한 역할을 한다.

자율신경계통에는 **교감신경**(sympathetic nerve)과 **부교감신경**(parasympathetic nerve)이 있으며 서로 상반된 역할을 한다. 또 지배 기관에 이르는 도중에 반드시 신경세포를 1번 바꾸는데, 신경세포를 바꾸는 장소를 **신경절**(ganglion)이라고 한다. 신경절보다 중추쪽 신경섬유를 **신경절전신경섬유**(preganglionic nerve fiber), 말초쪽 신경섬유를 **신경절후신경섬유**(postganglionic nerve fiber)라고 하며, 자율신경계통의 신경전도는 신경절전신경섬유 ⇨ 연접(신경절) ⇨ 신경절후신경섬유 ⇨ 효과기의 순서로 진행된다(그림 4-7).

교감신경의 신경절에서 방출되는 신경전달물질은 **아세틸콜린**이고, 효과기에서 방출되는 신경전달물질은 **노르아드레날린**(노르에피네프린)이다. 반면, 부교감신경의 신경절과 효과기에서 방출되는 신경전달물질이 모두 **아세틸콜린**이다.

Memo **교감신경과 부교감신경의 흥분**

교감신경계통의 흥분은 싸움이나 도주에 필요한 신체의 대응라고 볼 수 있다. 싸움이나 도주에는 모두 손발의 근육활동이 필요하고 뼈대근육(골격근)에 다량의 혈액이 공급되어야 한다. 이로 인해 심장의 박동수와 수축력이 증가하여 내장으로 가는 혈류는 억제되고 근육계통으로 가며 소화관의 연동운동도 억제된다. 또한 심장과 근육으로 가는 영양물질의 공급을 증가시키기 위해 간에서 포도당과 지방조직에서 지방산이 혈중으로 방출된다. 또 기관지가 확장되어 환기량이 증가하고, 동공이 확대되어 상대방 또는 도주 경로가 잘 보이게 된다.

부교감신경계통의 흥분은 열량 섭취(영양소 섭취, 소화, 흡수)나 저장과 관련이 있다. 이는 안정 시에 이루어지기 때문에 적은 환기량(기관지는 좁게 유지)과 낮은 심장기능으로 충분하다. 침과 소화액의 분비는 증가하고 연동운동이 항진되며 동공은 축소된다.

교감신경계통이나 부교감신경계통 어느 한쪽의 긴장이 감소되면 결과적으로 다른 계통의 긴장을 증가시키는 것과 비슷한 효과를 나타낸다.

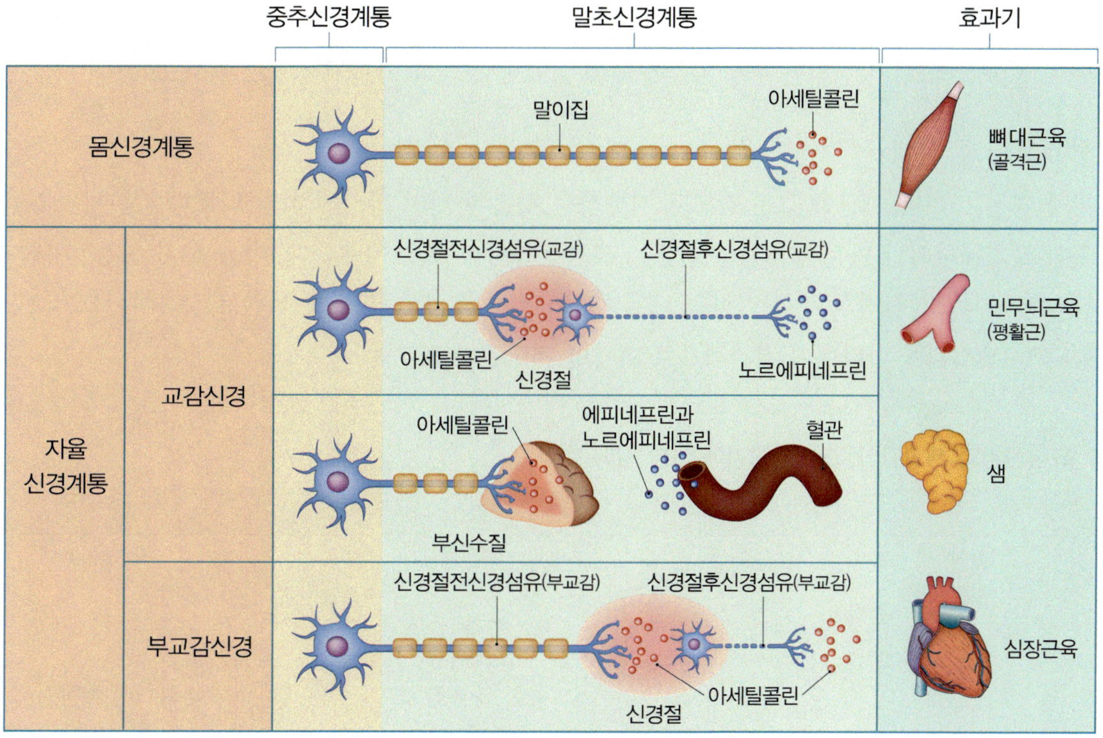

그림 4-7 자율신경계통의 신경전도

1) 생리학적 특징

자율신경계통은 해부학적으로 내장장기에 분포되어 있고 또 말초신경절을 가지고 있으므로 내장신경계통이라고도 불린다. 기능적으로는 분포된 장기의 기능을 의식 범주에서 마음대로 조절할 수 없기 때문에 비자발 신경계통(involuntary nervous system)이라고도 하며 체내대사 등 식물성 활동을 조절한다고 하여 식물성 신경계통(vegetative nervous system)이라고도 한다.

이들 대부분의 기관은 교감신경과 부교감신경 모두에 대항적 이중지배, 긴장성 지배, 장기특이성 지배를 받는다.

① 대항적 이중지배

두 신경이 하나의 장기나 기관을 서로 대항적으로 지배하는 것을 말한다.

예를 들어 교감신경차단제에 의해 심박수가 감소하는 이유는 활동하고 있는 교감신경의 활동이 억제되고 교감신경의 기능이 차단됨에 따라 상대적으로 부교감신경의 활동이 활발해지기 때문이다.

② 긴장성 지배

두 신경 모두 약하기는 하나 항상 흥분상태에 있으며 장기나 기관에 신호를 보내고 있다.

③ 장기특이성 지배

두 신경은 장기나 기관을 같은 강도로 지배하는 것은 아니며 장기에 따라 다르다. 혈관은 교감신경이 우위로 지배하지만 다른 장기나 기관은 부교감신경이 우위로 지배한다. 예를 들어 신경절차단제는 교감신경과 부교감신경의 두 신경절을 모두 차단하는데 그 반응은 항상 우위로 작용하는 교감신경의 기능과 반대 효과를 나타내며 결과적으로 혈압이 저하된다(표 4-4).

표 4-4 교감신경과 부교감신경의 각 장기에 대한 지배 효과

	장기	교감신경	부교감신경
근육계통	**심장**	촉진 (β)	억제 (m)
	혈관계통		
	피부	수축 (α)	–
	복부 내장, 골반 내장	수축 (α)	–
	심장	수축 (α), 확장 (β?)	수축 (m?), 확장 (m?)
	침샘	수축 (α)	확장 (m?)
	바깥생식기	수축 (α)	확장 (m?)
	뼈대근육	수축 (α), 확장 (β)	–
	비장	수축 (α)	–
	눈		
	동공	확대(확대근수축) (α)	축소(조임근수축) (m)
	눈꺼풀판근	수축 (α)	이완 (m)
	섬모체근	이완 (β)	수축 (m)
	기관지	이완 (β)	수축 (m)
	소화관	억제 (β) (α)	촉진 (m)
	담낭	이완 β)	수축 (m)
	방광	이완 (β)	수축 (m)
	각종 조임근	수축 (α)	이완 (m)
	털세움근	수축 (α)	–
	생식기		
	(♂) 부고환, 정관, 정낭	수축 (α)	–
	(♀) 자궁, 자궁관	수축 (α) (임신, 기타 조건에서 변동)	–
샘계통	**눈물샘**	–	분비촉진 (m)
	침샘	분비촉진(점성, 소량) (α)	분비촉진(장액성, 대량) (m)
	위샘	?	분비촉진 (m)
	췌장	?	분비촉진 (m)
	땀샘	분비촉진 (m)	–
	부신수질	분비촉진 (n)	–

( ) 안은 신경전달물질에 대한 수용체의 종류를 나타낸다.
α : α-아드레날린수용체 β : β-아드레날린수용체 m : 무스카린수용체 n : 니코틴수용체

2) 신경전달물질

교감신경과 부교감신경의 신경절전신경섬유와 신경절후신경섬유 사이, 신경절후신경섬유와 효과기 사이에는 틈새가 있다. 이 틈새에서 정보를 전달하는 것이 **신경전달물질**(neurotransmitter)인데, 신경전달물질에는 **아세틸콜린**(acetylcholine)과 **노르아드레날린**(noradrenalin; 노르에피네프린)이 있다(그림 4-7 참조; 그 밖에도 여러 가지 전달물질이 있으나 이 책에서는 편의상 2종류로 나눔).

3) 부신수질세포의 역할

부신수질(부신속질, adrenal medulla)은 변형된 교감신경절로, 신경절전신경섬유만 존재하며 신경전달물질은 아세틸콜린이다. 부신수질에서는 아드레날린(adrenalin; 에피네프린) 외에도 소량이기는 하나 노르에피네프린이 약 4:1의 비율로 방출된다.

4) 콜린신경세포 · 아드레날린신경세포

아세틸콜린을 방출하는 신경을 **콜린신경세포**(cholinergic neuron)이라 하고, 노르에피네프린 또는 에피네프린을 방출하는 신경을 **아드레날린신경세포**(adrenergic neuron)라고 한다(그림 4-8, 표 4-5).

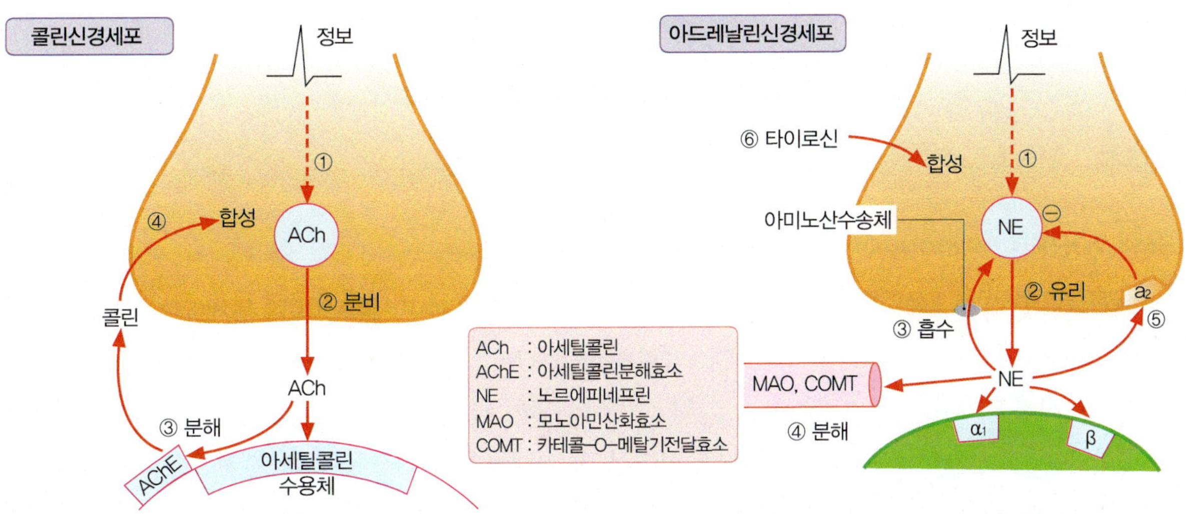

① 중추에서 보내온 정보(전기신호)를 받아들임
② ACh가 분비되고 아세틸콜린수용체와 결합해서 정보를 전달
③ 그 후 ACh는 수용체 부근 AChE에 의해 분해되어 작용을 상실
④ ACh의 분해로 얻어진 콜린은 다시 ACh 합성에 이용

① 중추에서 보내온 정보(전기신호)를 받아들임
② NE가 분비되고 α_1 및 β수용체와 결합해서 정보를 전달
③ 그 후 NE는 아미노산수송체에 의해 연접 앞부분에 흡수 또는
④ 순환혈류로 들어가 간에서 MAO나 COMT에 분해되어 작용 소실
⑤ 분비된 NE는 연접 앞부분의 α_2수용체에도 작용하며 NE의 분비를 억제
⑥ NE는 아미노산인 타이로신(thyrosine)에서 합성되어 저장

그림 4-8 콜린 및 아드레날린신경세포의 신경말단

표 4-5 콜린 및 아드레날린신경세포

	신경절전신경섬유	신경절후신경섬유
교감신경	콜린신경세포	아드레날린신경세포
부교감신경	콜린신경세포	콜린신경세포

(1) 아드레날린수용체(adrenoceptor)

노르에피네프린, 에피네프린 및 아드레날린 유사 약물의 결합부위를 **아드레날린수용체**라고 하며 α, β 2종류의 수용체가 존재한다. 각 수용체는 다시 α_1 및 α_2, β_1 및 β_2, β_3의 서브타입으로 나뉜다. 이들 수용체는 기관에 따라 다르게 분포한다(그림 4-9).

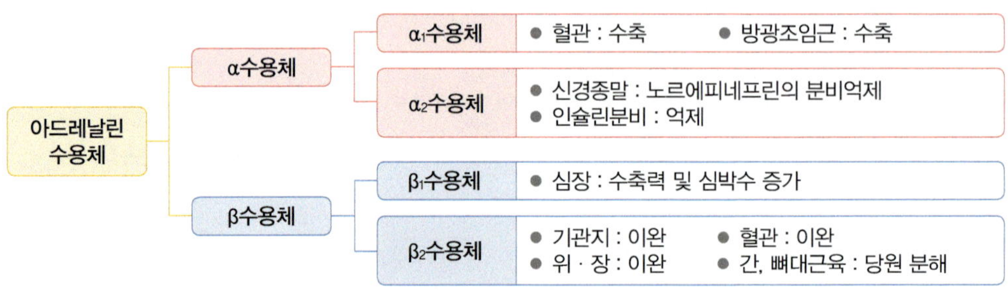

그림 4-9 아드레날린수용체의 종류와 분포

(2) 콜린수용체(cholinoceptor)

아세틸콜린 및 다른 콜린성 약물의 결합부위를 **콜린수용체**라고 하며, **무스카린수용체**(muscarine receptor)와 **니코틴수용체**(nicotine receptor)가 있다. 무스카린수용체는 M_1, M_2, M_3, M_4, M_5 등 5가지 서브타입이 있으며, M_1은 신경절, M_2는 심장근육과 대부분의 민무늬근육, M_3는 일부 민무늬근육과 분비샘에 국한해서 존재한다. 니코틴수용체는 자율신경절, 부신수질 및 뼈대근육의 신경근육접합부에 존재하며, 신경형 니코틴수용체(neuronal nicotine receptor, N_N)와 근육형 니코틴수용체(muscle nicotine receptor, N_M)로 분류된다(그림 4-10).

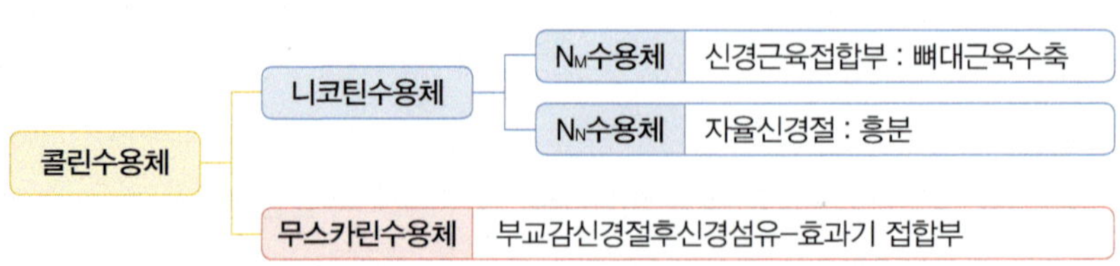

그림 4-10 콜린수용체의 종류와 분포

2. 자율신경작용제의 종류

자율신경계통에 작용하는 약물은 대상이 교감신경인지, 부교감신경인지, 또 약리작용이 촉진인지, 억제인지에 따라 크게 4종류로 나뉜다(그림 4-11).

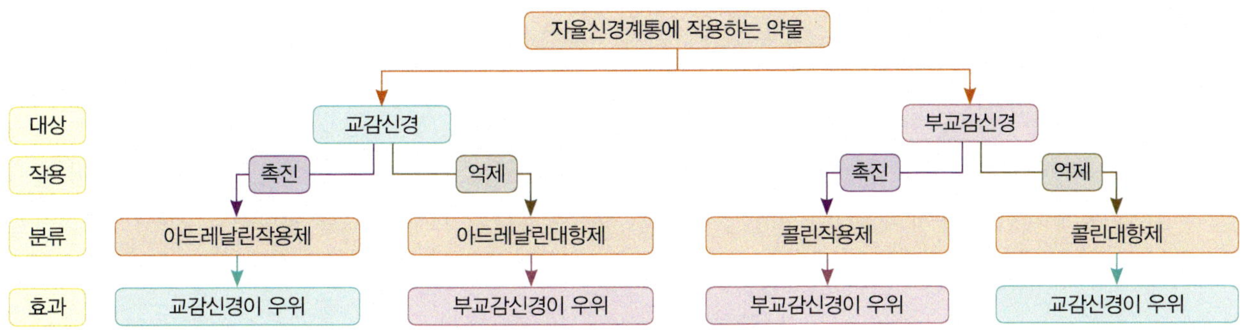

그림 4-11 자율신경제의 종류

1) 아드레날린작용제

아드레날린작용제(adrenergic agonist)는 아드레날린성 신경말단에서 방출되는 신경전달물질인 노르에피네프린의 분비를 촉진시키며 아드레날린수용체에 직접 작용하여 교감신경이 흥분한 것과 같은 작용을 나타내어 **교감신경작용제**(sympathomimetic)라고도 한다. 이들 약물은 혈관 민무늬근육을 수축시켜 혈압을 상승시키고, 심박수 증가, 당 및 지방분해 촉진작용을 나타내는 응급약품의 대표적인 약물이다(표 4-6). 심정지 시 보조제로 사용되며 천식발작의 완화, 급성중증과민반응쇼크에 우선적으로 투여되는 등 다양하게 사용된다.

표 4-6 아드레날린작용제의 종류와 특징

약물명	수용체 선택성	임상응용
에피네프린(epinephrine)	α_1, α_2, β_1, β_2	쇼크, 심장쇠약, 기관지천식, 국소마취제의 작용연장
노르에피네프린(norepinephrine)	α_1, α_2, β_1	혈압상승제
아이소프레날린(isoprenaline)	β_1, β_2	심장쇠약, 기관지천식
페닐에프린(phenylephrine)	α_1	혈압상승제, 코충혈 제거, 산동제
살부타몰(salbutamol)	β_2	기관지천식
도파민(dopamine)*	α_1, β_1, 도파민	신장기능정지에 따른 쇼크, 만성울혈심부전
도부타민(dobutamine)	β_1	심장쇠약
리토드린(ritodrine)	β_2	조산, 절박유산
에페드린(ephedrine)**	α_1, α_2, β_1, β_2	코충혈 제거, 기관지천식

* 신장혈관에는 도파민수용체가 있고 여기에 도파민이 작용하면 신장혈관이 확장된다. 그 결과 신장혈류가 증가해서 소변량이 증가한다.

** 수용체에 대한 직접작용과 전달물질인 노르에피네프린의 분비촉진작용이 있다.

① 에피네프린(epinephrine)

생체 내 부신수질세포에서 생산되며 호르몬으로서 분비되며, α수용체와 β수용체 모두에 작용한다. 낮은 용량에서는 혈관 확장(β)이 나타나고, 고용량에서는 혈관 수축(α)이 나타난다. 주요 작용은 심장에서 수축력과 박출량을 증가(β_1)시켜 쇼크나 심정지에 사용하고, 신장으로 가는 혈류량을 감소(β_2)시켜 혈압을 증가시킨다. 기관지를 확장(β_2)시켜 기관지 경련이나 천식 치료에 사용하고, 비만세포에서 히스타민의 분비를 억제(β_2)하여 급성중증과민증에 사용한다.

② 노르에피네프린(norepinephrine)

생체 내 아드레날린신경세포에서 생산되며 교감신경과 중추신경계통의 신경전달물질로서 분비된다. α수용체에 대한 작용이 강하고 β수용체에 대한 작용은 약하기 때문에 주로 혈관수축을 목적으로 사용된다.

③ 아이소프레날린(isoprenaline)

합성 카테콜아민으로 아이소프로테레놀(isoproterenol)이라고도 불린다. 주로 β수용체에 작용한다. 주요 작용은 심장을 자극하여 심장수축력과 심박수를 상승(β_1)시키고, 혈관 민무늬근육이나 기관지 민무늬근육을 이완(β_2)시켜 말초혈관의 저항을 낮춘다.

④ 페닐에프린(phenylephrine)

α_1수용체를 선택적으로 자극하는 약물로, 혈관 민무늬근육에 작용하여 혈압을 상승시키고 충혈을 개선한다. 또한 동공확대근에 작용하여 동공확대(산동)를 일으킨다. 눈, 코 등으로 국소 투여하는 경우에는 투여한 부위의 약물농도가 높아지기 때문에 국소의 부작용에 주의가 필요하다.

⑤ 살부타몰(salbutamol)

β_2수용체를 선택적으로 자극하는 약물로, 민무늬근육을 이완시키는 작용이 있으며 주로 기관지확장제로 사용된다. 교감신경 자극증상이 부작용으로서 나타나지만, 아이소프레날린보다는 안전성이 높다.

⑥ 도파민(dopamine)

중추신경계통의 중요한 신경전달물질(내인성 카테콜아민)이며, 전신투여한 경우에는 중추신경계통에 대한 작용은 없고(혈액뇌장벽을 통과하지 않음) 말초조직의 D_1수용체, β_1수용체, α_1수용체를 자극한다. 또한 노르에피네프린 분비 촉진작용을 함께 가진다. 작용지속시간이 짧아 경구투여로는 효과가 없기 때문에 점적 정맥주사로 투여해야 한다.

저용량에서는 D_1수용체를 자극하여 신장, 장간막, 심장동맥의 혈관을 확장시켜 혈류 증가와 이뇨작용을 한다. 중용량에서는 β_1자극하여 심박수, 심장수축력을 증가시켜 심(장)박출량을 높인다. 고용량에서는 α_1수용체를 자극하여 혈관을 수축시켜 혈압을 상승시킨다.

⑦ 도부타민(dobutamine)

β_1수용체를 선택적으로 자극하는 약물로, 심장기능을 항진시킬 목적으로 사용된다.

⑧ 에페드린(ephedrine)

β수용체 자극작용과 노르에피네프린 분비 촉진작용이 있다. 혈관수축, 심장흥분으로 혈압 상승 효과를 가지며, 기관지 확장 효과도 있으나 에피네프린과 비교해서 강도는 약하다. 중추신경계통 흥분작용도 있어서 피로 감소, 수면 방지 등의 각성제로 사용되기도 한다.

2) 아드레날린대항제

아드레날린대항제(adrenergic antagonist)는 아드레날린수용체에서 노르에프네프린의 작용을 차단해서 교감신경의 기능을 억제하기 때문에 **교감신경차단제**(sympathomimetic)라고도 한다(그림 4-12, 표 4-7), 교감신경의 흥분반응과 반대반응이 나타난다. α, β 각각의 수용체차단제가 있다.

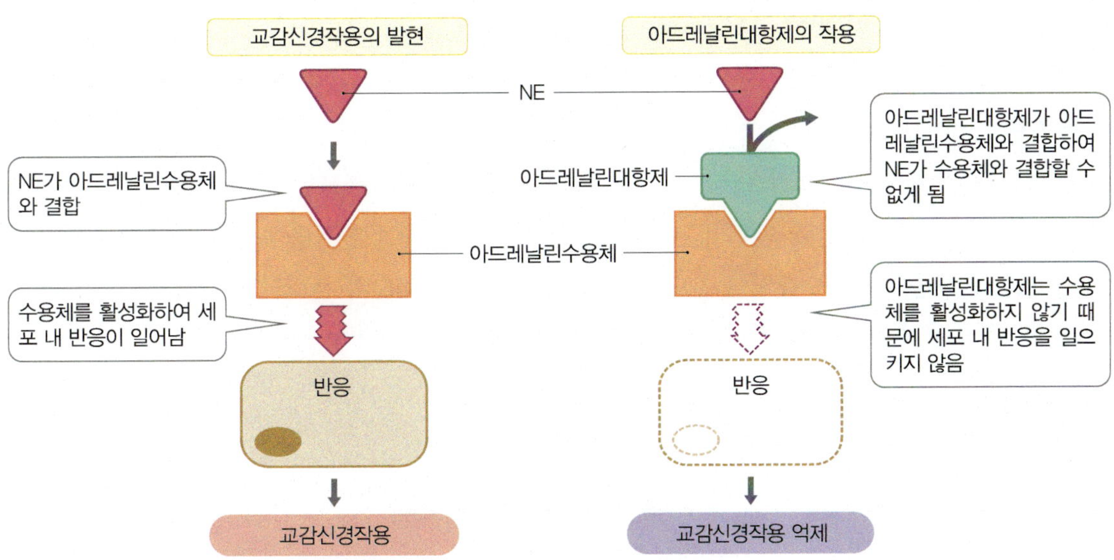

그림 4-12 아드레날린대항제의 작용기전

표 4-7 아드레날린대항제의 종류와 특징

	약물명	임상응용	부작용
α차단제	펜톨아민(phentolamine)	크롬친화세포종 진단	쇼크 유사증상, 과민증, 열감, 두통, 구역질 · 구토
	프라조신(prazosin; α_1) 탐술로신(tamsulosin; α_1)	고지혈증, 고혈압 치료제 전립샘비대에서의 배뇨장애 개선	기립저혈압, 신장기능장애 초회 투여 후 실신 주의 깊게 관찰
β차단제	프로프라놀롤(propranolol) 핀돌롤(pindolol)	협심증, 부정맥, 고혈압	기관지천식 악화 저혈압, 서맥, 호흡곤란
	티몰롤(timolol) 점안제*	녹내장	기관지천식 악화
	메토프롤롤(metoprolol; β_1)	협심증, 부정맥, 고혈압	심장성쇼크, 울혈심부전, 방실차단
	라베탈롤(labetalol; α, β)**	고혈압	울혈심부전, 간장애

α 및 β차단제는 각각 α_1 및 α_2, β_1 및 β_2의 수용체를 모두 차단하는 것이 많다. 선택성이 있는 약물은 ( ) 안에 그 수용체를 기재하였다.

* β차단제가 녹내장 치료에 사용되는 이유는 섬모체 상피의 β수용체는 안구방수의 분비를 촉진하는데, 이 수용체를 β차단제로 차단하면 안구방수의 분비가 억제되어 안압이 저하되기 때문이다.

** 라베탈롤은 α와 β수용체를 모두 차단한다.

① 펜톨아민(phentolamine)

α_1, α_2의 두 수용체를 비선택적으로 차단하는 약물이다. 크롬친화세포종을 진단하는 보조 수단으로 사용한다. 주요 작용으로 혈관 민무늬근육의 α_1수용체를 차단하여 혈관을 확장함으로써 혈압을 저하시킨다. 교감신경 종말의 α_2수용체를 차단하여 노르에피네프린(NE)의 분비를 증가시키며, 이 증가한 NE가 심장의 β_1수용체를 자극하여 심장기능을 항진시킨다.

② 프라조신(prazosin), 탐술로신(tamsulosin)

α_1수용체를 선택적으로 차단하며, α_2수용체 차단에 의한 이차적인 노르에피네프린 분비 증가는 일으키지 않는다. 주로 혈압저하, 배뇨장애 개선을 목적으로 사용된다.

③ 프로프라놀롤(propranolol), 티몰롤(timolol)

β_1, β_2수용체를 모두 비선택적으로 차단한다. β_1수용체를 차단하여 심장기능을 억제하고, β_2수용체를 차단하여 기관지 민무늬근육을 수축시킨다(주로 부작용). 또한 방수의 생산을 억제하여 안압을 낮춘다. 프로프라놀롤의 경우 편두통 발작 예방에도 사용된다.

④ 메토프롤롤(metoprolol)

β_1수용체를 선택적으로 차단하는 약물이다. β_2수용체를 차단함으로써 기관지에 미치는 영향은 적은 것이 특징이다. 고혈압, 부정맥, 협심증 등의 순환기질환에 사용된다.

3) 콜린작용제

콜린작용제(cholinergic agonist)는 **부교감신경작용제**(parasympathomimetic)라고도 하며 콜린수용체에 직접 작용하는 약물이지만, 보통 부교감신경의 신경절후신경섬유-효과기 접합부에 있는 콜린수용체에 작용하여 부교감신경의 흥분작용을 하는 약물을 가리키는 경우가 많다(표 4-8). 또한 아세틸콜린을 분해하는 아세틸콜린에스터분해효소(acetylcholinesterase)의 작용을 억제하는 콜린에스터분해효소억제제(anticholinesterase)도 같은 작용을 하므로 콜린작용제에 포함된다.

표 4-8 콜린작용제의 종류와 특징

약물명	임상응용
콜린에스터류	
아세틸콜린(acetylcholine)	장마비, 급성위확장
베타네콜(bethanechol)	장마비, 위무력증, 소변정체
콜린에스터분해효소억제제	
네오스티그민(neostigmine)	장마비, 배뇨곤란, 중증근무력증
에드로포늄(edrophonium)	중증근무력증 진단(텐실론 검사)
피조스티그민(physostigmine)	전형적 약물이며 현재는 임상에서 응용되지 않음
동공수축제	
필로카핀(pilocarpine)	녹내장, 입안마름증(구강건조증)

① 아세틸콜린(acetylcholine), 베타네콜(bethanechol)

콜린수용체에 작용하여 심장기능 억제(M_2), 혈관 확장(M_3), 소화관운동 항진(M_3), 배뇨 촉진(M_3), 동공수축(M_3), 외분비 촉진(M_3) 등의 무스카린 유사작용을 나타낸다. 혈액뇌장벽을 통과하기 어렵기 때문에 중추신경계통에 대한 작용은 약하다. 아세틸콜린은 콜린에스터분해효소(cholinesterase, ChE)에 의해 신속하게 분해되며 작용 지속시간은 상당히 짧다(5~39초). 베타네콜은 아세틸콜린과 비교하여 ChE에 의해 분해되기 어렵기 때문에 작용 지속시간이 길다.

② 네오스티그민(neostigmine)

콜린에스터분해효소(ChE)를 가역적으로 억제하는 약물이다. 무스카린 유사작용을 촉진하는 점을 이용하여 장마비, 배뇨곤란에 사용한다. 또한 니코틴 유사작용을 촉진하는 점을 이용하여 중증근무력증, 경합성 근(육)이완제의 대항에 사용한다. 기관지천식 환자에게는 증상을 악화시킬 우려가 있으므로 사용에 주의해야 한다.

③ 필로카핀(pilocarpine)

콜린수용체 가운데 M수용체를 자극한다. 주로 섬모체근 수축으로 안압을 저하시키기 때문에 녹내장 치료에 사용된다. 점안제 외에도 내복용 정제도 있으며 침 분비를 촉진할 목적으로 쇠그렌증후군 등에 사용되기도 한다.

4) 콜린대항제

콜린대항제(cholinergic antagonist)는 보통 콜린수용체를 차단해서 부교감신경의 기능을 억제하는 약물을 말하며 **부교감신경억제제**(parasympatholytic)라고도 한다(표 4–9).

부작용으로는 목마름, 눈의 침침함, 빈맥(빠른맥), 변비, 소변정체, 녹내장 악화, 착란, 기면(노인) 등이 있다.

표 4–9 콜린대항제의 종류와 특징

약물명	임상응용
벨라돈나알칼로이드	
아트로핀(atropine)	마취전투약, 동공확대(수일간) 콜린에스터분해효소억제제 중독
스코폴라민(scopolamine)	마취전투약
합성제	
트로피카마이드(tropicamide)	동공확대(수시간)
부틸스코폴라민(butylscopolamine)	연축 억제*, 소화궤양 치료
트라이헥시페니딜(trihexyphenidyl)	파킨슨증후군
피렌제핀(pirenzepine)	위십이지장궤양

* 위, 담관, 요관 등 내장 민무늬근육의 경련이나 수축 · 운동항진과 그에 동반하는 통증을 억제하는 약리작용을 말한다.

① 아트로핀(atropine) · 스코폴라민(scopolamine)

체온 상승, 홍조, 동공확대(산동), 침분비 억제, 소변정체, 기관지 이완, 졸음, 흥분 등이 나타난다. 공통적인 부작용으로는 시야 몽롱, 목마름, 침분비 억제, 변비, 배뇨 곤란이 나타난다. 아트로핀 중독 시 피조스티그민(pysostigmine) 1~4mg을 1시간마다 피부 밑에 주사한다.

5) 자율신경절차단제

자율신경절차단제(autonomic ganglionic blocker)는 교감신경과 부교감신경의 신경절을 모두 차단하는 약물이다. 작용은 우위에서 지배하는 신경기능의 반대작용으로서 나타난다. 자율신경절차단제에도 탈분극성 약물과 비탈분극성 약물의 2종류가 있다. 탈분극성 약물은 니코틴계 신경절 흥분약물로 처음에는 신경절세포의 탈분극을 일으켜 신경절 흥분작용을 일으키나, 대량 사용에서는 지속적인 탈분극으로 다음 신경충동이 전달되지 못하게 되어 결과적으로 신경절이 차단된다.

니코틴(nicotine)과 니코틴 유사 약물이 금연보조제로 사용된다. 비탈분극성 약물에는 **헥사메토늄**

(hexamethonium)이 대표적이며 현재 주로 연구목적으로만 사용되고, **트리메타판**(trimethaphan)도 급성박리 동맥류 치료에서 초기에 혈압을 내리기 위한 용도로만 사용된다.

6) 동공확대제와 동공수축제

동공확대근은 교감신경이, 동공조임근은 부교감신경이 각각 대항적으로 지배한다(그림 4-13). 따라서 동공확대(산동)를 일으키기 위해서는 동공확대제(산동제, mydriatic)인 **아트로핀**(atropine), **페닐에프린**(phenylephrine) 등의 콜린대항제(부교감신경억제제) 또는 α작용제를 점안하고, 동공수축(축동)을 일으키기 위해서는 동공수축제(축동제, miotic)인 **필로카핀**(pilocarpine) 등의 콜린작용제를 사용한다(표 4-10).

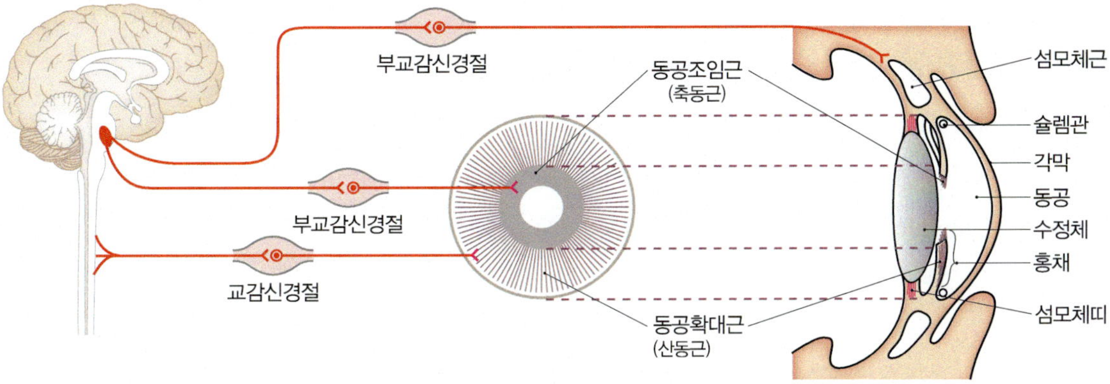

그림 4-13 눈근육의 신경지배

표 4-10 동공확대제와 동공수축제의 종류와 특징

약물명		임상응용
동공확대제	**콜린대항제** 아트로핀(atropine) ······ (1%) 호마트로핀(homatropine) ······ (0.5~1%) 트로피카마이드(tropicamide) ······ (0.5~1%) **α작용제** 페닐에프린(phenylephrine) ······ (5%)	안저검사, 홍채염 치료
동공수축제	**콜린작용제** 필로카핀(pilocarpine) ······ (0.5~4%) 카바콜(carbachol) ······ (0.75%)	녹내장 치료

Memo **안압**

섬모체근(ciliary muscle)은 부교감신경이 흥분하면 수축되며 그에 따라 섬모체띠(zonula ciliaris)가 이완되어 수정체가 그 탄성에 의해 곡률이 증가된다. 굴절력은 커지고 눈은 근시(myopia) 상태가 된다. 또 부교감신경이 차단되면 수정체는 곡률이 감소해서 편평해진다. 굴절력은 작아지고 눈은 원시(hyperopia) 상태가 된다(조절마비). 또한, 섬모체근이 수축하여 섬모체띠와 홍채(iris)가 안쪽으로 돌출되면 슐렘관(Schlemm canal)이 열리고 안구방수가 배출되어 안압이 저하된다. 그래서 안압이 상승하는 녹내장 치료에 부교감신경작용제(필로카핀 등)가 사용되며, 반대로 부교감신경억제제(아트로핀 등)는 녹내장에 사용하면 안 된다.

7) 비아드레날린성 · 비콜린성 신경계통에 작용하는 약물

자율신경계통 신경전달물질로서 노르에피네프린이나 아세틸콜린 외에도 산화질소(nitric oxide, NO), ATP(삼인산아데노신, adenosine triphosphate), VIP(혈관작용성 소장펩타이드, vasoactive intestinal peptide), NPY(신경펩타이드 Y, neuropeptide Y) 등이 밝혀져 있다. 현재 산화질소 작동성 신경세포에 작용하는 약물이 임상에서 응용되고 있다.

Caution

- 콜린대항제는 소아의 경우 약물에 대한 감수성이 높아져서 정신병성 반응이나 행동변화의 위험이 증가한다고 알려져 있으므로, 소아에게 투여할 때는 특히 주의해야 한다.
- 콜린대항제 사용 시 주변 온도가 상승한 환경에 노출되어 있거나 열이 있는 환자, 특히 소아에서는 고열 위험이 증가할 수 있으므로 주의해서 사용한다.
- 아드레날린대항제인 β차단제는 약을 중단할 경우 증상을 악화시킬 위험이 있으므로 서서히 감량해야 한다.
- β차단제는 당뇨병 환자의 저혈당 효과가 감춰질 위험이 있으므로 신중하게 투여해야 한다.

확인문제

01. 국소마취제에 관한 설명 중 옳은 것은?

① 전도마취는 침윤마취에 비해 마취 영역이 좁다.
② 리도케인은 국소마취제뿐만 아니라 항부정맥제로도 사용된다.
③ 국소마취제에 에피네프린을 첨가하면 국소마취작용이 신속하게 사라진다.
④ 프로케인(에스터형)과 네오스티그민을 함께 사용하면 프로케인의 국소마취작용이 약해진다.
⑤ 국소마취제에 혈관수축제를 첨가하면 작용시간이 길어질 뿐만 아니라 전신독성도 증가한다.

02. 교감신경의 흥분으로 나타나는 반응은?

① 서맥
② 동공확대
③ 기관지 수축
④ 소화관운동 항진
⑤ 심방수축력 저하

03. 심장에 있는 아드레날린수용체는 무엇인가?

① α_1 ② α_2 ③ β_1 ④ β_2 ⑤ 도파민

04. 아트로핀과 같은 콜린대항제의 약물 효과는?

① 동공확대
② 진정작용
③ 조절마비
④ 기관지 확장
⑤ 이상 모두

01. ② 02. ② 03. ③ 04. ⑤

05. 다음 설명 중 옳은 것은?

① 뼈대근육에 있는 것은 N_M수용체이다.
② 방광조임근에 있는 것은 β_2수용체이다.
③ 기관지에 있는 아드레날린수용체는 β_1수용체이다.
④ 부교감신경절후신경섬유–효과기 접합부에 있는 것은 니코틴수용체이다.
⑤ 교감신경절후신경섬유 종말의 α_2수용체에 작용제가 결합하면 노르에피네프린의 방출이 증가한다.

06. 콜린신경세포에서 분비되는 신경전달물질은?

① 세로토닌
② 에피네프린
③ 카테콜아민
④ 아세틸콜린
⑤ 노르에피네프린

07. 다음 중 올바르게 짝지어진 것은?

① 신경절차단제 – 뼈대근육 수축
② 콜린대항제 – 교감신경 기능흥분
③ 콜린작용제 – 부교감신경 기능억제
④ 아드레날린대항제 – 교감신경 기능억제
⑤ 아드레날린작용제 – 부교감신경 기능흥분

08. 다음 설명 중 옳은 것은?

① 아트로핀은 콜린작용제이다.
② β차단제를 사용하면 빈맥이 된다.
③ 노르아드레날린(노르에피네프린)은 α작용만 가지고 있다.
④ 판큐로늄과 네오스티그민의 병용으로 판큐로늄의 작용이 증가된다.
⑤ 아드레날린(에피네프린)이 가진 β_1수용체 자극작용은 심장의 수축력을 증가시킨다.

정답

05. ① 06. ④ 07. ④ 08. ⑤

제 5 장

오타코이드

학습목표

1. 오타코이드에 대해 설명할 수 있다.
2. 항히스타민제의 종류와 특성을 설명할 수 있다.
3. 프로스타글랜딘의 생리작용을 설명할 수 있다.
4. 안지오텐신과 세로토닌 관련 약물을 열거할 수 있다.

핵심용어해설

- **고리산소화효소**(cyclooxygenase, COX) : 아라키돈산에서 프로스타글랜딘을 합성하는 효소
- **면역글로불린**(immunoglobulin, Ig) : 혈청성분 중 면역에 중요한 역할을 하고 항체작용을 하는 단백질
- **브라디키닌**(bradykinin) : 생체 내에서 생성되는 펩타이드성 물질로, 모세혈관을 확장하여 혈압을 내리는 작용을 하며 염증의 발생과정과도 관계가 있음
- **비만세포**(mast cell) : 히스타민과 헤파린 등이 함유된 과립을 갖고 있는 백혈구의 일종
- **비스테로이드소염제**(nonsteroidal antiinflammatory drug, NSAID) : 체내의 염증반응을 완화시키는 약물
- **신경전달물질**(neurotransmitter) : 체내의 신경세포에서 방출되며 인접하는 신경세포나 근육에 정보를 전달하는 물질로, 신경세포 내에서 합성되어서 신경종말의 연접소포에 저장된 후 자극에 의해서 연접틈새에서 방출되어 수용체와 결합함으로써 정보를 다음 세포로 전달
- **아이코사노이드**(eicosanoid) : 아라키돈산에 고리산소화효소 계통이나 불포화지방산산화효소 계통이 작용하여 생성된 내인성 화합물로, 호르몬처럼 분비 세포에서 혈액이나 조직액으로 분비되어 주로 주변 세포에 작용하며 다양한 생리활성을 나타냄
- **알레르기항원**(allergen) : 알레르기를 일으키는 물질로, 꽃가루, 집먼지, 여러 가지 식품이나 약물 등 다양
- **안지오텐신전환효소**(angiotensin converting enzyme, ACE) : 혈압상승을 촉진하는 효소로 작용하는 등 심장혈관계통 질환의 발병 기전에 중요한 인자
- **오타코이드**(autacoid) : 생체 내의 생리활성물질 중 호르몬과 신경전달물질과의 중간적인 성질을 가진 물질
- **장크롬친화세포**(enterochromaffine cell) : 장에 분포하며 세로토닌에 의해 크롬친화반응을 나타내는 세포무리
- **프로스타글랜딘**(prostaglandin, PG) : 아라키돈산에서 생합성되는 생리활성물질로, 위액 분비억제, 기관지근육 이완, 혈압강하, 진통유발 및 촉진 등에 사용됨
- **항원항체반응**(antigen antibody reaction) : 항체가 항원과 반응하여 그 기능을 억제시키거나 저하시키는 반응
- **항히스타민제**(antihistamine) : 히스타민수용체에서 히스타민과 직접 경쟁하는 약물
- **혈액뇌장벽**(blood brain barrier, BBB) : 뇌조직과 혈액 사이에 있는 생리학적 장벽으로, 대부분의 이온과 잠재적으로 해가 되는 물질 등이 혈액으로부터 뇌 또는 뇌척수액으로 들어오는 것을 막는 선택적 방어구조
- **호르몬**(hormone) : 특정한 내분비기관에서 생성 및 저장되어 있다가 순환하는 혈액으로 분비된 다음 혈액에 실려 멀리 떨어져 있는 표적세포(호르몬이 작용을 나타내는 세포)에 이르러 그곳에서 특정한 기능을 발휘하는 물질
- **호염기구**(basophil) : 백혈구의 일종으로, 염기성 염색에 푸른빛을 띤 검정색으로 염색되는 핵을 갖는 식세포성 림프구
- **히스타민**(histamine) : 스트레스와 같은 외부 자극에 대하여 신체가 빠르게 방어하기 위해 분비되는 유기물질

1 오타코이드의 개요

오타코이드(autacoid)는 **국소호르몬**이라고도 하는데 '자신을 조절하는 물질'이라는 의미를 가진다. 그리스어 *auto*(−self)와 *akos*(medical agent)의 합성어에서 유래되었다. 생체 내 **생리활성물질** 중 호르몬과 신경전달물질의 중간적인 성질을 가진 물질이다(표 5–1). 생체 내에서 생산되며 미량으로도 강력한 생리활성을 나타낸다는 점에서 호르몬과 매우 유사하지만, 호르몬은 특정 장기에서만 생산되고 혈액을 통해 온몸으로 운반되어 생리활성을 나타내는 반면, 오타코이드는 많은 조직에서 생산되어 해당 부위에서 생리활성을 나타내고 또 해당 부위에서 생리활성을 잃는다. 이러한 오타코이드는 생체 내에서 화학적 수용체, 매개체, 조절체의 역할을 담당한다.

오타코이드에는 **히스타민**(histamine), **프로스타글랜딘**(prostaglandin), **안지오텐신**(angiotensin), **세로토닌**(serotonin) 등이 있으며, 대표적인 오타코이드 제제를 정리하면 표 5–2와 같다.

표 5–1 오타코이드의 성질

	신경전달물질	호르몬	오타코이드
작용기전	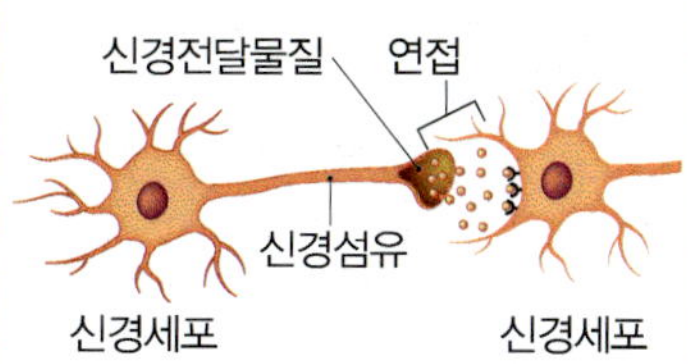	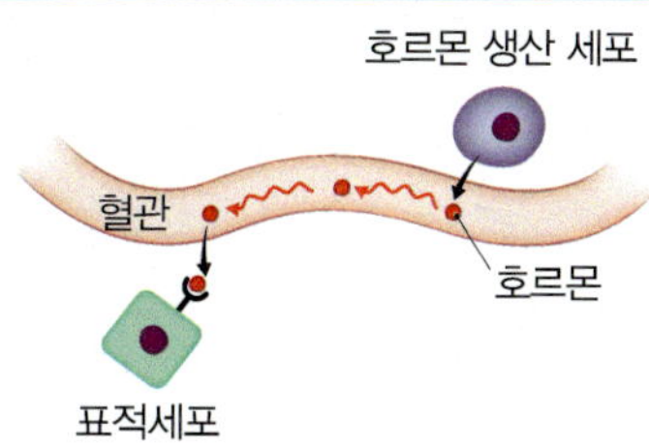	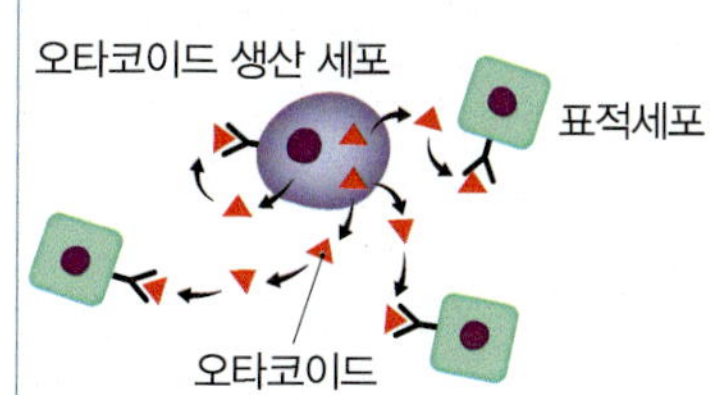
작용거리	짧음	길	중간(세포 주위)
작용속도	빠름	느림	중간

Memo **신경전달물질과 호르몬**

신경전달물질(neurotransmitter)은 신경세포 내에서 합성되어 신경종말의 연접소포에 저장된 후 자극에 의해 연접틈새에서 방출되어 수용체와 결합함으로써 정보를 다음 세포로 전달하고, 호르몬(hormone)은 특정한 내분비기관에서 생성 및 저장되어 있다가 순환하는 혈액으로 분비된 다음 혈액에 실려 멀리 떨어진 표적세포에 이르러 그곳에서 특정한 기능을 발휘한다.

표 5-2 주요 오타코이드 제제

분류		약물(일반명)
항히스타민제	H_1수용체차단제	클로르페니라민(chlorpheniramine), 다이펜하이드라민(diphenhydramine), 사이프로헵타딘(cyproheptadine), 세티리진(cetirizine), 로라타딘(loratadine), 펙소페나딘(fexofenadine)
	H_2수용체차단제	시메티딘(cimetidine), 파모티딘(famotidine)
	탈과립억제제	크로모글릭산(cromoglycate), 트라닐라스트(tranilast)
프로스타글랜딘	비스테로이드소염제	아스피린(aspirin), 이부프로펜(ibuprofen), 인도메타신(indomethacin), 세레콕시브(celecoxib)
안지오텐신	안지오텐신전환효소억제제	캡토프릴(captopril), 에날라프릴(enalapril), 라미프릴(ramipril)
	안지오텐신II수용체차단제	칸데살탄(candesartan), 로살탄(losartan), 텔미살탄(telmisartan), 발살탄(valsartan)
세로토닌	세로토닌수용체작용제	부스피론(buspirone), 제피론(gepirone), 시사프라이드(cisapride), 수마트립탄(sumatriptan), 트라조돈(trazodone), 플루옥세틴(fluoxetine), 덱스펜플루라민(dexfenfluramine)
	세로토닌수용체차단제	사이프로헵타딘(cyproheptadine), 온단세트론(ondansetron), 그라니세트론(granisetron), 알로세트론(alosetron), 클로자핀(clozapine), 리스페리돈(risperidone)

2 히스타민 (Histamine)

1. 히스타민의 개요

1) 분비기전

히스타민(histamine)은 스트레스와 같은 외부 자극에 대하여 신체가 빠르게 방어하기 위해 분비되는 유기물질 중 하나이다. 히스타민은 뇌를 포함한 여러 조직에서 발견되며 염증, 알레르기, 위산분비 등에 관여한다. 주로 비만세포(mast cell)와 호염기구(basophil) 내에 고농도로 저장되어 인체에 널리 존재하는데, 항원항체반응의 결과 히스타민이 유리되어 **알레르기반응**(allergic reaction)을 일으킨다.

비만세포는 호흡기 점막, 손발 피부, 위장관 점막, 혈관 등에 다량 존재(혈소판에는 극소량)하며 생리활성물질이 있는 과립을 가진다. 이 과립 안에는 히스타민, 헤파린(heparin), 세로토닌(serotonin), 프로스타글랜딘(prostaglandin), 류코트라이엔(leukotriene), 혈소판 · 호산구활성인자 등이 있다. 비만세포 안에 있던 이 과립이 터지며 비만세포 밖으로 나오는 과정을 **비만세포의 탈과립**이라고 한다(그림 5-1).

비만세포에서 히스타민이 나오는 과정은 2가지로 나눌 수 있다.

① 물리 · 화학적 자극에 의해 유도된다. 기계적 외상, 모르핀(morphine)이나 기타 아민성 항생제와 같은 약물, 독소 등의 유해자극에 의해 유발되는 비만세포의 손상으로 히스타민이 비만세포에서 방출된다.

② 알레르기반응에 의해 유도된다. 사람이 최초로 어떤 꽃이나 집먼지진드기 등 다양한 알레르기항원과 접촉하면 백혈구는 항체를 생산하는데, 특이적으로 면역글로불린 E(IgE)를 생산한다. 처음 알레르기항원과 접촉했을 때는 알레르기 증상이 나타나지 않지만, 감작된 사람이 피부 혹은 폐를 통해 항원과 재접촉하거나 항원이 혈중으로 재유입되면서 알레르기항원은 비만세포 표면에 결합해 있는 IgE수용체와 결합하여 비만세포는 탈과립하게 되어 히스타민이 방출된다. 그 결과 피부와 후두의 부종, 기관지수축, 저혈압 등이 유발될 수 있다.

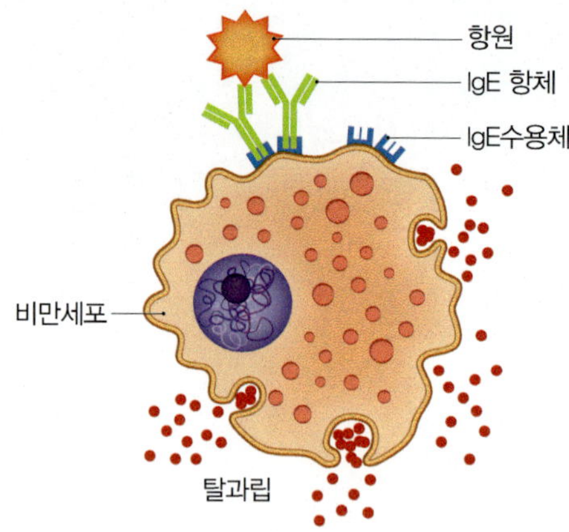

그림 5-1 비만세포의 탈과립

2) 히스타민수용체와 생리작용

히스타민은 특정 조직에 있는 세포 표면의 **히스타민수용체**(histamine receptor)와 결합하여 주로 기관지 · 자궁 · 장 · 방광 민무늬근육의 수축작용, 동맥 · 모세혈관의 확장작용, 침샘 · 장샘 · 눈물샘 · 췌장 등의 분비증가와 위점막 분비촉진 등의 작용을 한다.

히스타민과 관련된 수용체에는 총 4개의 서브타입이 있는데, 그중 H_1수용체에 작용하는 약물은 알레르기반응을 억제하는 작용이 있고, H_2수용체에 작용하는 약물은 위산분비를 억제하는 작용이 있다. H_3 및 H_4수용체에 작용하는 약물은 실험적인 약물로서 임상에 사용되지는 않는다(그림 5-2, 표 5-2).

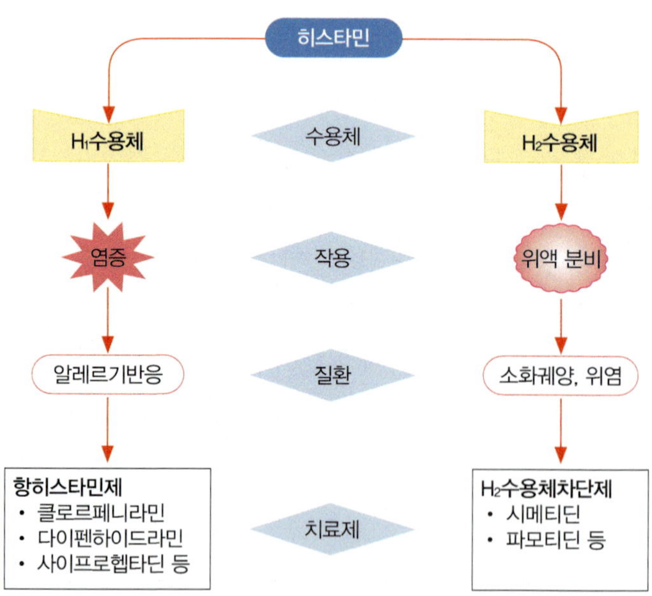

그림 5-2 히스타민수용체의 종류와 약물

표 5-3 **히스타민의 작용과 치료제**

히스타민의 작용	수용체	반응	치료제
모세혈관 투과성 항진작용	H_1	두드러기, 알레르기 피부염	H_1수용체차단제
모세혈관 확장작용	H_1	저혈압에 의한 쇼크	에피네프린
기관지 민무늬근육 수축작용	H_1	기관지천식	기관지확장제
위산분비 촉진	H_2	소화궤양	H_2수용체차단제

① H_1수용체

뇌, 심장, 기관지, 위장관, 혈관 민무늬근육 등에 존재하는 이 수용체는 세포막에 부착되어 있다. 뇌에 있는 H_1수용체의 활성화는 각성을 촉진하고, 혈관에 있는 H_1수용체는 혈관의 확장 및 투과성 증가를 유발하며, 비혈관성 민무늬근육에서는 수축을 유발한다. 또한 히스타민은 혈관, 기관지, 장관 민무늬근육의 연접후 H_1수용체에 작용하여 알레르기반응을 일으킨다. 알레르기 증상(가려움증, 홍반, 두드러기, 코막힘)의 강도는 분비된 히스타민의 양에 비례하여 나타난다.

② H_2수용체

연접후 H_2수용체는 뇌, 심장, 자궁, 혈관, 위벽세포에 존재한다. 수용체 자극 시 위산분비가 증가하고, 혈관이 확장하며, 민무늬근육이 이완된다.

③ H_3수용체

중추신경계통 및 말초신경계통의 연접전 신경말단에 존재한다. 신경세포에 있는 이 수용체가 자극되면 히스타민 방출이 감소된다.

④ H_4수용체

염증에 대한 인체의 반응을 조절하는 역할을 한다. H_4수용체는 백혈구(중성구, T세포)와 관련이 있다.

2. 히스타민제

히스타민제는 치료보다는 진단을 목적으로 사용되는데, 주로 알레르기반응검사에서 히스타민에 대한 민감도 평가, 위산분비능력 검사, 악성빈혈과 다른 빈혈의 감별진단 등에 사용된다.

히스타민제는 다양한 부작용을 유발할 수 있다. 일반적으로 작은 혈관과 모세혈관을 이완시키기 때문에 혈압을 일시적으로 낮추고, 피부에서는 모세혈관의 이완으로 국소적으로 피부가 붉어지는 홍반이 나타나며, 피부에서 모세혈관의 누출이 일어나면 부종, 두드러기 등을 유발할 수 있다. 또한 H_1수용체를 자극하기 때문에 장과 세기관지 민무늬근육의 수축을 유발하여 설사나 호흡곤란을 일으킨다. 또 빈맥(빠른맥)을 유발하지만, 다량의 히스타민이 존재하는 경우(히스타민쇼크) 심장전도가 손상되어 부정맥을 일으키고 심혈관계통의 허탈을 유발할 수 있다.

3. 항히스타민제의 종류

히스타민수용체에서 히스타민과 직접 경쟁하는 약물을 **항히스타민제**(antihistamine)라고 한다. 항히스타민제는 히스타민이 이미 분비된 상태에서 급성반응의 징후와 증상을 경감시키기 위해 사용한다. 작용하는 수용체에 따라 **H_1수용체차단제**와 **H_2수용체차단제**로 나눌 수 있는데, 보통 항히스타민제라고 하면 H_1수용체차단제를 가리킨다.

이들 약물은 항알레르기작용 외에도 ①진정 · 수면작용, ②구토억제작용, ③항콜린작용, ④국소마취작용도 한다. 또한 구토억제작용이 있어 멀미 예방에 사용되기도 한다.

1) H_1수용체차단제

IgE 항체에 감작된 비만세포에 작용하는 항원에 의해 유발되는 알레르기질환 치료에 효과적이다. 또한 중추신경계통에 영향을 미쳐 진정 · 수면작용을 나타내기도 한다. H_1수용체차단제는 1세대, 2세대, 3세대 약물로 나뉜다(표 5-4).

표 5-4 주요 H_1수용체차단제의 종류와 부작용

종류	약물명	투여경로 및 용량	부작용
1세대	클로르페니라민(chlorpheniramine)	경구 2~4mg, 하루 3~4회	구강건조, 두통, 어지러움, 소변정체, 역설적 흥분, 급성중증과민증, 저혈압, 무과립구증, 추체외로증상, 호흡저하
	다이펜하이드라민(diphenhydramine)	경구 25~50mg, 하루 3~4회	
	사이프로헵타딘(cyproheptadine)	경구 4~20mg, 하루 3~4회	
2세대	세티리진(cetirizine)	경구 5~10mg/일(최대 10mg/일)	구갈, 두통, 어지러움, 소변정체, 구역질, 역설적 흥분, 급성중증과민증, 저혈압
	로라타딘(loratadine)	경구 10mg/일	
	펙소페나딘(fexofenadine)	경구 60mg 하루 2회 또는 180mg 하루 1회	

① 1세대

중추신경계통에 있는 H_1수용체와 비선택적으로 작용하기 때문에 부작용이 발생하는 경우가 많은데, 혈액뇌장벽(blood brain barrier, BBB)을 통과하여 중추신경계통에 진정작용을 일으킨다. 항히스타민제가 함유된 감기약을 먹으면 졸리는 현상은 이 때문이다. 대표적인 약물에는 **클로르페니라민**(chlorpheniramine), **다이펜하이드라민**(diphenhydramine), **사이프로헵타딘**(cyproheptadine) 등이 있다.

② 2세대

중추신경계통보다 말초의 H_1수용체에 훨씬 더 선택적으로 작용하기 때문에 진정작용이 적은 장점이 있다. 대표적인 약물에는 **세티리진**(cetirizine), **로라타딘**(loratadine), **펙소페나딘**(fexofenadine) 등이 있다.

③ 3세대

2세대 약물의 이성질체 혹은 유도체로, 부작용은 적고 약효는 향상되었다. 2세대 약물과 관련이 있기 때문에 경우에 따라서는 2세대에 포함시키기도 한다.

2) H_2수용체차단제

H_2수용체에서 히스타민과 경쟁적으로 대항하는 약물이다. H_2수용체는 위벽세포에 주로 존재하기 때문에 H_2수용체차단제는 위산 및 펩신의 분비를 억제한다. 위장관의 기능이상, 속쓰림, 위산 유발성 소화불량, 소화궤양(위궤양, 십이지장궤양), 역류식도염의 치료에 사용한다.

대표적인 약물에는 **시메티딘**(cimetidine), **파모티딘**(famotidine) 등이 있다. 부작용이 비교적 적은 편이지만, 시메티딘은 중추신경계통을 억제하여 두통, 졸음, 어지러움 등을 유발할 수 있고, 남성호르몬 억제 효과로 인해 여성형유방(증)을 유발할 수 있다.

3) 탈과립억제제

알레르기반응으로 발생하는 비만세포에서 히스타민, 류코트라이엔(leukotriene) 등의 화학물질이 탈과립되는 것을 억제하는 약물(기관지천식 치료제)로, 크로모글릭산(cromoglycate), 트라닐라스트(tranilast) 등이 있다.

Caution

- 부작용으로서 항히스타민제 전반에 졸음, 주의력, 집중력 저하가 일어날 수 있으므로 자동차 운전이나 위험을 수반하는 기계조작 시에는 복용하지 않도록 한다.
- 알레르기질환 환자에게는 알레르기의 원인인 알레르기항원을 제거하도록 지도한다.
- 항콜린작용에 의한 배뇨 및 시력장애가 나타날 수 있으므로 전립샘비대증이나 녹내장 환자에게는 투여하지 않도록 한다.
- 중추신경억제제나 항콜린제와의 병용투여 시 용량 조절이 필요하다.

3 프로스타글랜딘 (Prostaglandin)

1. 프로스타글랜딘의 개요

프로스타글랜딘(prostaglandin, PG)은 아라키돈산(arachidonic acid)에서 생합성되는 생리활성물질의 하나로, 민무늬근육 수축자극, 혈압의 상승 및 저하, 혈액의 응집력 감소 및 증가, 세포막에서의 이온수송 촉진, 염증 자극, 지방조직에서의 지방분해 방지작용을 한다.

외상, 감염, 알레르기반응 등으로 세포막이 손상을 입으면 세포막의 인지질에서 아라키돈산(arachidonic acid)이 분비된다. 이어서 아라키돈산에 고리산소화효소(cyclooxygenase, COX)가 작용하여 프로스타글랜딘이 생산되고, 불포화지방산산화효소(lipoxygenase)가 작용하여 류코트라이엔(leukotriene)이 생산된다. 이들을 통틀어 프로스타글랜딘류 또는 아이코사노이드(eicosanoid)라고 한다.

프로스타글랜딘류에는 많은 종류가 있는데, 한 세포에서 모두 생산되는 것은 아니며 조직에 따라 특정한 프로스타글랜딘이 생산되어 세포기능의 미세한 조절에 관여한다(그림 5-3).

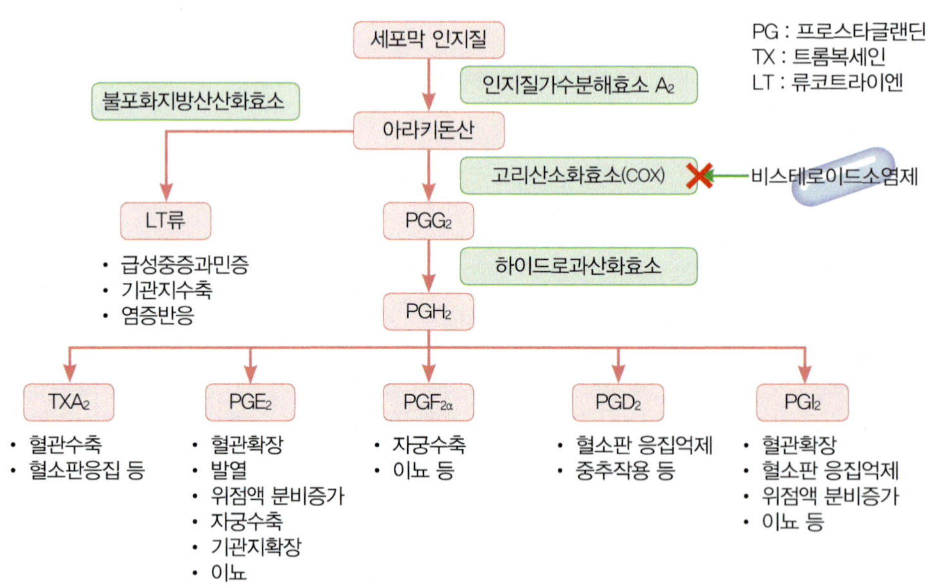

그림 5-3 프로스타글랜딘의 생성과정과 생리작용

Memo **고리산소화효소(cyclooxygenase, COX)**

아라키돈산에서 프로스타글랜딘을 합성하는 효소인 고리산소화효소에는 COX-1과 COX-2의 2종류가 있다. COX-1은 모든 세포에 존재하며 특히 혈소판, 위장관에서는 세포의 항상성이 유지되도록 한다. COX-2는 염증세포에서 염증 시에만 나타나며 이 효소의 생성물은 염증반응 등과 같은 조직손상에서 중요한 역할을 한다.

2. 프로스타글랜딘 관련 제제

1) 비스테로이드소염제

비스테로이드소염제(nonsteroidal antiinflammatory drug, NSAID)는 체내의 염증반응을 완화시키는 약물이다. 염증반응에는 면역세포와 혈관, 그리고 다양한 생리활성물질이 관여하는데, 그중 생리활성물질인 **프로스타글랜딘**이 염증반응에서 통증과 발열을 일으킨다. 프로스타글랜딘은 고리산소화효소에 의해 생성되는데, 비스테로이드소염제는 이 고리산소화효소의 작용을 억제함으로써 프로스타글랜딘을 감소시켜 약리작용을 나타낸다(그림 5-3).

부신피질호르몬의 화학구조에 스테로이드 뼈대가 있는 제제를 스테로이드소염제라고 하는데, 비스테로이드소염제는 스테로이드 뼈대가 없고 항염증작용 이외의 부신피질호르몬 유사작용이 없는 제제이다. 일반적으로 염증뿐만 아니라 발열, 통증에도 효과를 나타내기 때문에 진통소염제 또는 해열진통소염제라고 불린다. 부작용으로 위장장애를 일으키기 쉽고, 드물게 천식발작 등의 호흡장애가 나타나는 경우가 있다.

대표적인 약물에는 **아스피린**(aspirin), **이부프로펜**(ibuprofen), **인도메타신**(indomethacin), **세레콕시브**(celecoxib) 등이 있다.

① 아스피린(aspirin)

살리실산(salicylic acid) 유도체로, 체내에서 살리실산으로 변하여 소염 및 해열진통작용을 한다. 아스피린은 고리산소화효소의 활성을 비가역적으로 억제하기 때문에 다른 약물과는 구별된다. 500mg 용량의 제품이 해열, 진통, 항염증을 목적으로 사용되며, 100mg 이하의 저용량 제품은 혈전 예방에 사용된다. 비스테로이드소염제 중에서 위염, 궤양, 출혈 등의 위장관 부작용이 큰 편이므로, 임상에서는 해열제보다는 혈전 예방을 목적으로 더 많이 사용된다. 또한 소아에게 투여 시 라이증후군(Reye syndrome)의 가능성이 있으므로 사용하지 않아야 한다.

② 이부프로펜(ibuprofen)

프로피온산(propionic acid) 유도체로, 아스피린을 대체하기 위해 개발된 비스테로이드소염제이다. 아스피린과 같이 COX-1과 COX-2를 억제하는 동일한 기전으로 작용하고 통증, 발열, 염증 치료 등에 유사한 효과를 가진다. 부작용으로 구역질과 구토가 유발될 수 있으며 위궤양과 출혈 가능성도 있다. 또한 신장독성이 강해서 단기간 사용이 아닌 고용량 사용이나 장기간 사용 시 신장검사를 주기적으로 시행해야 한다. 신장장애가 있는 환자의 경우 통증이나 발열이 있을 때는 비스테로이드소염제보다는 아세트아미노펜을 투여한다.

③ 인도메타신(indomethacin)

항염증작용이 강하여 변형관절염, 허리통증, 상기도염 등 많은 증상의 소염, 진통, 해열에 사용된다. 또 백혈구의 이동을 억제하기 때문에 통풍발작 치료에도 사용된다.

④ 셀레콕시브(celecoxib)

위장관이나 신장, 기타 부작용을 최소화하여 통증과 염증을 완화시키기 위해 개발된 2세대 비스테로이드소염제로, COX-2의 작용을 선택적으로 억제한다.

Memo

아세트아미노펜(acetaminophen)

타이레놀®로 잘 알려진 아세트아미노펜은 COX-2만 선택적으로 억제하지만, 중추신경계통에 국한하여 작용하기 때문에 항염증 효과는 거의 없다. 따라서 비스테로이드소염제로 분류되지 않는다.

아스피린과 라이증후군

라이증후군(Reye syndrome)은 소아에서 매우 드물게 나타나는 사망률이 높은 병태이다. 수두, 인플루엔자 등의 바이러스성 질환 후 심한 구토, 의식장애, 경련과 간 등의 지방 침착, 사립체의 변형, AST(GOT) · ALT(GPT) · LDH · CPK의 급상승, 고암모니아혈증, 저프로트롬빈혈증, 저혈당 등의 증상이 단시간에 발현한다.

아스피린과 라이증후군의 인과관계는 밝혀지지 않았지만, 연관성을 의심하는 역학조사보고가 있다. 15세 미만의 수두, 인플루엔자 환자에게 어쩔 수 없이 아스피린을 사용하는 경우에는 신중하게 투여하고 투여 후 환자의 상태를 충분히 관찰하도록 한다.

Caution

- 비스테로이드소염제의 사용은 어디까지나 대증요법이며 부작용(위장장애)이 있음을 설명한다.
- 위장장애에 대한 대책으로 식사 직후에 복용하게 한다.
- 노인의 경우는 투여 후 혈압이나 체온저하 등의 상태변화에 주의한다.

2) 프로스타글랜딘(PG) 유사제

많은 종류가 있는데 분만유도(PGE_2, $PGF_{2\alpha}$), 항혈전제(PGE_1, PGI_2), 혈관확장제(PGE_1), 장마비 치료제($PGF_{2\alpha}$), 항궤양제(PGE_1, PGE_2), 녹내장 치료제($PGF_{2\alpha}$)로서 사용된다.

Column 비스테로이드소염제를 투여하면 왜 체온이 내려가는가?

실제로는 체온을 낮추는 것이 아니라 상당히 높아진 체온을 정상으로 되돌리는 것이다. 각종 질환으로 인해 체내에 내인성 발열물질(인터루킨 1, interleukin 1)이 생산되면 뇌 안에서 프로스타글랜딘의 생성을 촉진한다. 프로스타글랜딘은 시상하부의 체온중추에 작용해서 체온조절점(set-point)을 높은 수치로 변경하기 때문에 체온이 상승하는데, 이것이 발열기전이다. 시상하부의 체온중추는 체온조절점이라는 체온기준치를 가지고 있어 신체 각 부위의 온도센서에서 정보를 받아들여 체온조절점과 대조한다. 그 결과 체온이 체온조절점과 달라져 있으면 열을 생산하거나 발산하도록 명령하여 체온조절점과 일치하도록 조절한다. 비스테로이드소염제는 고리산소화효소 억제작용을 통해 프로스타글랜딘의 생성을 억제하기 때문에 체온조절점이 정상으로 되돌아가고 그와 동반하여 체온도 정상 수치로 내려가는 것이다(그림).

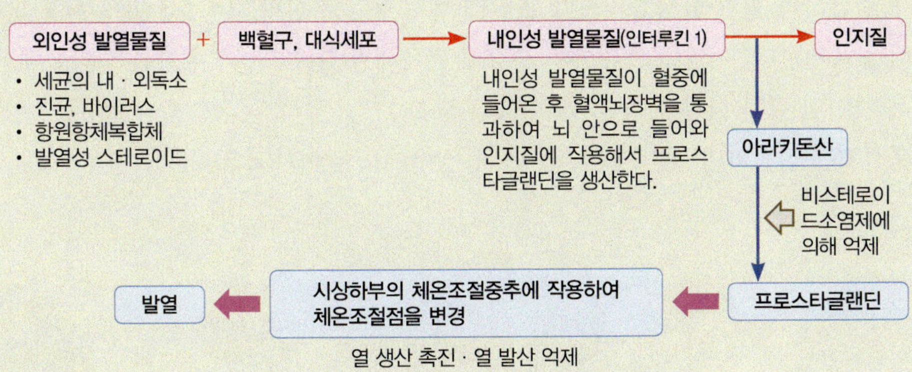

그림 발열물질에 의한 발열기전

4 안지오텐신 (Angiotensin)

1. 안지오텐신의 개요

안지오텐신(angiotensin)은 생체의 혈류역학적 조절에 매우 중요한 역할을 하는 강력한 혈관수축작용 물질이다.

혈압이 저하되어 신장혈류가 감소하면 신장(콩팥)에서 레닌(renin)이라고 하는 효소가 분비되는데, 이 레닌은 혈장 중의 안지오텐시노젠(angiotensinogen)에 작용하여 안지오텐신 I(angiotensin I)을 생산한다. 이것이 폐를 통과하면 폐에 있는 안지오텐신전환효소(angiotensin converting enzyme, ACE)의 작용으로 혈관수축작용이 강한 안지오텐신 II가 생산되어 혈압을 상승시킨다. 안지오텐신 II는 부신피질(부신겉질)에 작용하여 알도스테론(aldosterone) 분비를 촉진한다. 이 알도스테론은 신장의 먼쪽세관(원위세관)과 집합관에 작용해서 소듐을 저류시켜 혈액량을 증가시킨 결과 혈압을 상승시킨다(그림 5-4).

또한 안지오텐신 II는 심장비대, 동맥경화, 신장기능장애에도 관여하고 있다.

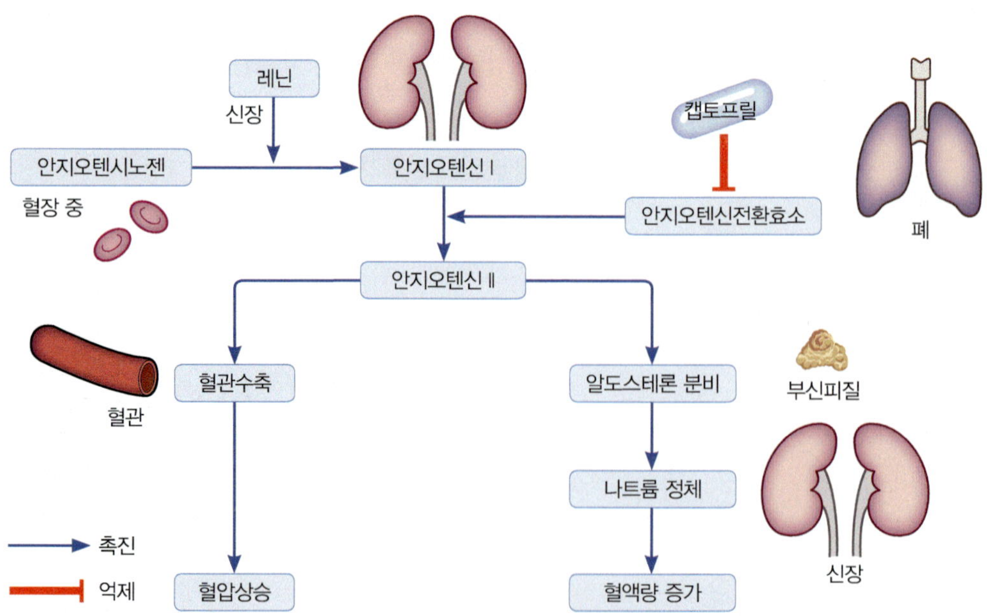

그림 5-4 안지오텐신의 생성과정과 생리작용

2. 안지오텐신 관련 제제

1) 안지오텐신전환효소억제제

안지오텐신전환효소억제제(angiotensin converting enzyme inhibitor, ACEI)의 작용기전은 크게 두 가지이다. 하나는 안지오텐신전환효소를 억제함으로써 혈압을 낮춘다. 안지오텐신전환효소는 혈관내피세포에 존재하며 안지오텐신 I을 안지오텐신 II(혈압상승물질)로 전환시키는 막효소이며 혈압을 조절한다. 따라서 안지오텐신전환효소억제제는 안지오텐신 I에서 안지오텐신 II가 생성되는 것을 억제하여 혈압을 낮추는 작용을 하므로 고혈압이나 만성심부전에 사용된다. 다른 하나는 강력한 혈관확장물질인 브라디키닌(bradykinin)의 불활성화를 감소시킴으로써 혈압강하를 유발한다. 다른 항고혈압제와 비교하여 부작용이 적고 전해질 교란 작용이 적다.

대표적인 약물에는 **캡토프릴**(captopril), **에날라프릴**(enalapril), **라미프릴**(ramipril) 등이 있다(표 5-5). 일반적인 부작용으로 두통, 어지러움, 저혈압, 저칼륨혈증, 위장장애가 나타날 수 있으며 특징적인 부작용으로는 브라디키닌의 증가와 관련하여 지속적인 마른기침, 발진과 같은 알레르기반응 등이 나타날 수 있다.

표 5-5 주요 ACEI의 종류와 부작용

약물	투여경로 및 용량	부작용
캡토프릴(captopril)	경구 6.25mg 하루 3회(최대 450mg/일)	**일반적 부작용** : 두통, 어지러움, 저혈압, 저칼륨혈증, 위장장애 **특징적 부작용** : 지속적인 마른기침, 발진과 같은 알레르기반응 등(브라디키닌 증가와 관련)
에날라프릴(enalapril)	경구 5~40mg 단독투여 또는 2회로 분할투여	
라미프릴(ramipril)	경구 2.5~5mg(최대 20mg/일)	

Caution

- 캡토프릴은 혈액 내 포타슘이온 수치를 증가시키는 다른 약물과 병용투여하면 고칼륨혈증을 유발할 수 있다.
- 라미프릴과 이뇨제를 병용투여하면 저혈압이 나타날 수 있으므로 사전에 이뇨제 투여를 중단해야 할 수도 있다.

2) 안지오텐신II수용체차단제

안지오텐신II수용체차단제(angiotensin II receptor blocker, ARB)는 안지오텐신 II가 수용체와 결합하는 것을 차단함으로써 혈관을 확장시키고 체내 수분량을 감소시켜 혈압을 낮추는 약물이다. ACEI에서 관찰되는 부작용인 마른기침은 나타나지 않는다. 고혈압 관리 시 일반적으로 ARB를 다른 약물과 병용하여 사용한다.

대표적인 약물에는 **칸데살탄**(candesartan), **로살탄**(losartan), **텔미살탄**(telmisartan), **발살탄**(valsartan) 등이 있다(표 5-6).

표 5-6 주요 ARB의 종류와 부작용

<table>
<tr><th>약물</th><th>투여경로 및 용량</th><th>부작용</th></tr>
<tr><td>칸데살탄(candesartan)</td><td>경구 16mg/일(최대 32mg/일)</td><td rowspan="4">혈관부종, 급성 신부전, 최초투약현상, 두통, 현기증, 기립저혈압, 발진</td></tr>
<tr><td>로살탄(losartan)</td><td>경구 25~50mg 단독투여 또는 2회로 분할투여</td></tr>
<tr><td>텔미살탄(telmisartan)</td><td>경구 40mg(최대 80mg/일)</td></tr>
<tr><td>발살탄(valsartan)</td><td>경구 80mg(최대 320mg/일)</td></tr>
</table>

Memo **안지오텐신의 국소 생성계통**

앞에서 설명한 안지오텐신의 전신성 생성계통 외에 다음 2종류의 국소 생성계통이 있다.

① 심장, 혈관벽, 뇌, 부신 등에 레닌 · 안지오텐신계통(renin-angiotensin system)이 있어 안지오텐신 II가 국소적으로 생성된다.

② 비만세포가 합성 및 분비하는 카세인응고효소(chymase)가 안지오텐신전환효소(ACE)와 마찬가지로 안지오텐신 I에서 II를 국소적으로 생산한다.

5 세로토닌 (Serotonin)

1. 세로토닌의 개요

세로토닌(serotonin, 5-HT)은 감정, 행동, 기분, 수면 등의 조절에 관여하는 모노아민 계열의 신경전달물질로, 아미노산인 트립토판(tryptophan)으로부터 합성된다. 인체에 존재하는 세로토닌은 90% 정도가 위장관의 장크롬친화세포(enterochromaffine cell)에서 합성되며 일부가 중추신경계통의 세로토닌신경세포에서 합성된다.

대부분의 세로토닌은 장 내에 많이 분포하기 때문에 장 내의 음식물에 반응하여 분비되며 위장관의 운동을 촉진하는 역할을 한다. 또한 세로토닌신경세포에서 합성되는 세로토닌은 척수에서는 통증 신호를 조절하고 뇌에서는 감정, 수면 행동을 조절한다. 세로토닌의 활성 저하는 우울증과 밀접한 연관이 있다.

2. 세로토닌 관련 제제

1) 세로토닌수용체작용제

세로토닌수용체와 결합하여 수용체를 활성화시킴으로써 생물학적인 반응을 유도하는 약물로, 다음과 같은 종류가 있다.

① **부스피론**(buspirone), **제피론**(gepirone) : 효과적인 항불안제로서 사용된다.

② **시사프라이드**(cisapride) : 위식도역류병 치료에 사용된다.

③ **수마트립탄**(sumatriptan) : 다른 기관에는 미미한 효과만 나타나고 목동맥 및 뇌혈관을 수축시킨다. 따라서 급성편두통과 지속적인 두통 치료에 효과적이다.

④ **트라조돈**(trazodone) : 항우울제로 사용된다.

⑤ **플루옥세틴**(fluoxetine) : 항우울제로 사용되며, 신경세포로 세로토닌이 재흡수되는 것을 차단함으로써 작용한다.

⑥ **덱스펜플루라민**(dexfenfluramine) : 식욕을 억제하므로 비만 치료에 사용된다. 신경세포로 세로토닌이 재흡수되는 것을 차단함으로써 작용한다.

2) 세로토닌수용체차단제

세로토닌이 수용체와 결합하여 작용하는 것을 방해는 약물로, 다음과 같은 종류가 있다.

① **사이프로헵타딘**(cyproheptadine) : 화학적 구조가 페노싸이아진 계열의 항히스타민제와 유사하고 히스타민에 대한 대항작용도 강하다. 주로 위절제술 후의 덤핑증후군과 세로토닌 분비성 종양에 의해 유발되는 위장관연축 및 설사를 조절하기 위해 사용한다. 진정작용 및 부교감신경 억제 효과가 있어 각종 알레르기성 피부질환에 투여한다. 부작용으로는 현기증, 체중증가, 소아에서의 식욕항진 등이 있다.

② **온단세트론**(ondansetron), **그라니세트론**(granisetron), **알로세트론**(alosetron) : 선택적으로 $5-HT_3$수용체에 작용하여 그 효과를 억제하는 작용을 한다. 항구토제로서 주로 항암제 투여 및 방사선 조사에 의한 구역질, 구토 억제에 사용하며, 정맥주사 혹은 경구투여한다. 부작용으로는 두통, 심전도 상의 QT 간격 연장, 부정맥 등이 있다.

③ **클로자핀**(clozapine), **리스페리돈**(risperidone) : 조현병 치료에 사용한다.

Caution

- 수마트립탄은 관상동맥을 수축시킬 수 있으므로 협심증, 허혈심장질환, 조절되지 않는 고혈압, 뇌혈관 질환 환자에게는 투여하지 않는다.
- 사이프로헵타딘은 복용하면 진정, 졸음, 피로감, 집중장애 등의 부작용이 흔하게 유발되므로 자동차 운전이나 위험한 기계조작 시 주의해야 한다.
- 항우울제의 하나인 선택세로토닌재흡수억제제(SSRI)를 세로토닌수용체차단제와 병용투여 시 근육경직, 체온상승, 혈압변화 등이 유발될 수 있다.

확인문제

01. **다음 중 항히스타민제의 부작용은?**

① 고혈압
② 구강건조
③ 식욕 증가
④ 안압 증가
⑤ 점액분비 증가

02. **다음 중 1세대 항히스타민제로만 짝지어진 것은?**

가. 클로르페니라민(chlorpheniramine)	나. 로라타딘(loratadine)
다. 사이프로헵타딘(cyproheptadine)	라. 다이펜하이드라민(diphenhydramine)

① 가, 나
② 나, 다
③ 다, 라
④ 가, 다, 라
⑤ 가, 나, 다, 라

03. **다음 설명 중 옳은 것은?**

① 안지오텐신 I에는 혈압상승작용이 있다.
② 히스타민 H_2수용체차단제는 위산분비를 억제한다.
③ 아스피린에는 진통작용 이외에 혈전용해작용이 있다.
④ 안지오텐신전환효소억제제는 안지오텐시노젠에서 안지오텐신 I로 변환되는 것을 억제한다.
⑤ 비스테로이드소염제의 부작용인 위장장애를 방지하기 위해 항히스타민제를 함께 사용한다.

01. ② **02.** ④ **03.** ②

04. 다음 중 비스테로이드소염제가 아닌 것은?

① 아스피린(aspirin)
② 이부프로펜(ibuprofen)
③ 셀레콕시브(celecoxib)
④ 인도메타신(indomethacin)
⑤ 덱사메타손(dexamethasone)

05. 염증 및 항염증제에 대한 설명으로 옳은 것은?

가. 프로스타글랜딘은 염증 매개물질이다.
나. 아스피린에는 혈액응고인자 억제작용이 있다.
다. 부신피질호르몬제에 의해 부신피질이 비대해진다.
라. 히스타민 H_1수용체차단제에는 항알레르기작용이 있다.

① 가, 나
② 나, 다
③ 가, 라
④ 가, 나, 다
⑤ 가, 나, 다, 라

06. 아스피린의 약리작용이 아닌 것은?

① 진통작용
② 해열작용
③ 항염증작용
④ 항응혈작용
⑤ 항혈소판응집작용

정답

04. ⑤ 05. ③ 06. ④

제 6 장

호흡계통 약물

학습목표

1. 호흡계통에 작용하는 약물을 분류할 수 있다.
2. 항천식제의 역할과 작용부위를 설명할 수 있다.
3. 호흡자극제의 작용부위를 설명할 수 있다.
4. 진해제의 종류와 작용부위를 설명할 수 있다.

핵심용어해설

- **거담제**(apophlegmatic) : 가래를 묽게 하고 섬모운동을 쉽게 하여 가래 제거를 촉진하는 약물
- **기관지천식**(bronchial asthma) : 여러 가지 자극에 대해 광범위하게 기도가 협착함으로써 호흡곤란을 일으켜 쌕쌕거림(천명)이나 기침을 동반하는 I형 알레르기질환
- **기침**(cough) : 외부의 물질이 폐나 기도 안으로 들어오지 못하게 막아주는 신체의 정상적인 방어기전
- **기침반사**(cough reflex) : 기도 또는 상기도 점막에 기계적 자극이나 화학물질에 의한 자극이 가해지면 반사적으로 기침을 하게 되는 현상
- **비만세포**(mast cell) : 천식, 고초열, 아토피습진 등의 즉시형 알레르기반응을 유발하는 세포로, 결합조직에 널리 분포
- **술잔세포**(goblet cell) : 점막 상피의 배열 속에 섞여 있는 점액을 분비하는 세포
- **쌕쌕거림**(천명, wheeze) : 숨을 쉴 때 좁아진 기관지를 따라 공기가 통과할 때 들리는 특징적인 호흡음
- **알레르기**(allergy) : 처음 어떤 물질이 몸속에 들어왔을 때 그것에 반응하는 항체가 생긴 뒤, 다시 같은 물질이 몸속에 들어오면 그 물질과 항체가 반응하는 일
- **진해제**(antitussive) : 기침반사를 억제하는 작용을 하는 약물
- **항원항체반응**(antigen antibody reaction) : 항체가 대응하는 항원을 만나 이와 결합하여 불용성 침전을 만들거나 응집을 일으키는 현상
- **항천식제**(antasthmatic) : 천식을 방지하거나 완화시키는 약물로 천식약, 천식 치료제 등으로 불림
- **호흡**(respiration) : 인체가 호흡계통을 통해 산소(O_2)를 섭취하고 이산화탄소(CO_2)를 배출하는 과정
- **호흡계통**(respiratory system) : 외부로부터 산소를 받아들여 세포로 운반하고 세포에서 생성된 이산화탄소를 몸 밖으로 배출하는 호흡을 담당하는 기관계통으로 인두, 후두, 기관, 기관지, 폐 등으로 구성됨
- **호흡자극제**(respiratory stimulant) : 마취제나 수면제 사용에 따른 호흡억제나 신생아질식이 있는 경우에 사용되는 약물
- **호흡중추**(respiratory center) : 중추신경계통인 숨뇌(연수)와 다리뇌(교뇌)에서 호흡운동을 맡은 신경중추로, 들숨중추와 날숨중추로 나뉨
- **화학수용체**(chemoreceptor) : 화학전달물질과 결합하여 그 정보를 전달하는 수용체로, 세포 표면에 존재하며 미각, 후각, 호흡조절 등에 관여

1 호흡계통의 개요

인체는 섭취한 탄수화물, 지방, 단백질 등의 영양소를 산화시켜 생성되는 에너지를 이용하여 생명활동을 유지하는데, 이 영양소의 산화과정에는 산소가 필요하며 에너지를 만들어내는 반응에서는 이산화탄소가 발생한다. 즉, 외부로부터 산소(O_2)를 받아들여 세포로 운반하고 세포에서 생성된 이산화탄소(CO_2)를 몸 밖으로 배출하는 과정이 **호흡**(respiration)이다. 호흡은 호흡계통을 통해 이루어지는데, 코안(비강, nasal cavity)에서 시작되어 인두(pharynx), 후두(larynx), 기관(trachea)을 거쳐 기관지(bronchus), 폐(허파, lung)에 이르는 기관이 호흡계통을 구성한다(그림 6–1).

조직학적으로 기관 및 기관지의 점막은 거짓중층섬모상피(pseudostratified ciliated epithelium)로 덮여 있는데 여기에 점액분비성 술잔세포(goblet cell)가 존재하여 점액을 분비한다. 폐는 인체에 해로운 먼지, 화학물질 및 미생물 등이 포함된 공기를 매일 10,000L 이상 흡입하는데, 공기 중의 해로운 물질을 걸러내는 필터 역할을 한다. 그 밖에도 호흡계통에는 다음과 같은 방어기전이 있다.

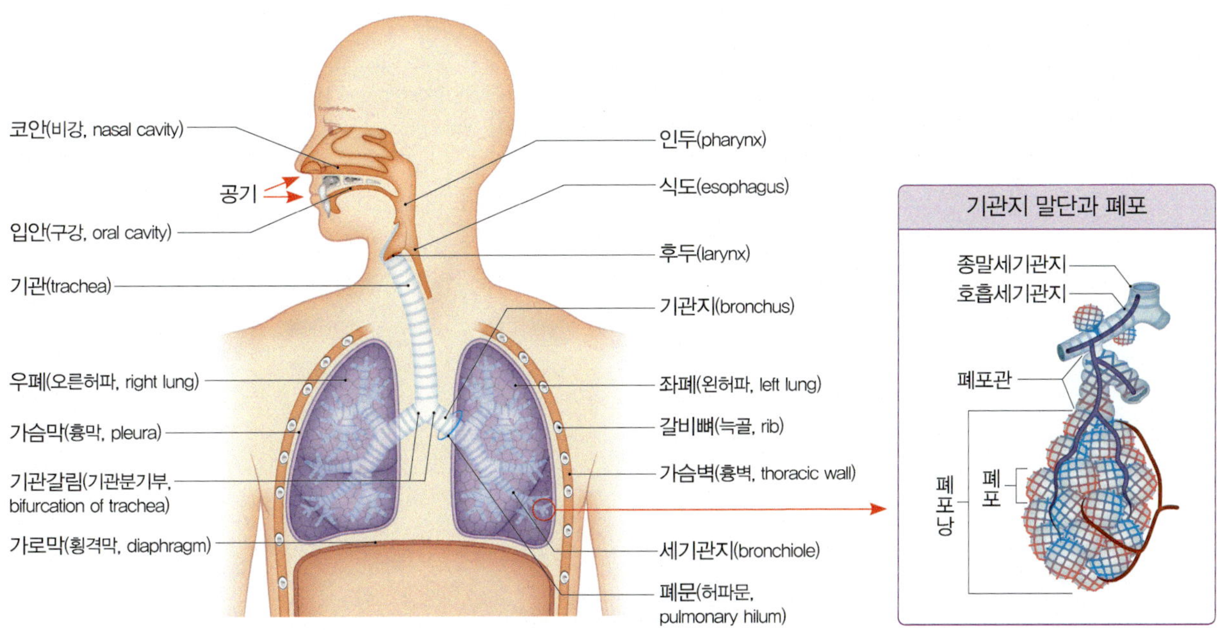

그림 6–1 호흡계통

① **코안의 청정작용** : 재채기, 콧물

② **기관-기관지의 청정작용** : 섬모의 연속적인 운동(객출, 식도로 삼킴)

③ **폐포의 청정작용** : 폐포(허파꽈리)의 대식세포가 먼지를 포식한 후 세기관지를 통해 밖으로 운반, 제거하여 처리

호흡계통에 작용하는 대표적인 약물을 정리하면 표 6-1과 같다.

표 6-1 호흡계통에 작용하는 대표적인 약물

분류		약물(일반명)
항천식제	교감신경작용제	살부타몰(salbutamol), 프로카테롤(procaterol)
	잔틴유도체	아미노필린(aminophyline), 테오필린(theophylline)
	탈과립억제제	크로모글릭산(cromoglycate), 케토티펜(ketotifen)
	부신피질호르몬제	베클로메타손(beclomethasone), 플루티카손(fluticasone), 프레드니솔론(prednisolone), 베타메타손(betamethasone)
	류코트라이엔대항제	프란루카스트(pranlukast)
호흡자극제		디모르폴라민(dimorpholamine), 독사프람(doxapram), 디메프린(dimefline), 로벨린(lobeline)
진해제	중추성	코데인(codeine), 노스카핀(noscapine), 덱스트로메토르판(dextromethorphan)
	말초성	레보드로프로피진(levodropropizine), 벤조나테이트(benzonatate)
거담제	가래배출제	구아이페네신(guaifenesin)
	점액용해제	중층수(intermediate water), 아세틸시스테인(acetylcysteine), 염화암모늄(ammonium chloride), 메틸시스테인(methylcysteine), 브롬헥신(bromhexine)
	점막윤활제	암브록솔(ambroxol)

2 항천식제
(Antiasthmatic agent)

1. 기관지천식

기관지천식(bronchial asthma)은 여러 자극이 기관과 기관지에 가해져 기관지에 만성적인 염증이 발생하는 질환이다. 기관지의 민무늬근육이 발작성으로 수축하거나 기관지점막의 점액분비가 증가하여 기도가 협착하면 그로 인해 날숨 시 쌕쌕거림(천명, wheeze)과 호흡곤란을 동반하는 특징이 있다(그림 6-2).

증상의 빈도와 정도는 환자마다 다양하게 나타나며, 유전요인과 환경요인이 중요한 원인이기 때문에 완치가 어렵고 자주 재발한다. 합병증으로 자연기흉, 기관지염, 폐기종(폐공기증) 등이 발생하기도 한다.

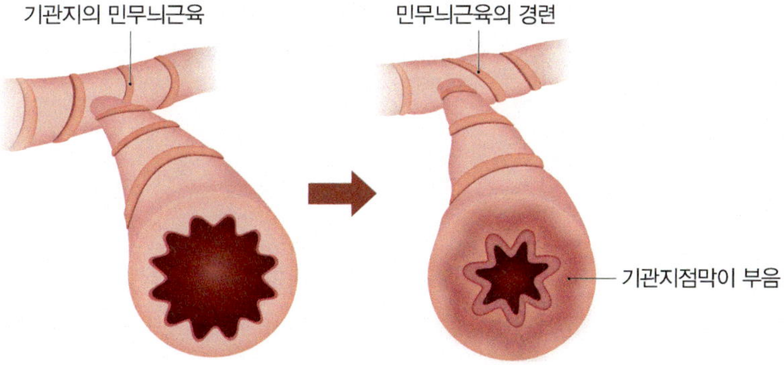

그림 6-2 기관지의 염증

2. 항천식제의 종류

항천식제(antasthmatic agent)는 천식의 증상을 완화하거나 예방함으로써 치료를 돕는 약물로, 염증을 조절하거나 기관지를 확장하는 다양한 약물이 사용된다(표 6-1, 그림 6-3).

항천식제는 **교감신경작용제**(ββ_2작용제), **잔틴유도체**, **탈과립억제제**, **부신피질호르몬제**, **류코트라이엔대항제**로 크게 분류할 수 있으며, 천식발작의 증상을 완화하기 위해 기관지 민무늬근육의 수축을 억제하고 기관지를 확장하는 약물인 β_2작용제와 잔틴유도체 등을 사용하고, 천식발작을 예방하기 위해 탈과립억제제, 부신피질호르몬제, 류코트라이엔대항제 등의 항염증제나 항알레르기제를 사용한다(그림 6-4).

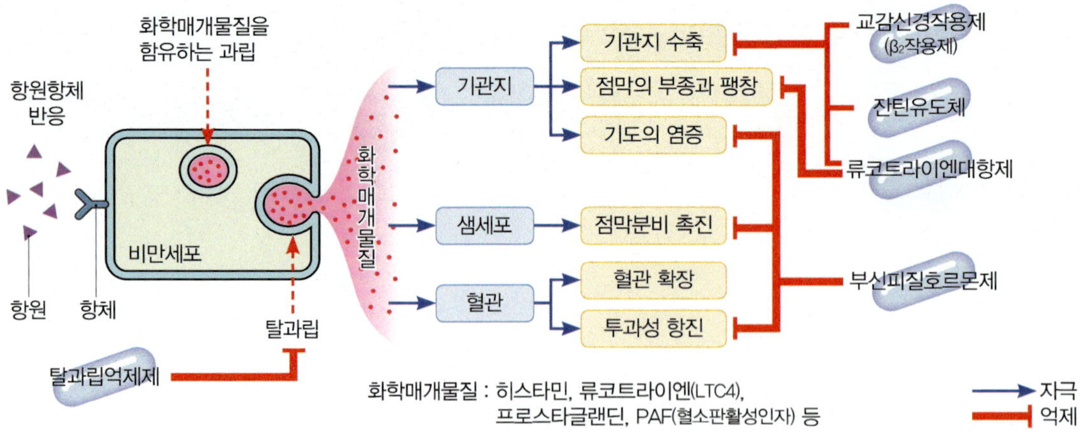

그림 6–3 항천식제의 종류와 작용부위

천식 예방
- 흡입 : 부신피질호르몬제, 탈과립억제제, β_2작용제
- 복용 : 테오필린 서방정, 류코트라이엔대항제

발작 시
- 피부밑주사 : 에피네프린
- 정맥주사 : 아미노필린
- 흡입 : β_2작용제

심각한 천식발작
- 전신적용 : 부신피질호르몬제

그림 6–4 증상에 따른 항천식제 적용법

1) 교감신경작용제(β_2작용제)

교감신경의 수용체 중에서 기관지 확장작용을 나타내는 β_2수용체에 선택적으로 작용하는 약물로, 천식 발작 시 신속한 기관지확장이 필요할 때 사용한다. 대부분의 천식 환자가 갑자기 증상이 나타나는 상황을 경험할 수 있으므로 상비약으로 흔히 처방된다. **살부타몰**(salbutamol), **프로카테롤**(procaterol) 등이 있다.

2) 잔틴유도체(테오필린제)

뛰어난 기관지 확장작용이 있는 약물로, **아미노필린**(aminophylline), **테오필린**(theophylline) 등이 있다. β_2작용제와 유사한 작용을 나타내며 카페인과 화학구조가 유사하기 때문에 불면 등의 부작용이 나타날 수 있다. 치료지수가 낮아 주의가 필요하다.

3) 탈과립억제제

직접적인 기관지 확장작용은 없지만, 비만세포에서 탈과립 및 화학매개물질이 분비되는 것을 억제하여 발작 발생의 예방에 효과적이다. **크로모글릭산**(cromoglycate), **케토티펜**(ketotifen) 등이 있으며 케토티펜의 경우 항히스타민작용도 있다.

4) 부신피질호르몬제

지속성 천식을 치료하는 약물로, 흡입으로 적용하는 방법(흡입스테로이드제)과 경구투여로 적용하는 방법[경구(전신)스테로이드제]이 있다.

흡입스테로이드제는 강력하게 염증을 조절하여 천식발작의 빈도를 줄이기 때문에 기관지천식 치료에 우선적으로 사용한다. 또한 조절되지 않는 심한 기관지천식 환자의 경우 스테로이드를 전신적으로 사용해야 할 때 경구(전신)스테로이드제를 투여한다. 경구(전신)스테로이드제는 모든 종류의 스테로이드를 낮은 용량으로 사용하며, 수면장애, 식욕 증가, 감정변화 등의 부작용이 유발되므로 주의가 필요하다.

대표적인 약물에는 **베클로메타손**(beclomethasone), **플루티카손**(fluticasone), **프레드니솔론**(prednisolone), **베타메타손**(betamethasone)이 있다.

5) 류코트라이엔대항제

염증반응에 관여하는 류코트라이엔(leukotriene)의 작용을 방해하기 위해 류코트라이엔수용체를 차단하는 약물로, **프란루카스트**(pranlukast) 등이 있다. 부신피질호르몬제와 같은 부작용이 없어 소아에게도 사용할 수 있다.

Caution

- 아미노필린은 치료지수가 낮기 때문에 과잉투여하지 않도록 용량에 주의한다.
- 기관지는 기온의 급격한 저하에 반응해서 수축하기 때문에 여름의 냉방에도 배려해야 한다.
- 천식발작은 다양한 원인으로 기관지가 수축됨으로써 산소 흡입과 이산화탄소 배출이 장애를 받아 호흡곤란을 동반하는 환기장애이다. 환자는 언제 발작이 일어날지 몰라 늘 불안한 상태에 있으므로 최근의 발작 상태를 묻는 등 환자에 대한 정신적인 지원이 필요하다.
- 교감신경 흥분작용이 있는 β_2작용제와 잔틴유도체는 고용량 투여 시 심혈관계통에 작용해 심박동을 증가시키거나 혈압을 올릴 수 있으므로, 갑상샘항진증, 고혈압, 심장질환 환자 등에게 투여할 때는 주의가 필요하다.

3 호흡자극제/진해제/거담제 (Respiratory stimulant/Antitussive/Expectorant)

1. 호흡자극제

호흡자극제(respiratory stimulant)란 마취제나 수면제 사용에 따른 호흡억제나 신생아질식(neonatal asphyxia)이 있는 경우에 사용되는 약물이다. **디모르폴라민**(dimorpholamine), **독사프람**(doxapram), **디메프린**(dimefline) 등의 호흡중추를 직접 흥분시키는 약물과 **로벨린**(lobeline)과 같은 목동맥소체(경동맥소체)의 화학수용체(chemoreceptor)를 자극해서 호흡중추를 흥분시키는 약물의 2종류가 있다.

Caution

- 호흡자극제는 일시적으로 사용하는 약물이라는 점에 주의한다.
- 호흡자극제는 원인을 근본적으로 개선하는 것이 아니므로 증상이 악화하지 않는지 관찰할 필요가 있다.

2. 진해제

코, 귀, 식도, 기관지, 폐 등 인체의 여러 부위에 존재하는 기침수용체가 자극을 받으면 숨뇌에 있는 기침중추로 자극이 전달된다. 이에 대한 반사작용으로 기관지 민무늬근육과 호흡근육이 급격하게 수축하여 **기침**(cough)이 발생한다.

기침은 외부의 물질이 폐나 기도 안으로 들어오지 못하게 막아주는 신체의 정상적인 방어기전으로, 기도 내에 있는 이물(질)이나 과도하게 생성된 분비물을 제거하는 작용을 한다. 따라서 함부로 기침을 멈추게 하는 것은 바람직하지 않으며, 기침의 원인을 정확히 파악하여 치료하는 것이 중요하다. 다만, 치료가 어렵거나 원인이 뚜렷하지 않은 경우에는 불편감을 줄이기 위해 약물을 사용한다.

진해제(antitussive)는 기침을 멈추게 하는 약물로 기침약이라고도 불리며, 그 작용기전에 따라 **중추성 진해제**와 **말초성 진해제**로 분류한다(그림 6-5).

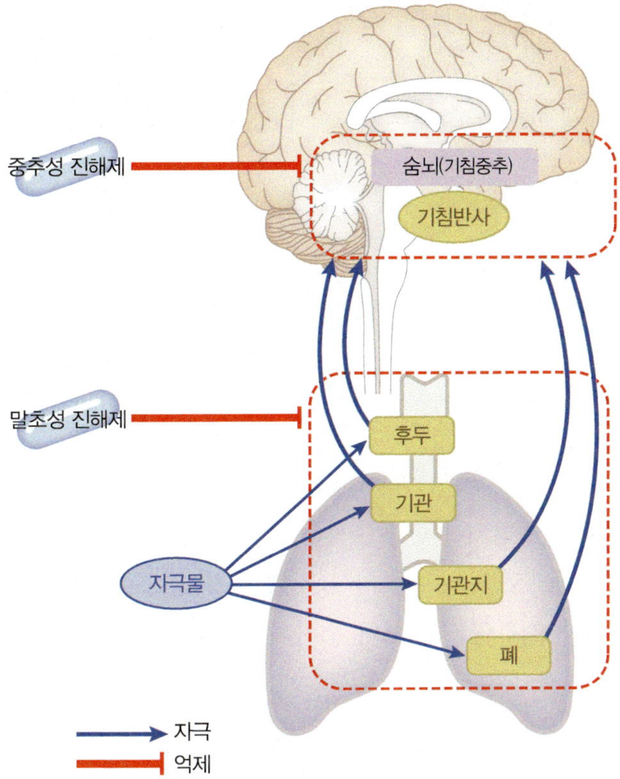

그림 6-5 진해제의 종류와 작용부위

1) 중추성 진해제

숨뇌의 기침중추에 작용하여 기침반사를 억제하는 약물로, **코데인**(codeine) 등의 마약성 진해제와 **노스카핀**(noscapine), **덱스트로메토르판**(dextromethorphan) 등의 신체적 의존성이 낮은 비마약성 진해제로 나뉜다. 마약성 진해제의 경우 부작용으로 졸음, 소화기장애, 변비, 두드러기, 발진, 불안, 우울 등이 유발될 수 있다. 비마약성 진해제 중 덱스트로메토르판은 과민성, 혼란, 흥분 등의 중추신경계통 부작용이 보고되고 있다.

2) 말초성 진해제

기관지나 후두 점막 등 말초조직의 기침수용체에 직접 작용하여 기침을 억제하는 약물로, **레보드로프로피진**(levodropropizine), **벤조나테이트**(benzonatate) 등이 있다. 부작용으로 두통, 피로감, 어지러움, 소화불량, 설사, 구토, 소화관장애 등이 유발될 수 있다.

Caution

- 코데인 등의 마약성 진해제는 중독, 오남용의 우려가 있으므로 의료인의 정기적인 관리감독 하에 사용해야 한다.
- 말초성 진해제를 투여할 때는 운전이나 기계조작에 조심해야 하며, 특히 알코올과 병용 시 작용이 증강되므로 주의한다.

3. 거담제

가래(sputum)는 기관지나 폐에서 생성되는 끈적끈적한 점액성 액체로, 정상인에게서도 하루에 100mL 정도 분비되지만 무의식적으로 삼키므로 느끼지 못하고 지내는 것이 보통이다. 기도는 가래를 밖으로 배출하는 작용을 하는데, 기도의 점막세포에 있는 섬모가 움직여 가래를 위쪽으로 내보낸다. 그러나 기도에 염증이 생겨 그 기능이 약해지거나 가래의 점성이 높아지면 가래를 배출하기 어려워진다.

거담제(expectorant)는 가래를 묽게 하고 섬모운동을 쉽게 하여 가래 제거를 촉진하는 약물로, 약리작용에 따라 크게 **가래배출제**, **점액용해제**, **점막윤활제**로 나눌 수 있다(표 6-1 참조). 그 밖에도 항천식제로 사용되는 프로카테롤(procaterol), 테오필린(theophylline) 등도 기관지를 확장하는 작용이 있어 기침의 원인이 되는 자극을 줄이거나 가래를 잘 나오게 하다.

1) 가래배출제

기침을 통해 가래를 폐와 기관지로부터 배출시켜 제거하는 작용을 하며, **구아이페네신**(guaifenesin)이 대표적인 약물이다. 단일제로 사용하거나 종합감기약 등에 함유하여 복합제로도 많이 사용된다. 부작용으로 구역질, 식욕부진, 위부불쾌감, 졸음 등이 나타나기도 한다.

2) 점액용해제

기도에서 분비되는 액체를 많이 만들어 진한 가래를 희석시키거나 점성을 저하시키는 작용을 하며, **중층수**(intermediate water), **아세틸시스테인**(acetylcysteine), **염화암모늄**(ammonium chloride), **메틸시스테인**(methylcysteine), **브롬헥신**(bromhexine) 등이 있다. 드물게 구토, 설사, 복통, 속쓰림, 발진 등의 부작용이 유발될 수 있다.

3) 점막윤활제

폐포의 표면활성물질 분비를 촉진하여 기도벽을 매끄럽게 하는 작용을 하며, **암브록솔**(ambroxol) 등이 사용된다.

Caution

인공호흡관리를 하고 있는 경우 가래가 고이면 질식의 원인이 되므로 주의한다. 이때는 거담제인 아세틸시스테인(acetylcysteine)이나 암브록솔(ambroxol)을 흡입하게 한다.

확인문제

01. 다음 중 호흡계통에 작용하는 약물이 올바르게 짝지어진 것은?

> 가. 진해제 – 카페인(caffeine)
> 나. 호흡자극제 – 독사프람(doxapram)
> 다. 기관지확장제 – 테오필린(theophylline)
> 라. 거담제 – 프레드니솔론(prednisolone)

① 가, 나
② 나, 다
③ 다, 라
④ 가, 나, 다
⑤ 가, 나, 다, 라

02. 기관지천식에 대한 설명으로 틀린 것은?

① 기도의 반응성이 항진되어 있다.
② 천식발작 시에는 날숨의 연장이 확인된다.
③ 발작 요인으로 추위자극, 기도감염이 있다.
④ 소염진통제 사용 시에는 발작유발에 주의한다.
⑤ 천식발작 시에는 우선적으로 부신피질호르몬제를 흡입한다.

정답

01. ② 02. ⑤

03. 천식발작의 증상을 완화하기 위해 사용하는 약물로 짝지어진 것은?

가. 살부타몰(salbutamol)	나. 아미노필린(aminophyline)
다. 프란루카스트(pranlukast)	라. 크로모글릭산(cromoglycate)

① 가, 나
② 나, 다
③ 다, 라
④ 가, 나, 다
⑤ 가, 나, 다, 라

04. 급성 천식발작을 즉각적으로 완화하는 약물은?

① 항콜린제
② β_2작용제
③ 탈과립억제제
④ 류코트라이엔대항제
⑤ 부신피질호르몬제

05. 류코트라이엔수용체를 차단하여 천식 치료에 사용하는 약물은?

① 살부타몰(salbutamol)
② 테오필린(theophylline)
③ 케토티펜(ketotifen)
④ 베타메타손(betamethasone)
⑤ 프란루카스트(pranlukast)

정답

03. ① 04. ② 05. ⑤

제 7 장

소화계통 약물

학습목표

1. 소화계통에 작용하는 약물을 나열할 수 있다.
2. 소화계통 질환 중 소화궤양과 역류식도염에 관하여 설명할 수 있다.
3. 완하제 및 지사제의 종류와 작용기전을 설명할 수 있다.
4. 구토가 일어나는 기전과 항구토제를 분류할 수 있다.

핵심용어해설

- **구역**(메스꺼움, nausea) : 구토가 급박하여 메스꺼운 느낌을 말하며 보통 구토가 발생하기 전이나 구토와 동반하여 나타남
- **구토**(emesis, vomiting) : 소화관의 내용물이 식도를 거쳐 입 밖으로 배출되는 것
- **구토중추**(vomiting center) : 구토 작용을 일으키는 신경중추로 숨뇌에 위치함
- **담즙**(쓸개즙, bile) : 간에서 만들어져 담낭(쓸개)에 저장되는 소화를 돕는 액체
- **담즙배출촉진제**(cholagogue) : 간에 작용하여 담즙(쓸개즙)의 분비와 배설을 촉진시키는 약물
- **소화계통**(digestive system) : 음식물 속에 들어 있는 영양소인 탄수화물, 단백질, 지방 등을 효소로 가수분해하여 체내에서 이용할 수 있도록 소화하고 흡수하는 기관계통
- **소화궤양**(peptic ulcer) : 위에서 분비되는 강산성의 위액에 의해 위나 십이지장(샘창자)의 점막이 손상되어 결손이 생긴 상태
- **소화궤양 치료제**(drug for peptic ulcer) : 위나 십이지장의 점막에 발생한 궤양을 치료하는 약물
- **양성자펌프**(proton pump) : 에너지를 사용하여 양성자를 세포 바깥 또는 세포소기관 바깥으로 능동수송하는 단백질
- **역류식도염**(reflux esophagitis) : 위 내용물이나 위산의 역류로 인하여 불편한 증상이나 합병증이 유발되는 상태
- **역류식도염 치료제**(drug for reflux esophagitis) : 역류된 위산으로 인해 식도하부의 점막이 손상되는 것을 막는 약물
- **완화제**(laxative) : 장 내용물을 쉽게 배출하기 위하여 사용되는 약물로 흔히 변비약, 설사제라고 함
- **위나선균**(헬리코박터 파일로리, *Helicobacter pylori*) : 사람의 위점막에서 점막장애를 일으키는 그람음성 막대균(간균)
- **제산제**(antacid) : 위산에 의한 위점막의 손상을 막고 통증을 완화하는 약물
- **지사제**(antidiarrheal) : 감염, 소화기 장애 등 다양한 원인으로 발생하는 설사 증상을 완화하는 약물로 설사약이라고 함
- **프로스타글랜딘**(prostaglandin) : 세포 간 정보전달에 사용되는 지질성분의 일종으로 통증, 민무늬근육 수축, 염증반응, 수면, 혈액응고 등 다양한 생리작용에서 조절자 역할을 함
- **항구토제**(antiemetic) : 구역과 구토를 감소시키거나 방지하는 약물
- **cAMP**(고리형 일인산아데노신, 고리형 AMP, cyclic adenosine monophosphate) : 세포막에 존재하는 아데닐산고리화효소에 의해 삼인산아데노신(adenosine triphosphoric acid, ATP)에서 만들어지는 물질로, 호르몬 작용을 하는 세포 내 전달인자가 됨

1 소화계통의 개요

인체는 생명유지를 위해 음식물을 섭취하고 이를 물리화학적으로 분해하여 영양분은 체내로 흡수한 후 잔여물은 체외로 배출한다. 이때 음식물 속에 들어 있는 영양소인 탄수화물, 단백질, 지방 등을 효소로 가수분해하여 체내에서 이용할 수 있도록 소화하고 흡수하는 기관계통을 **소화계통**(digestive system)이라고 한다.

소화계통은 입안(구강), 식도, 위, 소장(작은창자), 대장(큰창자), 항문으로 이어지는 **소화관**(digestive tract), 혀, 이와 같은 소화를 돕는 **구조물**, 효소를 분비하는 침샘(타액샘), 간, 담낭(쓸개), 췌장(이자) 등의 **소화샘**으로 구성된다(그림 7-1).

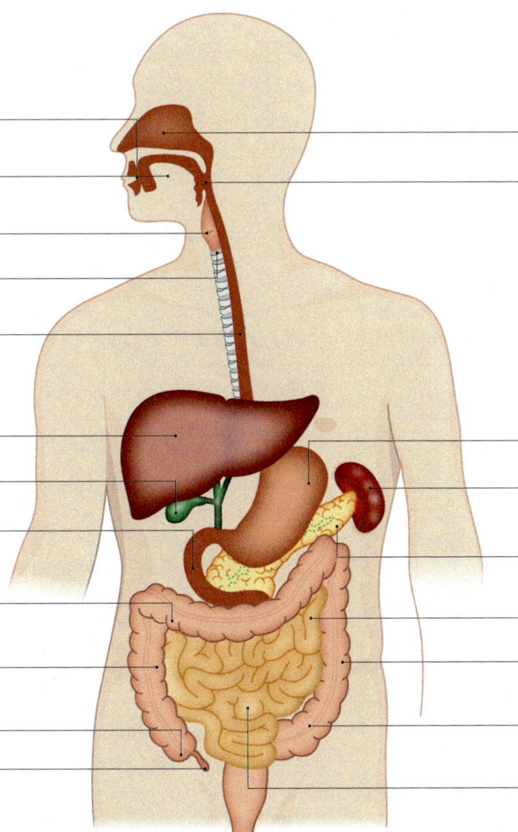

그림 7-1 소화계통

음식물로서 섭취된 크고 복잡한 영양물질은 흡수 가능한 저분자의 기본적인 구성단위로 분해되는 소화과정을 거치는데, 이때 씹기와 소화관의 운동에 의한 기계적 작용, 소화샘에서 분비되는 효소에 의한 화학적 작용, 섬유질의 분해와 발효과정에 의한 생물학적 작용이 이루어진다.

소화계통은 주로 자율신경의 지배를 받으며, 물질의 흡수를 촉진하기 위한 소화액(침, 위액, 담즙, 췌장액, 장액 등) 분비의 외분비기전, 이를 조절하기 위한 신경기전, 소화관호르몬(가스트린, 세크레틴, 콜레시스토키닌)을 분비하는 내분비기전, 히스타민(histamine), 세로토닌(serotonin), 프로스타글랜딘(prostaglandin)과 같은 오타코이드(autacoid)에 의한 국소적 기전의 영향도 받는다.

소화계통에 작용하는 대표적인 약물을 정리하면 표 7-1과 같다.

표 7-1 소화계통에 작용하는 대표적인 약물

<table>
<tr><th colspan="3">분류</th><th>약물(일반명)</th></tr>
<tr><td rowspan="7">소화궤양 치료제</td><td rowspan="4">점막공격인자 억제</td><td>H_2수용체차단제</td><td>시메티딘(cimetidine), 라니티딘(ranitidine), 파모티딘(famotidine), 니자티딘(nizatidine)</td></tr>
<tr><td>양성자펌프억제제</td><td>오메프라졸(omeprozole), 란소프라졸(lansoprazole), 판토프라졸(pantoprazole), 덱스란소프라졸(dexlansoprazole)</td></tr>
<tr><td>제산제</td><td>중탄산소듐(sodium bicarbonate), 수산화마그네슘(magnesium hydroxide), 침강탄산칼슘(calcium carbonate P.P.T.), 수산화알루미늄(aluminum hydroxide), 건조수산화알루미늄겔(dried aluminum hydroxide gel)</td></tr>
<tr><td>항콜린제</td><td>디시클로민(dicyclomine), 피렌제핀(pirenzepine)</td></tr>
<tr><td rowspan="3">점막방어인자 증강</td><td>프로스타글랜딘 유사제</td><td>미소프로스톨(misoprostol)</td></tr>
<tr><td>점막보호제</td><td>수크랄페이트(sucralfate), 비스무트 서브살리실레이트(bismuth subsalicylate)</td></tr>
<tr><td>점막혈류촉진제</td><td>레바미피드(rebamipide), 테프레논(teprenone), 트록시피드(troxipide)</td></tr>
<tr><td rowspan="4">완하제</td><td colspan="2">염류완하제</td><td>황산마그네슘(magnesium sulfate), 산화마그네슘(magnesium oxide)</td></tr>
<tr><td colspan="2">자극완하제</td><td>피마자유(castor oil), 비사코딜(bisacodyl), 피코설페이트(picosulfate), 센노사이드(sennoside), 센나(senna), 대황(rhubarb), 카스카라사그라다(cascara sagrada)</td></tr>
<tr><td colspan="2">팽창완하제</td><td>카복시메틸셀룰로스(carboxymethyl cellulose), 한천(agar)</td></tr>
<tr><td colspan="2">침윤완하제</td><td>다이옥틸 제제(dioctyl)</td></tr>
<tr><td rowspan="5">지사제</td><td colspan="2">장운동억제제</td><td>모르핀(morphine), 아트로핀(atropine), 로페라마이드(loperamide)</td></tr>
<tr><td colspan="2">장수렴제</td><td>비스무트 차질산염(bismuth subnitrate), 이질풀(geranium thunbergii), 탄닌산알부민(albumin tannate)</td></tr>
<tr><td colspan="2">흡착제</td><td>약용탄(charcoal), 규산알루미늄(aluminium silicate)</td></tr>
<tr><td colspan="2">살균제</td><td>버버린(berberine), 이질풀 추출물(geranium thunbergii extract)</td></tr>
<tr><td colspan="2">정장제</td><td>락토민 제제(lactomin), 비피더스균 제제(lactobacillus bifidus)</td></tr>
</table>

표 7-1 **소화계통에 작용하는 대표적인 약물 (계속)**

분류		약물(일반명)
항구토제	항히스타민제	디멘하이드리네이트(dimenhydrinate)
	항도파민제	클로르프로마진(chlorpromazine), 프로클로르페라진(prochlorperazine), 돔페리돈(domperidone), 메토클로프라마이드(metoclopramide)
	항세로토닌제	그라니세트론(granisetron), 온단세트론(ondansetron)
담즙배출 촉진제	담즙분비촉진제	데하이드로콜산(dehydrocholic acid), 어소데옥시콜산(ursodeoxycholic acid)
	담즙배출제	황산마그네슘(magnesium sulfate)
궤양대장염 치료제	아미노살리실산 제제	사라조설파피리딘(salazosulfapyridine), 메사라진(mesalazine)
	부신피질호르몬제	프레드니솔론(prednisolone), 베타메타손(betamethasone)
	면역억제제	아자싸이오프린(azathioprine), 머캅토퓨린(mercaptopurine), 사이클로스포린(cyclosporine),
	항TNF-α항체	인플릭시매브(infliximab)

2 소화궤양 치료제
(Drug for peptic ulcer)

1. 소화궤양

소화궤양(peptic ulcer)이란 위에서 분비되는 강산성의 위액에 의해 위나 십이지장(샘창자)의 점막이 손상되어 결손이 생긴 상태를 말한다. 증상으로서 명치부위의 통증과 불쾌감이 주로 나타나며, 공복 시 통증이 일어났다가 음식물을 섭취하면 사라지는 경우가 많다.

소화궤양의 주요 원인은 **점막공격인자**와 **점막방어인자**의 균형이 무너진 결과이다. 대표적인 점막공격인자에는 위나선균(헬리코박터 파일로리, *Helicobacter pylori*), 위산, 스트레스, 소염진통제와 같은 약물 등이 있고, 점막방어인자에는 위벽을 보호하는 점막, 점액, 위점막의 혈류 등이 있다(그림 7-2).

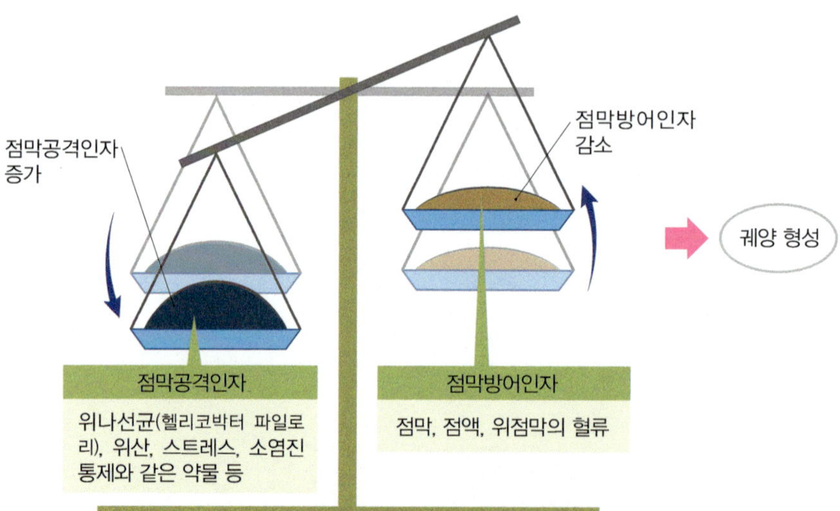

그림 7-2 소화궤양의 원인

Memo **위나선균(헬리코박터 파일로리, *Helicobacter pylori*)**

그람음성 막대균(간균)으로 1982년에 사람의 위점막에서 처음 분리되면서 점막장애를 일으킨다는 사실이 밝혀졌다. 십이지장궤양 환자의 약 90%, 위궤양 환자의 약 70%, 위염 환자의 약 60%에서 분리되며, 소아보다 중장년층에 보균자가 많다. 십이지장궤양 재발의 중요한 원인으로 파악된다.

[위나선균의 제균]

항생제와 위산분비억제제 등 3~4가지 약물을 병용하여 2주일 동안 투여한다.

① **삼중요법** : 양성자펌프억제제(PPI) + 메트로니다졸(metronidazole) 또는 아목시실린(amoxicillin) + 클래리스로마이신(clarithromycin)으로 구성

② **사중요법** : 양성자펌프억제제(PPI) + 비스무트 서브살리실레이트(bismuth subsalicylate) + 메트로니다졸(metronidazole) + 테트라사이클린(tetracycline)으로 구성

2. 소화궤양 치료제의 종류

소화궤양 치료제(drug for peptic ulcer)는 위나 십이지장의 점막에 발생한 궤양을 치료하는 약물로, 작용기전에 따라 점막공격인자를 제거하는 약물(H_2수용체차단제, 양성자펌프억제제, 제산제 등)과 점막방어인자를 증강하는 약물(프로스타글랜딘 유사제, 점막보호제, 점막혈류촉진제 등)로 나뉜다(그림 7-3). 또한 최근 위나선균(헬리코박터 파일로리)의 감염이 소화궤양의 중요한 원인으로 밝혀지면서 이 균에 감염된 소화궤양 환자의 경우는 제균요법(Memo 참조)이 우선적으로 시행된다.

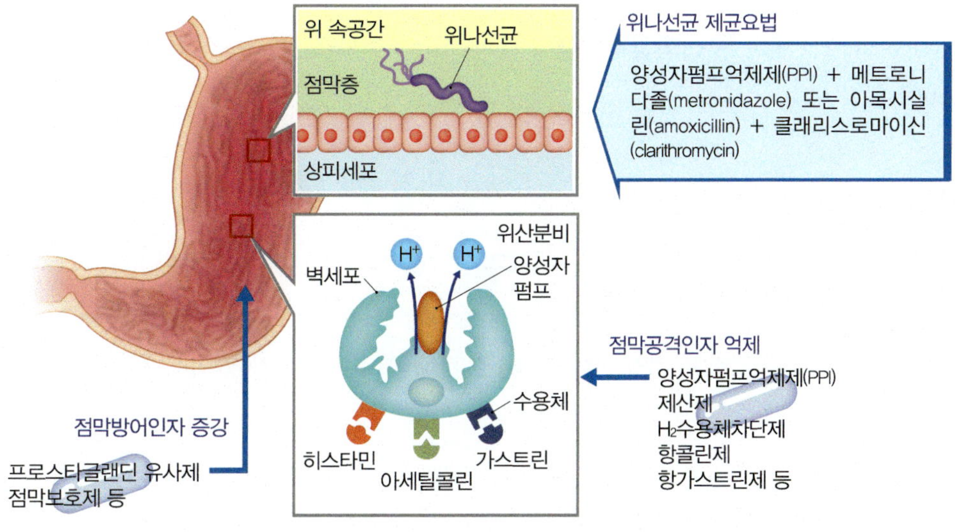

그림 7-3 소화궤양 치료제의 작용부위

1) H_2수용체차단제

위벽세포에서의 위산분비는 아세틸콜린(acetylcholine), 히스타민(histamine), 가스트린(gastrin)에 의해 촉진된다(그림 7-3). **H_2수용체차단제**(H_2 receptor blocker)는 히스타민의 H_2수용체 결합을 경쟁적으로 차단함으로써 세포 내 cAMP 농도를 감소시켜 위산분비를 억제한다. 특히 야간의 위산분비에 대해 효과가 있다.

대표적인 약물에는 **시메티딘**(cimetidine), **라니티딘**(ranitidine), **파모티딘**(famotidine), **니자티딘**(nizatidine) 등이 있다. 부작용이 비교적 적은 편이지만, 시메티딘은 중추신경계통을 억제하여 두통, 졸음, 어지러움 등을 유발할 수 있고, 남성호르몬 억제 효과로 인해 여성형유방(증)을 유발할 수 있다.

2) 양성자펌프억제제

양성자펌프억제제(proton pump inhibitor, PPI)는 위산이 분비되는 최종 단계에서 위벽세포의 H^+/K^+-ATPase 효소계를 억제하여 위 속공간으로 수소이온(H^+)이 분비되는 것을 차단하는 약물이다(그림 7-3). 이 수소이온이 염소와 결합하여 위산이 된다. H_2수용체차단제보다 위산분비 억제 효과가 빠르고 강력하여 스트레스궤양이나 위식도역류 치료에 사용된다. 또한 위나선균을 근절하기 위해 항생제와 병용하여 사용된다. 양성자펌프억제제는 최대 효과를 나타내기 위해 식사 30~60분 전에 복용해야 한다.

대표적인 약물에는 **오메프라졸**(omeprozole), **란소프라졸**(lansoprazole), **판토프라졸**(pantoprazole), **덱스란소프라졸**(dexlansoprazole) 등이 있다.

3) 제산제

제산제(antacid)는 위산에 의한 위점막의 손상을 막고 통증을 완화하는 약물이다. 약알칼리성으로, 위산을 중화하여 pH를 높이는 작용이 있어서 소화궤양이나 위산 과다분비에 사용된다.

대표적인 약물에는 **중탄산소듐**(sodium bicarbonate), **수산화마그네슘**(magnesium hydroxide), **침강탄산칼슘**(calcium carbonate P.P.T.), **수산화알루미늄**(aluminum hydroxide), **건조수산화알루미늄겔**(dried aluminum hydroxide gel)이 있다.

4) 항콜린제

무스카린수용체에 작용하는 약물로 주로 부교감신경을 억제한다. **디시클로민**(dicyclomine)과 **피렌제핀**(pirenzepine) 등이 있다. 피렌제핀은 무스카린수용체 중 M_1수용체에 선택적으로 작용하여 위, 내장의 지나친 운동으로 나타나는 경련(위경련, 복통, 생리통 등)을 가라앉히는 효과가 있어서 위궤양 치료에 사용된다.

5) 프로스타글랜딘 유사제

위점막에서 생산되는 프로스타글랜딘 E(prostaglandins E)는 위산분비를 억제하고 점액과 중탄산염의 생성을 증가시켜 세포보호작용을 한다. 프로스타글랜딘 E와 구조가 비슷한 **프로스타글랜딘 유사제**는 위벽세포 표면에 있는 프로스타글랜딘수용체와 직접 결합하여 작용하는 약물이며, **미소프로스톨**(misoprostol)이 대표적이다. 이 약물은 자궁수축과 유산을 일으키므로 임신기간에는 사용을 금한다.

6) 점막보호제

손상된 궤양부위에 부착되어 보호막을 형성함으로써 위산으로부터 보호하는 작용을 한다.

대표적인 약물에는 **수크랄페이트**(sucralfate), **비스무트 서브살리실레이트**(bismuth subsalicylate) 등이 있다. 특히 비스무트 제제는 항균작용이 있어 위나선균에 감염된 소화궤양 환자에게 효과적이다.

7) 점막혈류촉진제

위점막에 직접 작용하여 혈관의 수축을 억제함으로써 위점막의 혈류량을 증가시킨다. 위점막의 혈류량이 늘어나면 점액이 증가하여 위점막세포의 성장이 촉진된다.

대표적인 약물에는 **레바미피드**(rebamipide), **테프레논**(teprenone), **트록시피드**(troxipide) 등이 있다.

Caution

- H_2수용체차단제, 제산제, 양성자펌프억제제와 같이 위액의 산성도를 감소시키는 약물은 함께 복용하면 다른 약물의 흡수를 변화시켜 약리효과에 영향을 미칠 수 있다.
- H_2수용체차단제는 주로 신장을 통해 배설되므로 신장기능이 저하된 환자에게 투여할 때는 주의해야 한다. 또한 경우에 따라 졸음이나 어지럼증을 유발할 수 있으므로 운전이나 기계조작 등을 피한다.
- 양성자펌프억제제는 주로 간에서 대사되므로 간장애가 있는 환자는 감량하여 사용한다.

3 역류식도염 치료제 (Drug for reflux esophagitis)

역류식도염(reflux esophagitis)은 위 내용물이나 위산의 역류로 인하여 불편한 증상이나 합병증이 유발되는 상태이다. 식도와 위 사이에는 식도조임근(esophageal sphincter)이 있어서 위 내용물이 식도 안으로 거꾸로 넘어오지 못하게 한다. 정상에서는 음식물을 삼킬 때와 트림할 때만 식도조임근이 열리는데, 만약 식도조임근의 압력이 감소하거나 복강의 압력이 비정상적으로 증가하면 위액이 식도로 역류하게 된다. 주로 밤이나 식사 후 30~60분 정도에 역류가 발생하며, 이와 동반해서 가슴쓰림, 삼킴곤란, 삼킴통증, 소화불량 등이 나타난다.

역류식도염으로 진단되면 스트레스, 과식, 비만, 음주, 흡연, 카페인, 특정 약물 복용 등을 피하고 식사 후에 곧바로 눕지 않아는 등 생활습관의 개선이 권고되며, 생활습관 개선으로 교정되지 않는 경우 역류식도염 치료제를 사용한다.

역류식도염 치료제(drug for reflux esophagitis)는 역류된 위산으로 인해 식도하부의 점막이 손상되는 것을 막는 약물로, 위산분비를 억제하는 **양성자펌프억제제**와 **H_2수용체차단제**, 위산을 중화시키는 **제산제**가 사용된다(표 7-2). 각 약물의 자세한 약리작용에 대해서는 소화궤양 치료제를 참조하기 바란다.

표 7-2 역류식도염 치료제의 종류

분류	약물(일반명)	작용
양성자펌프억제제	오메프라졸(omeprozole), 란소프라졸(lansoprazole), 판토프라졸(pantoprazole), 덱스란소프라졸(dexlansoprazole)	위산분비 억제
H_2수용체차단제	시메티딘(cimetidine), 라니티딘(ranitidine), 파모티딘(famotidine), 니자티딘(nizatidine)	
제산제	중탄산소듐(sodium bicarbonate), 수산화마그네슘(magnesium hydroxide), 침강탄산칼슘(calcium carbonate P.P.T.), 수산화알루미늄(aluminum hydroxide), 건조수산화알루미늄겔(dried aluminum hydroxide gel)	위산 중화

4 완하제/지사제 (Laxative/Antidiarrheal)

1. 완하제

완하제(laxative)는 장 내용물을 쉽게 배출하기 위하여 사용하는 약물로, 흔히 변비약, 지사제라고 한다. 변비 치료에 사용되며, **염류완하제**, **자극완하제**, **팽창완하제**, **침윤완하제** 등이 있다(표 7-3).

염류완하제는 장 내의 삼투압을 이용해서 수분을 모아 장 내용물을 팽창시켜 배출을 촉진하는 작용을 하며, 자극완하제는 소장(작은창자)이나 대장(큰창자)에 자극을 가해 배변을 촉진하는 작용을 한다. 팽창완하제는 장 내의 수분을 흡수해서 팽창시킨 다음 장 내용물을 증가시켜서 대장에 자극을 가해 배변을 촉진하며, 침윤완하제는 장 내용물에 침윤하여 연화시키는 작용을 한다(그림 7-4).

표 7-3 완하제의 종류와 작용

<table>
<tr><th colspan="2">분류</th><th>약물명</th><th>효과 발현시간</th><th>투여 후 대변 상태</th></tr>
<tr><td colspan="2">염류완하제</td><td>황산마그네슘(magnesium sulfate)
산화마그네슘(magnesium oxide)</td><td>1~3시간(대량)
6~9시간(소량)</td><td>물변(대량)
죽상~무른 변(소량)</td></tr>
<tr><td rowspan="2">자극
완하제</td><td>소장</td><td>피마자유(castor oil)</td><td>1~3시간</td><td>물변</td></tr>
<tr><td>대장</td><td>비사코딜(bisacodyl)
피코설페이트(picosulfate)
센노사이드(sennoside)
센나(senna)
대황(rhubarb)
카스카라사그라다(cascara sagrada)</td><td>6~9시간</td><td>죽상~무른 변</td></tr>
<tr><td colspan="2">팽창완하제</td><td>카복시메틸셀룰로스(carboxymethyl cellulose)
한천(agar)</td><td>24~72시간</td><td>무른 변~보통 변</td></tr>
<tr><td colspan="2">침윤완하제</td><td>다이옥틸 제제(dioctyl)</td><td>24~72시간</td><td>무른 변~보통 변</td></tr>
</table>

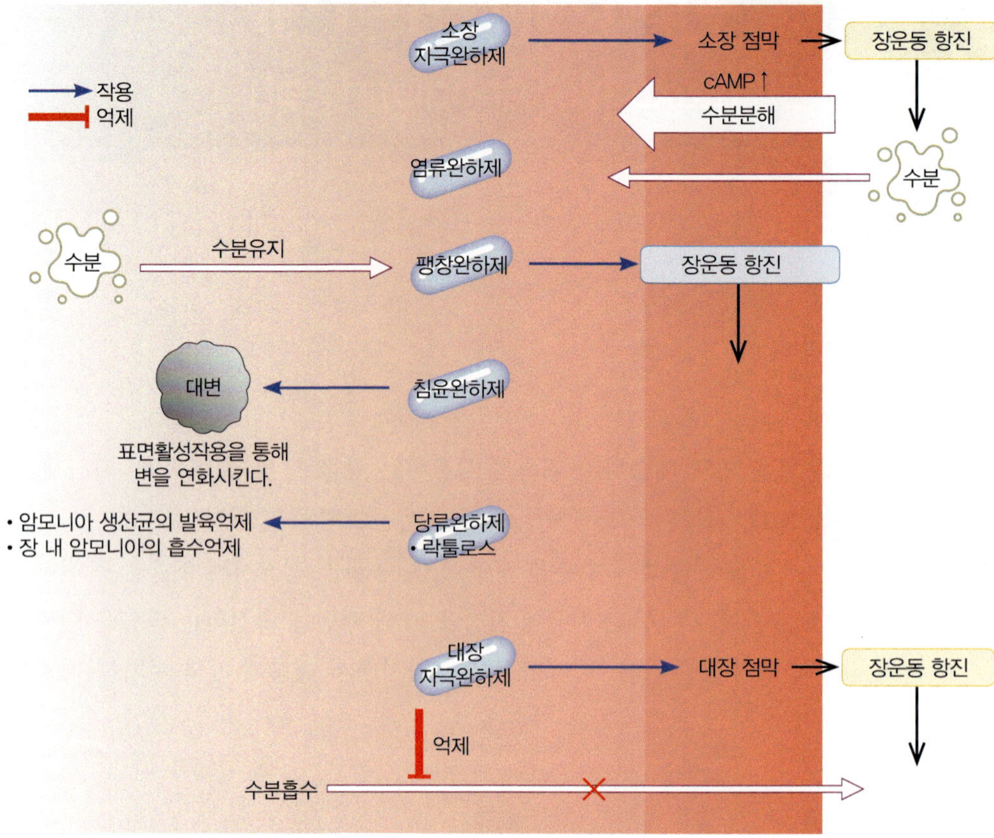

그림 7-4 완화제의 작용부위

Caution

완하제 사용 전에 배변습관 확립, 정신적 지원, 고식이섬유 식사, 수분섭취의 중요성 등에 대해 설명한다.

Memo 락툴로스(lactulose)

반합성 이당(류)인 락툴로스는 위와 십이지장(샘창자)에서 소화되지 않고 소장(작은창자) 상부에서도 흡수되지 않는다. 따라서 삼투압작용에 의해 장 내에 수분이 유지된다. 하부 소화관에 도달한 락툴로스는 유산균에 분해되어 유기산(젖산, 아세트산)을 생산하는데, 이 유기산이 암모니아 생산균의 발육과 장 내 암모니아의 흡수를 억제하여 혈중 암모니아농도가 저하된다. 전격간염(fulminant hepatitis)이나 간성 뇌병증(hepatic encephalopathy) 등 고암모니아혈증의 대증요법으로서 이용된다. 산부인과 수술 후의 배기 가스와 배변을 촉진하고, 소아의 변비 개선에도 사용된다.

2. 지사제

지사제(antidiarrheal)는 감염, 소화기 장애 등 다양한 원인으로 발생하는 설사 증상을 완화시키는 약물로, **장운동억제제**, **장수렴제**, **흡착제**, **살균제**, **정장제** 등이 있다(그림 7-5). 주로 열이 없고 출혈이 없는 설사에 사용되며, 열을 동반한 감염성 설사인 경우에는 항생제를 적절히 투여할 필요가 있다.

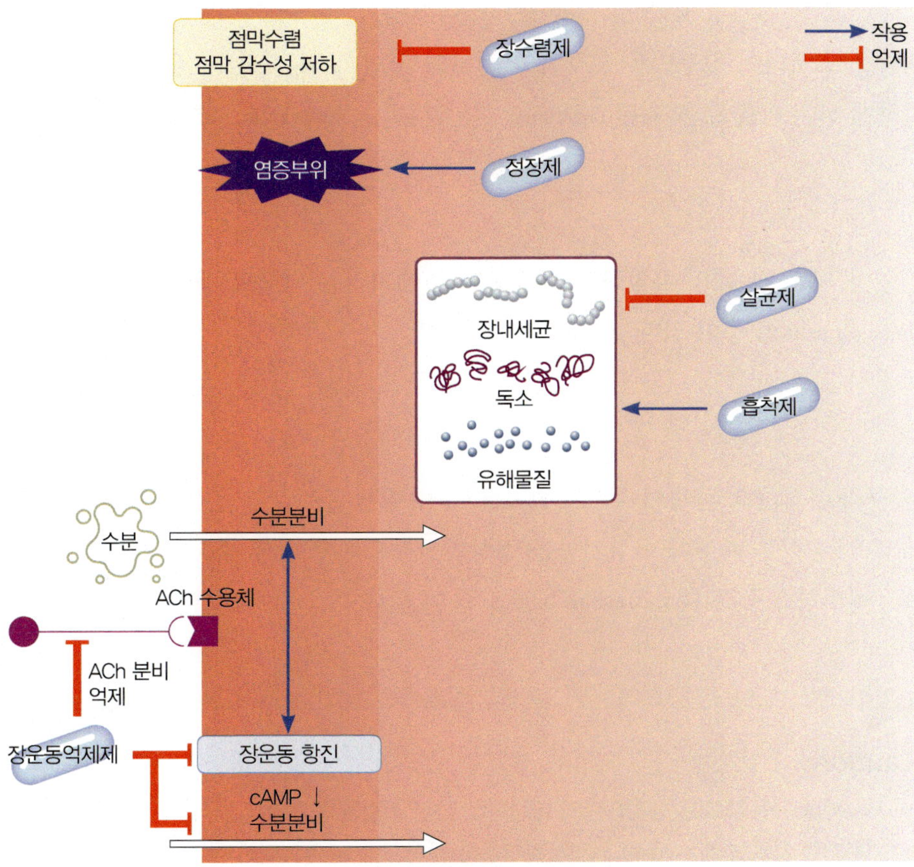

그림 7-5 **지사제의 종류와 작용부위**

1) 장운동억제제

장의 운동성을 감소시켜 음식물이 장 내에 머무는 시간을 길게 함으로써 수분이 충분히 흡수되게 하여 설사 증상을 완화시키는 약물로, **모르핀**(morphine), **아트로핀**(atropine), **로페라마이드**(loperamide) 등이 있다. 감염이나 염증이 의심되는 설사인 경우에는 원인 물질이 장 내에 머무는 시간이 길어져 증상이 악화될 수 있으므로 투여하지 않는다.

2) 장수렴제

장점막의 단백질과 결합하여 점막을 형성함으로써 장점막을 보호하고 수축시켜 수분 배출을 감소시키는 약물로, **비스무트 차질산염**(bismuth subnitrate), **이질풀**(geranium thunbergii), **탄닌산알부민**(albumin tannate) 등이 있다.

3) 흡착제

손상된 점막을 도포하여 장점막을 보호하고 설사의 원인이 되는 장 내 유해물질, 세균, 독소 등을 흡착하여 배설하게 하는 약물로, **약용탄**(charcoal), **규산알루미늄**(aluminium silicate) 등이 있다.

4) 살균제

설사의 원인이 되는 장 내의 유해균을 억제하거나 제거하는 약물로, **버버린**(berberine), **이질풀 추출물**(geranium thunbergii extract) 등이 있다.

5) 정장제

장 내 유익균과 유해균의 균형이 무너지면 설사가 유발될 수 있다. 정장제는 유해균의 증식을 억제하고 정상 세균총의 증식을 촉진하여 장기능을 정상화시킴으로써 설사 증상을 완화시키는 약물로, **락토민 제제**(lactomin), **비피더스균 제제**(lactobacillus bifidus) 등이 있다.

Caution

- 지사제를 사용할 때는 생활습관의 개선이나 정신적 지원 등의 비약물적 치료도 중요하다.
- 지사제를 사용할 때는 탈수나 심한 복부증상 등의 징후에 주의해야 한다.

5 항구토제/담즙배출촉진제/궤양대장염 치료제
(Antiemetic/Cholagogue/Drug used in ulcerative colitis)

1. 항구토제

구토(emesis, vomiting)는 소화관의 내용물이 식도를 거쳐 입 밖으로 배출되는 것을 말하고, **구역**(메스꺼움, nausea)이란 구토가 급박하여 메스꺼운 느낌을 말하며 보통 구토가 발생하기 전이나 구토와 동반하여 나타난다. 구토나 구역은 유해물질을 섭취했을 때 이를 제거하기 위한 생체방어반응으로서 유발되는데, 임신, 멀미, 뇌질환, 위장질환, 평형기관의 자극, 약물중독, 항암제 투여, 방사선 치료 등에 의해 발생하기도 한다.

구토나 구역은 뇌의 숨뇌에 위치한 구토중추나 화학수용체방아쇠영역(chemoreceptor trigger zone, CTZ)과 관련이 있다. 이 부위가 자극을 받으면 구토가 일어나며, 이때 자극전달에 도파민, 세로토닌, 히스타민, 아세틸콜린 등의 신경전달물질이 중요한 역할을 한다. 따라서 항구토제는 주로 이러한 신경전달물질의 작용을 억제하여 구토를 억제하게 된다(그림 7–6).

항구토제(antiemetic)에는 항히스타민제, 항도파민제, 항세로토닌제 등이 있다. 항히스타민제는 대뇌피질이나 소뇌, 반고리관과 구토중추를 억제하여 멀미 예방과 치료에 이용되고, 항도파민제와 항세로토닌제는 대뇌피질이나 구토중추, 들신경에 작용하여 구토를 억제한다(표 7–4).

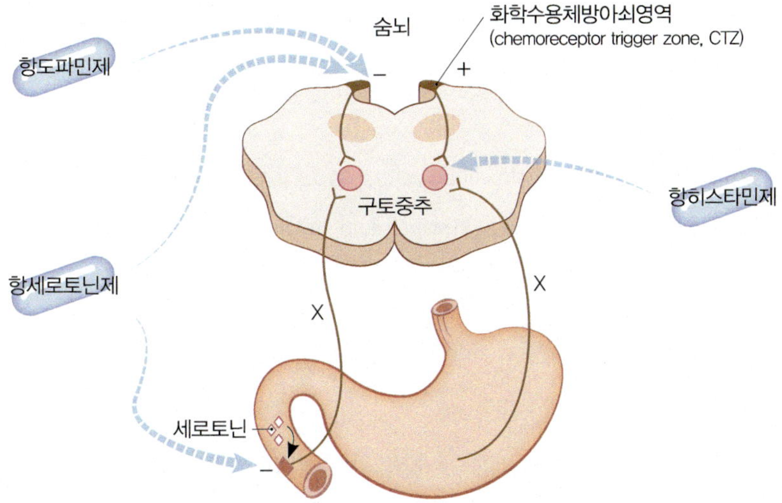

그림 7–6 항구토제의 작용부위

표 7-4 항구토제의 종류와 임상응용

분류	약물명	임상응용
항히스타민제*	디멘하이드리네이트(dimenhydrinate)	멀미, 메니에르병 등의 현기증
항도파민제	클로르프로마진(chlorpromazine) 프로클로르페라진(prochlorperazine) 돔페리돈(domperidone)** 메토클로프라마이드(metoclopramide)**	임신입덧, 수술 전후의 구역 · 구토, 소화관 질환이나 약물에 의한 구역 · 구토
항세로토닌제***	그라니세트론(granisetron) 온단세트론(ondansetron)	항암제(시스플라틴 등)에 의한 구역 · 구토

* 히스타민 H_1수용체차단제

** 위장운동 항진작용, 식욕증진작용도 있다.

*** 5-HT_3수용체차단제

Memo **화학수용체방아쇠영역(chemoreceptor trigger zone, CTZ)**

뇌의 숨뇌(연수)에 위치한 영역으로, 화학물질이나 유독물질 등의 자극을 받으면 구토중추에 그 자극을 전달한다.

2. 담즙배출촉진제

담즙배출촉진제(cholagogue)는 간에 작용하여 담즙(쓸개즙)의 분비와 배설을 촉진시키는 약물로, 주로 소화제로 사용하거나 담즙 분비가 원활하지 않아 발생하는 질환에 사용한다.

간세포에서의 담즙 분비를 촉진하는 **담즙분비촉진제**와 담낭이 담관에 머물러 있는 담즙의 배출을 촉진하는 **담즙배출제**로 크게 나뉜다.

담즙분비촉진제에는 **데하이드로콜산**(dehydrocholic acid), **어소데옥시콜산**(ursodeoxycholic acid) 등이 있고, 담즙배출제에는 **난황 제제**, **올리브유**, **황산마그네슘**(magnesium sulfate) 등이 있다.

3. 궤양대장염 치료제

궤양대장염(ulcerative colitis)은 대장(큰창자) 점막을 침범하여 미란이나 궤양을 형성하는 원인 불명의 질환으로, 만성으로 진행하면서 악화와 완화를 반복한다. 주로 점막이 손상되지만, 진행되면 점막밑층(점막하층)이나 근육층까지 손상되기도 한다. 30세 이하의 성인에게 많고 장기간 대장 전체를 침범하는 경우에는 악성화하는 경향이 있다. 치료에는 식사요법, 영양요법(고열량수액 등), 약물요법을 시행한다.

궤양대장염 치료제(drug used in ulcerative colitis)에는 아미노살리실산 제제, 부신피질호르몬제, 면역억제제, 항TNF-α항체가 있다.

1) 아미노살리실산 제제

아미노살리실산(aminosalicylic acid)을 함유하는 제제를 말하며, 경구투여하면 아미노살리실산을 효율적으로 염증부위로 운반한다. 기전은 명확하지 않지만, ①염증세포에서 방출되는 활성산소 제거, ②염증 확산과 조직손상 억제, ③염증세포의 조직침윤을 억제하는 등의 가능성이 있다. 경증부터 중증도까지 사용할 수 있다.

대표적인 약물에는 **사라조설파피리딘**(salazosulfapyridine), **메사라진**(mesalazine) 등이 있다.

2) 부신피질호르몬제

강력한 항염증작용과 면역억제작용을 통해 염증을 억제한다. 경증~중등도에는 국소에 적용하고, 이것이 효과가 없으면 경구투여한다.

대표적인 약물에는 **프레드니솔론**(prednisolone), **베타메타손**(betamethasone) 등이 있다.

3) 면역억제제

부신피질호르몬 제제가 효과를 나타내지 않는 중등도~중증에 사용한다.

대표적인 약물에는 **아자싸이오프린**(azathioprine), **머캅토퓨린**(mercaptopurine), **사이클로스포린**(cyclosporine) 등이 있다.

4) 항TNF-α항체

염증을 일으키는 사이토카인인 TNF-α(종양괴사인자, tumor necrosis factor alpha)와 결합하여 그 작용을 중화시킨다. 강력한 항염증작용을 나타내며, 대표적인 약물에는 **인플릭시매브**(infliximab)가 있다.

Caution

궤양 치료를 약물에만 의존하지 말고 원인과 악화인자를 제거하기 위한 적절한 생활습관의 개선을 권고한다.

확인문제

01. 위벽세포에서 위산의 분비를 촉진하는 물질은?

가. 가스트린(gastrin)	나. 히스타민(histamine)
다. 아세틸콜린(acetylcholine)	라. 콜레시스토키닌(cholecystokinin)

① 가, 나
② 나, 다
③ 다, 라
④ 가, 나, 다
⑤ 가, 나, 다, 라

02. 다음 중 소화궤양 치료제는?

① 항히스타민제
② 양성자펌프억제제
③ 부신피질호르몬제
④ 단백질분해효소억제제
⑤ 에피네프린 β수용체차단제

03. 위나선균의 제균요법에 사용되는 약물이 아닌 것은?

① 아목시실린(amoxicillin)
② 양성자펌프억제제(PPI)
③ 프레드니솔론(prednisolone)
④ 메트로니다졸(metronidazole)
⑤ 클래리스로마이신(clarithromycin)

정답

01. ④ **02.** ② **03.** ③

04. 항구토제가 아닌 것은?

① 돔페리돈(domperidone)
② 온단세트론(ondansetron)
③ 디시클로민(dicyclomine)
④ 그라니세트론(granisetron)
⑤ 프로클로르페라진(prochlorperazine)

05. 약물과 그 약리작용이 올바르게 짝지어진 것은?

가. 바소프레신 – 이뇨	나. 그라니세트론 – 항구토제
다. 부신피질호르몬제 – 면역억제	라. H_2수용체차단제 – 위산분비 촉진

① 가, 나
② 나, 다
③ 가, 라
④ 가, 나, 다
⑤ 가, 나, 다, 라

06. 메토클로프라마이드를 처방하는 소화기 증상은?

① 궤양대장염
② 위장관의 과운동
③ 과민성 대장증후군
④ 처음 진단된 소화궤양
⑤ 화학요법으로 인한 구토

정답

04. ③ 05. ② 06. ⑤

제 8 장

혈액조혈계통 약물

학습목표

1. 빈혈을 원인에 따라 분류하고 그 치료제를 설명할 수 있다.
2. 혈전이 형성되는 기전과 작용부위에 따른 항혈전제를 분류할 수 있다.
3. 항응고제의 작용기전을 설명할 수 있다.
4. 항혈전제와 혈전지혈제에 대하여 설명할 수 있다.

핵심용어해설

- **거대적혈모구빈혈**(megaloblastic anemia) : 비타민 B_{12}나 엽산 결핍 및 그 밖의 원인으로 세포 내에 DNA 합성 장애가 발생하여 세포질은 정상적으로 합성되지만, 핵의 세포분열이 정지하거나 지연되어 세포의 거대화를 초래하는 빈혈
- **빈혈**(anemia) : 적혈구가 생성되는 과정에서 각종 장애를 입어 발생하는 질환
- **사이토카인**(cytokine) : 세포, 주로 백혈구에서 분비되는 면역물질로, 면역반응 제어, 항암작용, 항바이러스 작용, 세포의 증식 및 분화 조절 등의 작용을 나타냄
- **신성 빈혈**(renal anemia) : 신장의 기능장애로 적혈구형성호르몬(erythropoietin)이 결핍되어 적혈구의 분화 및 증식이 잘 이루어지지 않음으로써 생기는 빈혈
- **용혈빈혈**(hemolytic anemia) : 혈액 내에서 적혈구가 과도하게 파괴되어 발생하는 빈혈
- **재생불량빈혈**(aplastic anemia) : 조혈모세포와 각 계열 전구세포의 수 감소에 의해 혈액세포의 생산이 전반적으로 감소하는 빈혈
- **조직플라스미노젠활성제**(tissue plasminogen activator, t-PA) : 혈전 속의 섬유소에 결합된 섬유소분해효소전구체(플라스미노젠)만 활성화시켜 플라스민이 생산되게 하는 물질
- **지혈제**(hemostatic) : 출혈을 멈추게 하는 데 쓰이는 약물로, 기전에 따라 혈관강화제, 응고촉진제, 항섬유소용해제로 분류
- **철결핍빈혈**(iron deficiency anemia) : 여러 원인에 의하여 체내 저장된 철의 양이 정상적인 적혈구 생성에 필요한 양보다 감소하여 발생하는 빈혈
- **항응고제**(anticoagulant) : 혈액응고계통에 작용하여 혈액응고를 억제하는 약물
- **항혈소판제**(antiplatelet drug) : 혈소판 응집을 억제하여 혈전을 예방하는 약물
- **혈액세포**(혈구, blood cell) : 혈액 속의 적혈구, 백혈구, 혈소판과 같은 세포성분
- **혈액응고**(coagulation) : 혈관 밖으로 나온 혈액이 굳어지는 현상으로, 지혈 효과가 있어 생명유지에 반드시 필요한 기전
- **혈장**(plasma) : 혈액에 혈구를 담고 있는 약간 노른색을 띠는 액체성분
- **혈전용해제**(thrombolytic drug) : 혈액응고기전에 의해 형성된 혈전을 녹이는 약물
- **G-CSF**(과립구집락자극인자, granulocyte colony-stimulating factor) : 염증이나 내독소에 자극을 받아서 대식세포, 섬유모세포, 내피세포 등이 생산하는 사이토카인으로 호중구의 생산을 촉진
- **M-CSF**(대식세포집락자극인자, macrophage colony-stimulating factor) : 골수전구세포에 작용하여 증식시킨 다음 과립세포와 대식세포로 분화시키는 중요한 조혈인자

1 혈액의 개요

혈액(blood)은 생체의 중요한 세포바깥액(세포외액)으로, 체중의 약 1/13(약 8%로 약 5L)을 차지한다. 혈액은 혈관 안을 순환하면서 체내의 모든 기관으로 분배되며 물질(O_2나 CO_2, 영양소, 대사산물)이나 열 운반, 체액량 조절, 체온유지 등 생체의 생리적 조절과 생체방어 및 지혈에 작용한다.

혈액의 비중은 1.05~1.06, pH는 약 7.4로 약알칼리성이며, 적혈구, 백혈구, 혈소판과 같은 세포성분인 **혈액세포**(혈구, blood cell)와 액체성분인 **혈장**(plasma)으로 구성된다(그림 8-1).

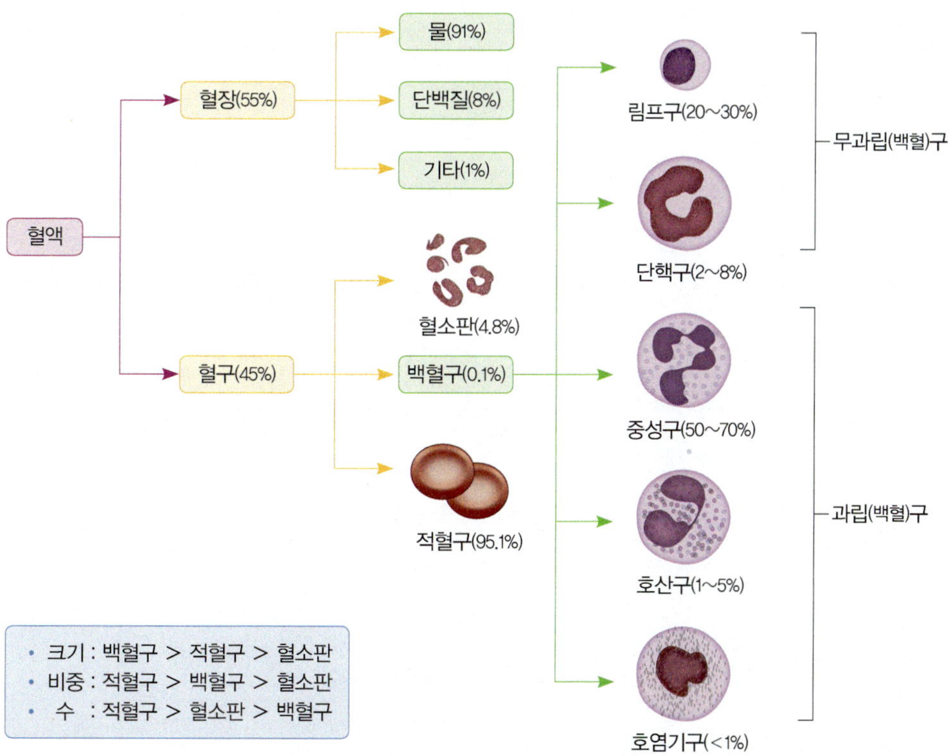

그림 8-1 혈액의 조성

적혈구(eythrocyte)는 철분을 포함한 혈색소라는 단백질을 가지고 있어 혈액이 붉은색을 띠게 하며, 혈색소는 산소를 운반하는 작용을 한다. **백혈구**(leukocyte)는 식균작용을 통해 인체의 염증과 감염을 억제하며, **혈소판**(platelet)은 트롬보플라스틴이라는 효소를 가지고 있어서 혈액응고에 관여한다. 전체 혈액의 55% 정도를 차지하는 혈장은 90%의 수분 외에 전해질, 영양분, 무기질, 효소 등으로 구성되며, 다양한 물질을 운반하는 중요한 역할을 한다.

혈액조혈계통에 작용하는 대표적인 약물을 정리하면 **표 8-1**과 같다.

표 8-1 혈액조혈계통에 작용하는 대표적인 약물

분류		약물(일반명)
항빈혈제	철결핍빈혈 치료제	황산철(ferric sulfate), 함당산화철(iron oxide saccharated)
	거대적혈모구빈혈 치료제	비타민 B_{12}(vitamin B_{12}), 엽산(folic acid)
	용혈빈혈 치료제	부신피질호르몬제(adrenocortical hormone)
	재생불량빈혈 치료제	단백동화호르몬(anabolic hormone), 면역억제제[부신피질호르몬제(adrenal cortical hormone), 사이클로스포린(cyclosporine)]
	신성 빈혈 치료제	적혈구형성호르몬(erythropoietin)
백혈구감소증 치료제	G-CSF 제제	레노그라스팀(lenograstim), 필그라스팀(filgrastim)
	M-CSF 제제	미리모스팀(mirimostim)
항응고제		헤파린(heparin), 와파린(warfarin), 시트르산소듐(sodium citrate)
항혈소판제	COX 억제제	아스피린(aspirin), 인도부펜(indobufen), 트리플루살(triflusal)
	트롬복세인 A_2 합성효소 억제제	오자그렐(ozagrel)
	혈소판 cAMP 증가제	티클로피딘(ticlopidine), 다이피리다몰(dipyridamole), 실로스타졸(cilostazol)
	5-HT 수용체차단제	사포그렐레이트(sarpogrelate)
	프로스타글랜딘 I_2 유도체	베라프로스트(beraprost)
혈전용해제	혈전용해제	유로키나제(urokinase)
	t-PA	알테플라제(alteplase), 몬테플라제(monteplase)
지혈제	혈관강화제	카바조크롬(carbazochrome)
	혈액응고촉진제	혈액응고인자 VIII, IX, XIII과 트롬빈, 피브리노젠, 비타민 K, 지혈효소(hemocoagulase), 혈액제제 등
	항섬유소용해제	트라넥삼산(tranexamic acid)
	기타 전신용 지혈제	엘트롬보팍(eltrombopag)

2 항빈혈제/백혈구감소증 치료제 (Antianemic/Antileukopenic drug)

1. 항빈혈제

1) 빈혈의 종류와 증상

빈혈(anemia)은 적혈구가 생성되는 과정에서 각종 장애를 입어 발생하는데, 그 원인에 따라 크게 철결핍빈혈, 거대적혈모구빈혈, 용혈빈혈, 재생불량빈혈, 신성 빈혈의 5가지로 나눌 수 있다(그림 8-2). 또한 빈혈 시 나타나는 증상은 표 8-2와 같다.

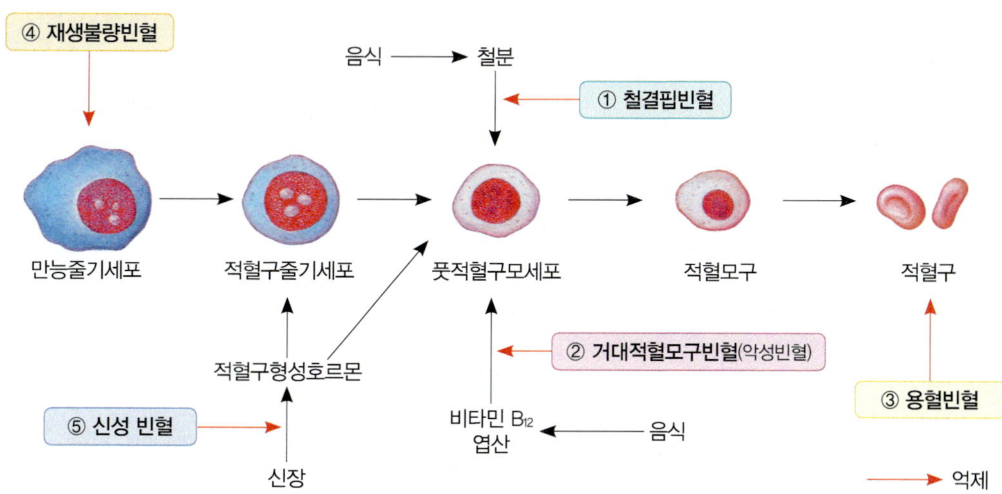

그림 8-2 원인에 따른 빈혈의 종류

① 철결핍빈혈(iron deficiency anemia)

일상적으로 가장 흔히 나타나는 빈혈로, 적혈구 생성과정에서 혈철소의 합성에 필요한 철이 부족함으로써 발생한다.

② 거대적혈모구빈혈(megaloblastic anemia)

비타민 B_{12}나 엽산 결핍 및 그 밖의 원인으로 세포 내에 DNA 합성장애가 발생하여 세포질은 정상적으로 합성되지만, 핵의 세포분열이 정지하거나 지연되어 세포의 거대화를 초래하는 빈혈이다.

③ 용혈빈혈(hemolytic anemia)

혈액 내에서 적혈구가 과도하게 파괴되어 발생하는 빈혈이다.

④ 재생불량빈혈(aplastic anemia)

조혈모세포와 각 계열 전구세포의 수 감소에 의해 혈액세포의 생산이 전반적으로 감소하는 빈혈이다.

⑤ 신성 빈혈(renal anemia)

신장의 기능장애로 적혈구형성호르몬(erythropoietin)이 결핍되어 적혈구의 분화 및 증식이 잘 이루어지지 않음으로써 생기는 빈혈이다.

표 8-2 **빈혈의 증상**

종류		증상
빈혈 전반에 공통적인 증상	전신증상	미열
	피부 · 점막	창백
	호흡 · 순환기관	두근거림, 헐떡임, 빈맥(빠른맥), 정맥잡음, 수축기잡음
	정신 · 신경계통	두통, 피로감 증가, 전신권태감, 귀울림(이명), 현기증, 기면, 실신, 근력저하
	소화기관	식욕부진, 구역, 구토, 변비, 설사, 복부불쾌감, 방귀
	비뇨 · 생식기관	무월경, 발기부전
각 빈혈에 고유한 증상	철결핍빈혈	숟가락 모양 손톱, 삼킴곤란, 입안염(구내염)
	용혈빈혈	황달, 비장비대
	악성빈혈	혀유두단축, 척수후삭측삭경화증(아급성연합변성증)

2) 항빈혈제의 종류

빈혈은 그 원인을 명확히 한 다음 적절한 치료법을 선택하여 치료할 필요가 있다. 빈혈의 종류에 따라 다른 치료제가 사용되는데, 철결핍빈혈에는 여러 가지의 철분제가 사용되고 거대적혈모구빈혈(악성빈혈)에는 비타민 B_{12}나 엽산이 사용된다. 실혈에 따른 빈혈에는 수혈이나 수액이 필요하며 재생불량빈혈에는 수혈이나 부신피질호르몬제의 투여 등이 필요하다(표 8-3).

표 8-3 빈혈의 종류에 따른 치료법

빈혈	약물명 · 치료법
철결핍빈혈	황산철(서방정), 함당산화철(주사) 등의 철분제
거대적혈모구빈혈(악성빈혈)	비타민 B_{12}(주사), 엽산(주사, 복용)
용혈빈혈	부신피질호르몬제, 비장절제
재생불량빈혈	단백동화호르몬, 면역억제제(부신피질호르몬제, 사이클로스포린), 수혈, 골수이식
신성 빈혈	적혈구형성호르몬

Memo 거대적혈모구빈혈(악성빈혈)의 내인자

거대적혈모구빈혈은 비타민 B_{12}가 결핍되면 발생한다. 비타민 B_{12}의 하루 필요량은 1μg/일 정도이며 음식에 함유되어 있는 양만으로도 충분하다. 그런데 비타민이 장에서 흡수되려면 위의 벽세포에서 분비되는 '내인자'가 필요한데, 이 내인자가 결핍(위축위염, 위 부분절제 등)되어 흡수장애가 일어나면 비타민 B_{12}의 결핍이 발생한다.

Caution

- 철을 대량으로 투여하면 점막세포의 페리틴 양이 수 시간에 포화되어 철 흡수가 제한된다(점막차단기전). 그래서 철분제는 간격을 두고 투여할 필요가 있다.
- 공복 시 잘 흡수되지만 위장장애를 일으키므로 보통 식사 직후 복용한다.
- 비타민 C와 복용하면 흡수가 촉진된다.
- 탄닌산, 제산제(칼슘, 마그네슘 포함)와 함께 복용하면 흡수가 억제된다.
- 철분제를 복용하면 대변이 검은색으로 바뀐다.
- 철분제를 복용하면 빈혈은 6주 정도 지나 개선되지만, 저장철을 충분히 축적시키기 위해 4~6개월간은 꾸준히 복용해야 한다.
- 철분제를 정맥주사로 투여하면 쇼크, 급성중증과민증 유사반응을 일으키는 경우가 있으므로 주의한다. 적혈구형성호르몬을 피부밑주사(피하주사)하는 경우에도 같은 증상이 나타날 수 있다.
- 엽산을 항경련제(페니토인, 페노바비탈), 항생제(트라이메토프림), 항암제(메토트렉세이트) 등과 병용투여하면 엽산의 결핍을 일으킬 수 있다.

2. 백혈구감소증 치료제

백혈구감소증(leukopenia)이란 혈중 백혈구 수치가 정상(혈액 1μL당 4,000~10,000개) 이하로 감소한 상태를 말하는데, 골수이식 후, 악성종양 치료제 투여 후, 방사선 조사 후나 그 밖에 재생불량빈혈이 발생하면 백혈구의 감소가 관찰된다.

이들 치료에는 사이토카인인 **G-CSF**(과립구집락자극인자, granulocyte colony-stimulating factor)나 **M-CSF**(대식세포집락자극인자, macrophage colony-stimulating factor)가 사용된다. G-CSF 제제에는 **레노그라스팀**(lenograstim), **필그라스팀**(filgrastim)이 있으며 중성구의 생성과 기능을 촉진한다. M-CSF 제제에는 **미리모스팀**(mirimostim)이 있으며 단핵구의 생성과 기능을 촉진한다.

Caution

G-CSF의 투여로 쇼크, 급성중증과민증 유사반응을 일으키는 경우가 있으므로 주의한다.

3 항혈전제 (Antithrombotic)

1. 혈전형성의 기전

인체는 혈관이 손상되어 혈액이 유출될 때 스스로 지혈하는 능력이 있으며, 지혈을 위해서는 혈액을 응고시켜 **혈전**(thrombus)을 형성할 필요가 있다. 그러나 지혈할 필요도 없는데 혈전이 형성되는 경우가 있다. 이것은 어떠한 원인으로 혈관벽에 손상이 가해졌을 때인데 혈전형성에는 혈소판계통과 응고계통의 두 가지 경로가 관여한다(그림 8-3). 각 반응과정에서 혈전형성을 억제하는 약물이 **항혈전제**(antithrombotic)로서 사용된다.

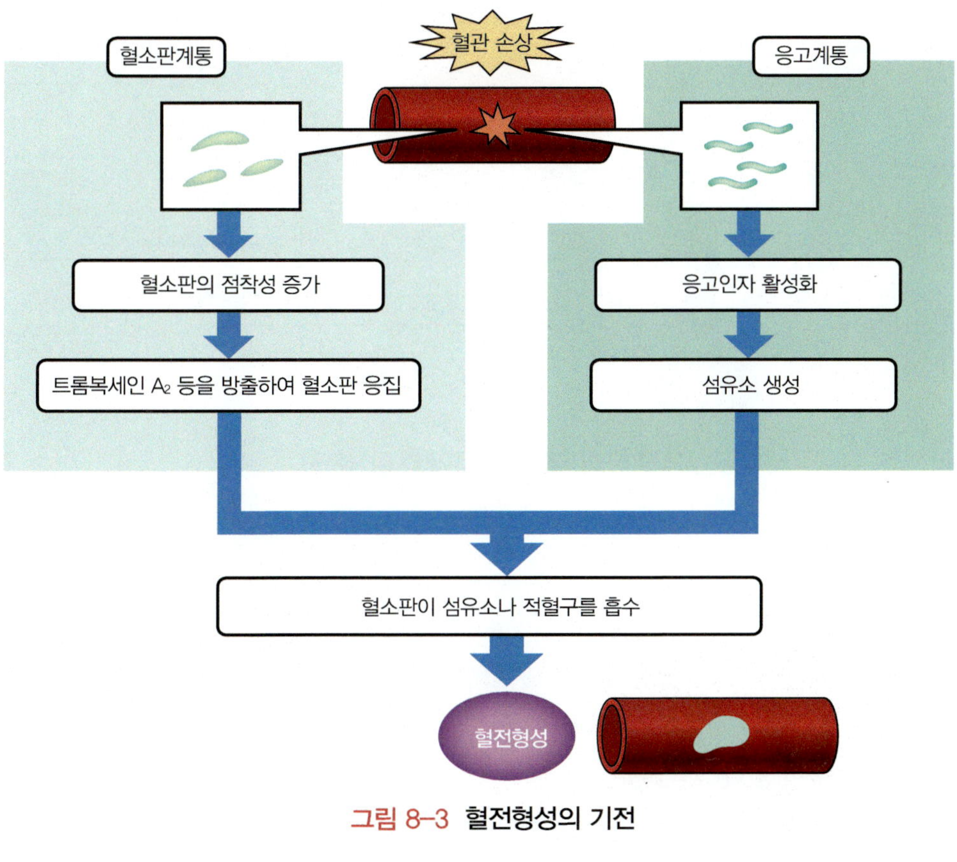

그림 8-3 혈전형성의 기전

2. 항혈전제의 종류

항혈전제는 작용부위에 따라 **항응고제**(혈액응고억제제), **항혈소판제**, **혈전용해제**로 나눌 수 있다(그림 8-4).

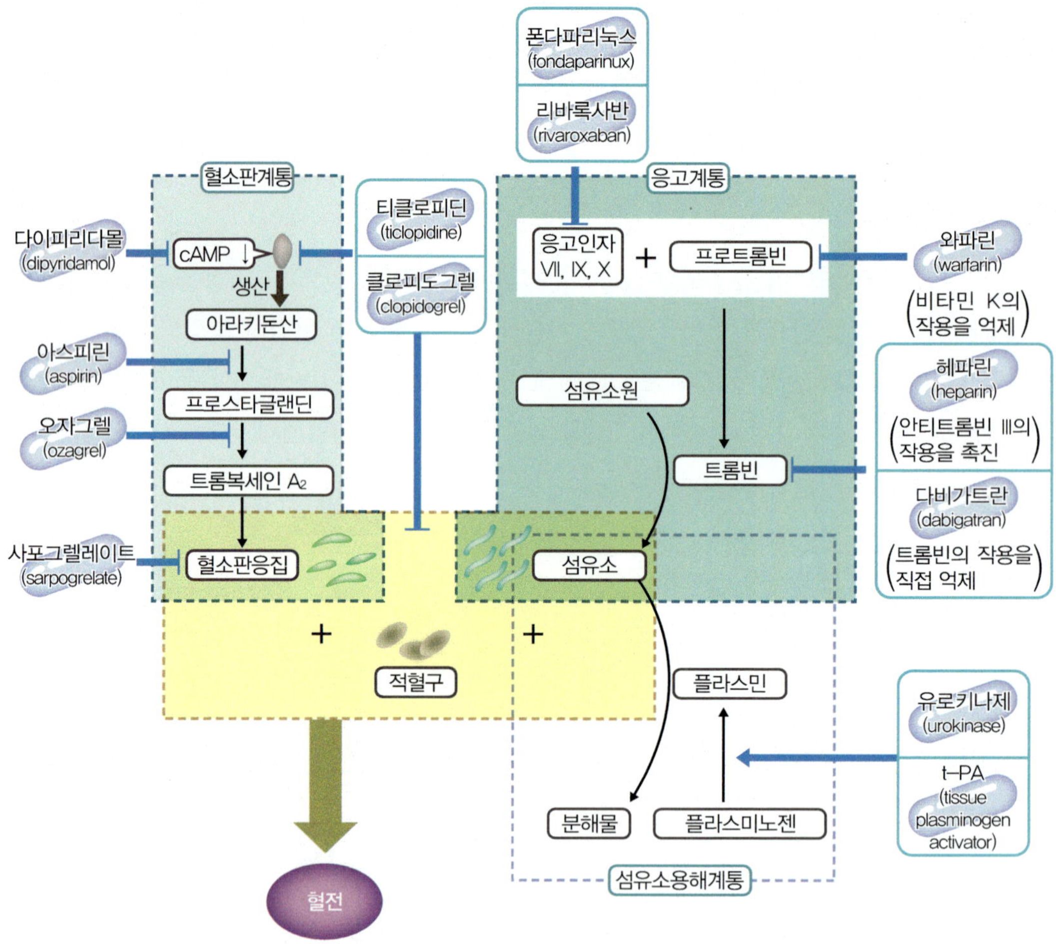

그림 8-4 각종 항혈전제의 작용부위

1) 항응고제

항응고제(anticoagulant)는 응고계통에 작용하여 혈액의 응고능력을 감소시킴으로써 혈관 내에 비정상적으로 일어나는 혈전형성을 방지하는 약물로, 대표적인 약물에는 **헤파린**(heparin), **와파린**(warfarin), **시트르산소듐**(sodium citrate) 등이 있다(그림 8-4).

정맥혈전증, 폐동맥색전증, 심장판막수술, 심방세동, 뇌경색증 등 혈액응고질환의 예방과 치료에 사용되며, 부작용으로 출혈 위험이 증가할 수 있다.

① 헤파린(heparin)

활성화된 응고인자 IX, X, XI, XII뿐만 아니라 트롬빈을 불활성화하며, 섬유소원이 섬유소로 전환되는 것을 차단한다. 단독 사용으로는 효과가 없고 항트롬빈제 III(antithrombin III) 존재 하에서 항응고작용을 나타낸다. 그러나 출혈을 일으킬 수 있으며, 개인에 따라 항응고 효과의 정도가 다양하게 나타나므로 주기적으로 응고인자를 평가하는 검사를 통해 용량을 조절해야 한다. 과잉투여 시에는 프로타민(protamine)을 사용하여 중화시킨다.

② 와파린(warfarin)

쿠마딘 유도체로서 가장 오랫동안 사용되어온 경구용 항응고제이다. 비타민 K의 작용을 차단함으로써 비타민 K를 필요로 하는 응고인자(프로트롬빈, VII, IX, X)의 활성화를 억제하여 항응고작용을 나타낸다. 와파린은 복용이 편하고 값이 저렴하지만, 작용발현이 늦고 혈액응고검사를 통해 용량을 조절해야 하는 단점이 있다. 출혈이 있는 사람(혈소판감소자반, 혈관장애에 의한 출혈경향, 혈우병, 기타 혈액응고장애, 월경기간 중, 수술 시, 소화궤양, 요로출혈, 객혈 등), 출혈 가능성이 있는 사람, 위중한 간장애, 신장장애가 있는 사람, 임신부, 골다공증 치료용 비타민 K_2 제제를 투여 중인 사람 등에게는 투약을 금해야 한다.

와파린은 함께 섭취하면 와파린의 작용을 증가시키거나 감소시키는 약물과 음식물이 있으므로 주의해야 한다(표 8-4).

표 8-4 와파린과 상호작용을 일으키는 약물과 음식물

상호작용	약물 및 음식물	종류
증강	해열진통소염제	아스피린(aspirin), 아세트아미노펜(acetaminophen), 이부프로펜(ibuprofen), 인도메타신(indomethacin)
	항균제	아미노글리코사이드(aminoglycoside) 계열, 클로람페니콜(chloramphenicol) 계열, 세팔로스포린(cephalosporin) 계열, 테트라사이클린(tetracycline) 계열, 페니실린(penicillin) 계열, 마크롤라이드(macrolide) 계열
	항히스타민제	시메티딘(cimetidine)
	항뇌전증제	페니토인(phenytoin)
감소	항뇌전증제	카바마제핀(carbamazepine), 프리미돈(primidone)
	항균제	그리세오플빈(griseofulvin), 리팜피신(rifampicin)
	호르몬제	부신피질호르몬(adrenocortical hormone)
	비타민제	비타민 K(vitamin K) 및 비타민 K 함유 제제
	음식물	청국장, 클로렐라 식품, 야채즙 등

③ 시트르산소듐(sodium citrate)

혈장 중의 칼슘이온과 결합함으로써 혈액응고를 억제하며, 수혈용(10%) 및 적혈구침강용(3.8%)으로 사용된다.

표 8-5 헤파린과 와파린의 차이

	헤파린(heparin)	와파린(warfarin)
항응고작용	시험관 내, 생체 내에서 작용	생체 내에서만 작용
작용기전	항트롬빈제 III의 작용을 증가(약 1,000배)	프로트롬빈 및 응고인자 VII, IX, X 생성억제(간에서 비타민 K에 경쟁적으로 대항)
자원	자연	합성품
투여방법	정맥주사, 근육주사	경구투여
작용발현	즉시 나타남	12~24시간
작용지속시간	2~3시간(정맥주사) / 6~8시간(근육주사)	2~7일
대항제	프로타민(protamine)	비타민 K(vitamin K)
응용	DIC, 혈관도관 삽입, 수혈 및 혈액검사, 혈전색전증	혈전색전증, 인공판막이나 인공혈관치환술의 혈전 예방

Caution

- 와파린을 복용하는 환자는 순환계통 질환이나 뇌혈관계통 질환이 있는 경우가 많다. 따라서 여러 종류의 약물을 복용하기 때문에 정기적으로 복용 약물을 확인해야 한다.
- 와파린은 임신부에게 투여해서는 안 된다.
- 헤파린 제제는 점적이 누출되지 않도록 하며 또한 중단되지 않도록 주의한다.

2) 항혈소판제

항혈소판제(antiplatelet drug)는 혈액 중 혈소판의 응집을 억제하여 혈전 생성을 예방하는 약물로, 작용기전에 따라 COX 억제제, 트롬복세인 A_2 합성효소억제제, 혈소판 cAMP 증가제, 세로토닌수용체차단제, 프로스타글랜딘 I_2 유도체로 분류할 수 있다(그림 8-4, 8-5).

동맥경화성 죽종(플라크)이 파열되면 혈소판이 활성화하여 혈전 등으로 혈관이 막히기 쉬워지는데, 항혈소판제는 혈소판에 의한 혈전증의 진행 억제나 예방에 사용되며 주로 동맥성 혈전증(심근경색증, 뇌경색증, 일과성뇌허혈발작 등)에 사용된다.

부작용으로서 공통적으로 위, 코, 잇몸 등에서 출혈을 일으킬 수 있으며, 소화불량, 구역, 구토 등 소화기관의 부작용과 두통, 어지러움 등이 나타나기도 한다.

비스테로이드소염제(NSAID) 등과 병용투여할 경우 출혈 위험이 증가할 수 있으므로 주의해야 한다. 또한 항혈소판제 중 간에서 대사되는 약물(실로스타졸 등)은 다른 약물과 상호작용을 일으킬 가능성이 크기 때문에 이들 약물을 복용할 때는 이미 복용 중인 약물과의 상호작용 여부를 확인하는 것이 좋다.

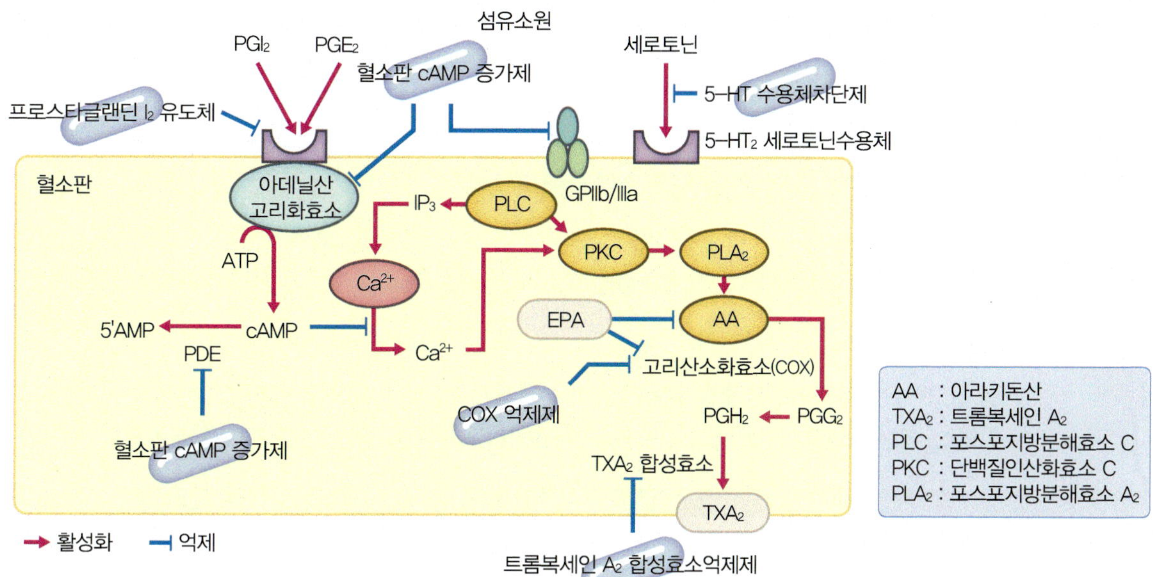

그림 8-5 **항혈소판제의 작용부위**

① COX 억제제(cyclooxygenase inhibitor)

혈소판 응집을 촉진하는 트롬복세인(thromboxane) A2의 생성에 관여하는 효소인 고리산소화효소(cyclooxygenase, COX)를 억제함으로써 혈전 생성을 억제한다. 대표적인 약물에 **아스피린**(aspirin)이 있으며 그 밖에도 **인도부펜**(indobufen), **트리플루살**(triflusal) 등이 있다. COX 억제제는 통증과 염증을 유발하는 물질인 프로스타글랜딘(prostaglandin)의 생성도 억제하기 때문에 아스피린의 경우 용량에 따라 두 가지 목적으로 사용되기도 한다. 저용량(100mg) 제품은 항혈소판제로 사용되고, 고용량(500mg) 제품은 진통소염제로 사용된다.

② 트롬복세인 A_2 합성효소억제제

대표적인 약물에는 **오자그렐**(ozagrel)이 있으며, 항혈소판작용은 그다지 강력하게 나타나지 않는다.

③ 혈소판 cAMP 증가제

혈소판 내 cAMP(cyclic adenosine monophosphate)를 증가시켜 혈소판 응집을 유도하는 ADP(adenosine diphosphate)가 수용체에 결합하여 작용하는 것을 방해하여 혈소판 응집을 억제한다. 대표적인 약물에는 아데닐산고리화효소를 활성화하는 **티클로피딘**(ticlopidine)과 포스포에스터분해효소를 억제하는 **다이피리다몰**(dipyridamole), **실로스타졸**(cilostazol)이 있다.

④ 5-HT 수용체차단제

혈소판 응집에 관여하는 세로토닌(serotonin, 5-HT)이 혈소판과 혈관 수용체에 결합하여 작용하는 것을 방해하여 혈소판 응집을 억제하고 혈관수축도 억제하는 약물이다. 만성동맥폐색증에 의한 허혈증상 개선에 사용되며, 대표적인 약물에는 **사포그렐레이트**(sarpogrelate) 등이 있다.

⑤ 프로스타글랜딘 I_2 유도체

혈소판 응집을 억제하는 효과가 있는 프로스타글랜딘 I_2의 유도체로, **베라프로스트**(beraprost)가 있다.

Caution

- 항혈소판제를 복용하기 전 출혈 위험이 있거나 위궤양이 있는 환자는 의사와 상의하도록 한다.
- 항혈소판제는 지혈을 더디게 할 수 있으므로 수술이나 치과시술을 할 경우 사전에 복용을 중단해야 한다.

3) 혈전용해제

혈전의 주성분은 섬유소(fibrin)이다. 그러나 인체에는 섬유소용해계통이라는 생리기전이 있어 플라스민(plasmin)이라는 효소에 의해 섬유소가 용해된다. 혈전용해제(thrombolytic drug)는 섬유소분해효소전구체(플라스미노젠, plasminogen)을 활성화하여 플라스민의 생산을 촉진한다(그림 8-4 참조).

뇌혈전, 급성심근경색증, 말초성 동정맥폐쇄 등에 사용한다.

① 유로키나제(urokinase)

사람의 소변 속에서 추출한 플라스미노젠 활성화인자(plasminogen activator)로, 혈장 속의 섬유소분해효소전구체(플라스미노젠)에서 플라스민을 생산하는 과정을 촉진시킨다. 혈전 속의 섬유소에 작용하여 혈전용해작용을 나타낸다. 혈장 속에는 플라스민의 작용을 억제하는 물질도 있기 때문에 그보다 많은 플라스민을 생산해야 하므로 대량으로 투여해야 한다.

② 조직플라스미노젠활성제(tissue plasminogen activator, t-PA)

혈전 속의 섬유소에 결합된 섬유소분해효소전구체(플라스미노젠)만 활성화시켜 플라스민이 생산되게 한다. 따라서 혈장 속에는 작용하지 않기 때문에 출혈 등의 부작용이 비교적 적다.

대표적인 약물에는 **알테플라제**(alteplase), **몬테플라제**(monteplase)가 있다.

3. 지혈제

지혈제(hemostatic)는 출혈을 멈추게 하는 데 쓰이는 약물로, 출혈부위에 국소적으로 작용하여 직접 혈액을 응고시키거나 전신적으로 작용하여 혈액응고작용을 촉진한다.

약리기전에 따라 혈관강화제, 혈액응고촉진제, 항섬유소용해제로 분류된다.

① 혈관강화제

혈액응고나 섬유소용해계통에 영향을 주지 않고 혈관저항성을 증가시키는 약물로, 아드레노크롬(adrenochrome) 유도체인 **카바조크롬**(carbazochrome)이 있다.

② 혈액응고촉진제

혈액응고과정에 관여하는 여러 인자를 약물로 사용하여 응고작용을 촉진시키는데, 혈액응고인자 VIII, IX, XIII과 트롬빈, 피브리노겐, 비타민 K, 지혈효소(hemocoagulase), 혈액제제 등이 사용된다. 수술 시 조직봉합 및 국소지혈의 보조요법으로 쓰이거나 출혈성 질환에 주사제로 사용된다.

③ 항섬유소용해제

혈액응고과정에서 생긴 섬유소를 용해하는 플라스민의 작용을 억제하는 약물로 **트라넥삼산**(tranexamic acid)이 있다.

④ 기타 전신용 지혈제

골수에서 혈소판이 생성되는 것을 촉진하여 혈소판 수를 증가시킴으로써 지혈작용을 갖는 **엘트롬보팍**(eltrombopag)이 있다.

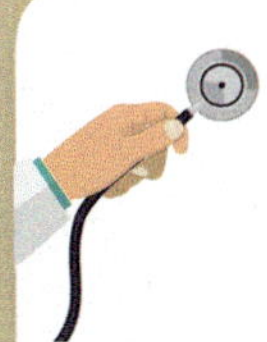

Caution

- 혈전이 있는 환자(뇌경색증, 심근경색증, 혈전정맥염)의 경우 혈전을 악화시킬 수 있으므로 사용에 주의한다.
- 트라넥삼산을 신부전 환자에게 투여하면 약물의 작용이 강하게 나타날 수 있으므로 주의한다.
- 엘트롬보팍은 간독성의 위험이 있으므로, 복용 전과 복용 기간 중에 정기적으로 간기능 검사를 해야 한다.

확인문제

01. 빈혈에 대한 설명 중 틀린 것은?

① 용혈빈혈에서는 숟가락 모양의 손톱이 관찰된다.
② 전신권태감이 있을 때는 족욕이나 마사지를 한다.
③ 운동은 두근거림을 일으키지 않을 정도로만 한다.
④ 철분제는 비타민 C와 함께 복용하면 흡수가 촉진된다.
⑤ 위절제 후의 거대적혈모구빈혈에서는 비타민 B_{12}가 효과적이다.

02. 빈혈이 발생할 수 없는 경우는?

① 유전
② 철분 부족
③ 엽산 증가
④ 위궤양 출혈
⑤ 신장의 기능장애

03. 엽산을 사용하여 치료하는 빈혈에 대한 설명은?

① 미엘린 합성을 증가시킨다.
② 재생불량빈혈 치료에 유효하다.
③ 거대적혈모구의 생성을 감소시킨다.
④ 적혈구형성호르몬 분비를 촉진한다.
⑤ 골수에서 신장으로 적혈구 생성을 바꾼다.

정답

01. ① **02.** ③ **03.** ③

04. 빈혈과 치료제가 올바르게 짝지어진 것은?

① 용혈빈혈 – 엽산
② 재생불량빈혈 – 비타민 B_{12}
③ 철결핍빈혈 – 단백동화호르몬
④ 신성 빈혈 – 적혈구형성호르몬
⑤ 거대적혈모구빈혈 – 부신피질호르몬제

05. 경구용 항응고제가 혈전 생성을 억제하는 방법은?

① 혈소판 응집을 높인다.
② 혈장응고인자를 방해한다.
③ 혈소판의 점착력을 줄인다.
④ 초기 형성과정에서 색전을 용해한다.
⑤ ADP(이인산아데노신)의 기능을 증가시킨다.

06. 비타민 K의 작용을 차단함으로써 항응고작용을 나타내는 것은?

① 헤파린 ② 와파린 ③ 아스피린 ④ 시트르산소듐 ⑤ 다이피리다몰

07. 혈액응고과정에서 비타민 K에 의해 촉진되는 것은?

① 혈소판 응집
② 섬유소 생성
③ 프로트롬빈 생성
④ 혈청칼슘의 이온화
⑤ 혈소판의 점착력 증가

08. 소량만 투여해도 혈소판의 기능을 억제하여 혈전형성을 방지하는 것은?

① 와파린 ② 헤파린 ③ 아스피린 ④ 시트르산소듐 ⑤ 유로키나제

정답

04. ④ 05. ② 06. ② 07. ③ 08. ③

제 9 장

심장혈관계통 약물

학습목표

1. 심장의 기능과 심장의 전기적 흥분기전을 설명할 수 있다.
2. 심부전 치료제의 종류와 특징을 설명할 수 있다.
3. 항부정맥제의 종류와 작용기전을 설명할 수 있다.
4. 주요 칼슘통로차단제의 약리작용을 설명할 수 있다.
5. 고혈압 치료에 주로 사용되는 약물을 분류하고 종류를 나열할 수 있다.

핵심용어해설

- **강심제**(cardiotonic agent) : 심장근육의 수축력을 높여서 심(장)박출량을 증가시켜 전신의 순환을 개선시키는 약물
- **고혈압**(hypertension) : 수축기압이 140mmHg 이상이거나 확장기압이 90mmHg 이상인 경우
- **근육세포질그물**(근육형질그물, sarcoplasmic reticulum) : 뼈대근육이나 심장근육의 근육세포에 특히 발달해 있는 세포소기관으로 세포질그물의 일종
- **부정맥**(arrythmia) : 자극전도계통의 어딘가에 이상을 일으켜 과도한 전도이상 때문에 심장박동의 리듬이 불규칙해지는 것
- **불응기**(refractory period) : 한번 흥분한 심장근육은 어떠한 자극을 받아도 다시 흥분하지 않는 짧은 기간
- **수축기압**(systolic pressure) : 심장의 좌심실이 수축할 때의 혈압으로 가장 높아서 최고혈압이라고도 함
- **심부전**(heart failure) : 각종 질환으로 인해 심장의 기능이 저하되어 온몸의 조직이 필요로 하는 수요를 충족할 만큼 혈액을 내보내지 못하거나 심실충만압(심실확장 말기압)이 저하되어 혈액을 내보낼 수 없는 병태생리학적 상태
- **심(장)박출량**(cardiac output, CO) : 심장, 즉 심실에서 1분 동안 내보내는 혈액의 양
- **심장**(heart) : 수축과 이완의 주기적인 운동을 통해 혈액을 전신으로 순환시켜 세포대사에 필요한 영양분과 산소를 공급하고 조직에서 발생하는 노폐물을 제거하기 위해 운반하는 역할을 하는 기관
- **안정막전위**(resting membrane potential) : 세포가 흥분하지 않은 상태
- **자극전도계통**(impulse conducting system) : 굴심방결절, 방실결절, 방실다발, 푸르키네섬유의 4가지 특수심장근육으로 구성되며 심장의 자발적 흥분의 발생(자동능)과 흥분전도를 일으키는 장치
- **재분극**(repolarization) : 활동전위가 원래의 안정막전위(−70mV)로 되돌아오는 과정
- **총말초저항**(total peripheral resistance, TPR) : 세동맥이나 모세혈관 등의 동맥혈관계통에서 혈액의 흐름에 대항하는 말초혈관에 의한 저항
- **탈분극**(depolarization) : 막전위가 안정막전위에서 0이 되는 방향으로 변화하는 것
- **혈류**(blood flow) : 심장에서 나온 혈액이 혈관 안을 압력이 높은 곳에서 낮은 곳을 향해 흐르는 것
- **혈압**(blood pressure, BP) : 순환하는 혈액이 혈관 속을 흐를 때 혈관벽에 미치는 압력
- **협심증**(angina pectoris) : 관상동맥이 동맥경화와 혈관경련 등으로 인해 심장근육에 일과성 허혈이 발생하고 그 결과 산소가 부족하여 가슴통증이 발작성으로 발생하는 질환
- **확장기압**(diastolic pressure) : 심장의 좌심실이 확장할 때의 혈압으로, 가장 낮아서 최저혈압이라고도 함
- **활동전위**(action potential) : 세포가 흥분해 있는 상태

1 심장혈관계통의 개요

혈액이 다양한 기능을 수행하려면 일정한 통로를 통해 신체의 모든 기관과 조직 안을 순환해야 한다. 따라서 순환계통의 주체는 혈액이고, 혈액이 온몸을 흐르게 하는 통로가 **혈관**(blood vessel)이며, 혈관 속을 혈액이 흐를 수 있도록 압력을 가해주는 곳이 **심장**(heart)이다. 심장에서 박출된 혈액은 혈관 안을 압력이 높은 곳에서 낮은 곳을 향해 흐르는데 이를 혈류(blood flow)라고 하고, 혈관 내에 생긴 압력을 혈압(blood pressure)이라고 한다.

1. 심장의 구조와 기능

심장(heart)은 2개의 **심방**(atrium)과 2개의 **심실**(ventricle)로 구성되며, 심방과 심실 사이에 2개의 방실판막, 심실과 동맥 사이에 2개의 동맥판막이 있다. 심장의 혈관은 좌우의 **관상동맥**(심장동맥, coronary artery)과 **관상정맥동**(심장정맥굴, coronary sinus)으로 구성된다(그림 9-1).

심장은 수축과 이완의 주기적인 운동을 통해 혈액을 온몸으로 순환시켜 세포대사에 필요한 영양분과 산소를 공급하고, 조직에서 발생하는 노폐물을 제거하기 위해 운반하는 역할을 하는 기관이다. 이러한 혈액순환을 통해 신체의 각 조직은 끊임없이 산소(O_2)와 영양분을 공급받고 이산화탄소(CO_2)와 노폐물을 배설하여 정상적인 생리기능을 유지한다.

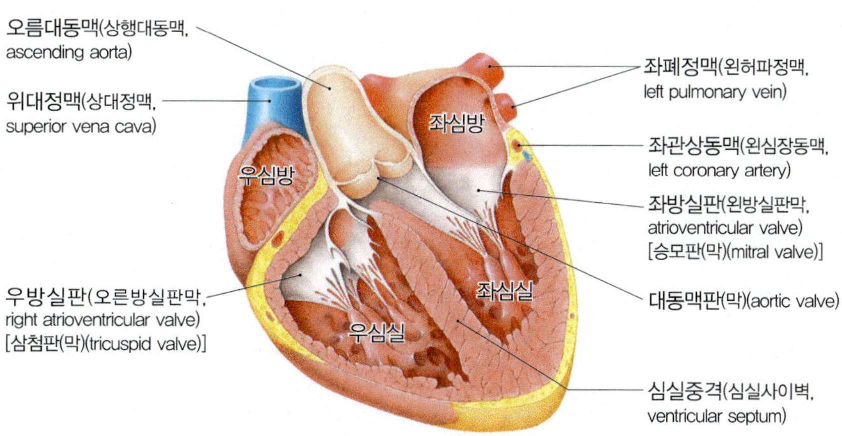

그림 9-1 심장의 구조

2. 심장의 작동원리

1) 자극전도계통

심장은 수축기능을 가진 **고유심장근육**과 이와는 형태나 기능이 다른 **특수심장근육**으로 구성된다. 고유심장근육의 주요 기능은 혈액을 박출하는 것이고, 특수심장근육의 주요 기능은 자극전도계통을 형성하여 자발적 흥분을 발생하고 흥분전도를 일으키는 것이다.

자극전도계통은 **굴심방결절**(동(심)방결절, sinoatrial node), **방실결절**(atrioventricular node), **방실다발**(atrioventricular bundle; 히스다발), **푸르키네섬유**(조롱박섬유, Purkinje fiber)로 구성된다.

굴심방결절에서 발생한 흥분(전기적 활동)은 양쪽 심방으로 전달되어 심방이 수축된다. 또 이 흥분의 일부가 방실결절에 전달되고 여기에서 나오는 방실다발을 거쳐 오른다발갈래(우각, right bundle branch)와 왼다발갈래(좌각, left bundle branch)로 전달되며 다시 푸르키네섬유를 통해 심실 전체로 전달되어 좌우의 심실은 동시에 수축한다(그림 9–2).

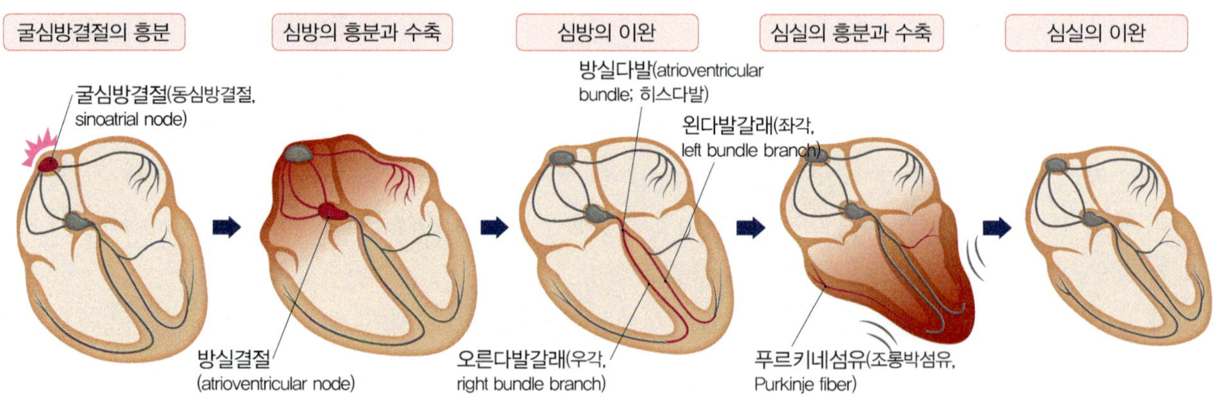

그림 9–2 자극전도계통의 흥분발생

2) 심장근육의 전기현상

세포막은 세포 안팎 용액의 물질에 따라 선택적으로 투과시키는 성질을 가진다. 이 성질에 따라 세포막을 경계로 세포 안팎에는 전위차(전압차)가 발생한다. 안정 시의 세포 안은 세포막을 경계로 세포 바깥에 대해 약 −70~−90mV의 전위차를 보이는데 이를 **안정막전위**(resting membrane potential)라고 한다. 세포가 흥분을 일으키면 그 부분의 막전위가 −70mV에서 +30mV로 급격하게 변화했다가 신속하게 본래의 안정막전위로 돌아오는데 이러한 일련의 막전위 변화를 **활동전위**(action potential)라고 한다. 막전위가 안정막전위에서 0이 되는 방향으로 변화하는 것을 **탈분극**(depolarization), 활동전위가 원래의 안정막전위(−70mV)로 되돌아오는 과정을 **재분극**(repolarization)이라고 한다. 즉, '안정막전위 → 탈분극 → 0전위 →

재분극 → 안정막전위'라는 일련의 흐름으로 세포는 활동전위를 만들어내고 그 자극을 주위 세포에 전달해간다. 이 전위에 관여하는 이온이 소듐이온(Na^+), 칼슘이온(Ca^{2+}), 포타슘이온(K^+)의 3가지이다.

심장의 활동전위는 0기, 1기, 2기, 3기, 4기의 시기로 나타나는데(그림 9-3, 표 9-1), 이는 부정맥에서 중요하게 다뤄진다.

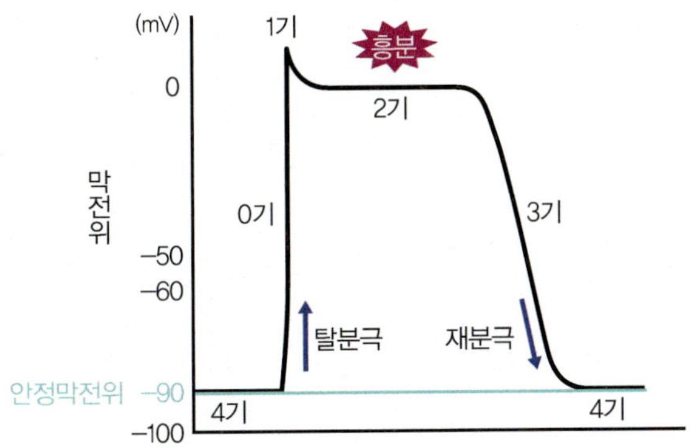

그림 9-3 심실근육의 활동전위

표 9-1 심장의 활동전위

0기	1기	2기	3기	4기
소듐이온(Na^+)통로가 열리고 소듐이온이 급격하게 세포 안으로 유입	소듐이온통로가 닫히고 일과성으로 포타슘이온(K^+)이 유출되어 약간의 재분극이 일어남	칼슘이온(Ca^{2+})통로가 열리고 칼슘이온이 세포 안으로 유입	칼슘이온통로가 닫힘, 2기 후반부터 시작된 포타슘이온통로의 열림이 진행되어 포타슘이온이 세포 밖으로 유출	Na^+/K^+ ATPase나 Na^+–Ca^{2+} 교환체 등이 작용하여 세포 안팎의 이온 환경이 원래로 되돌아옴
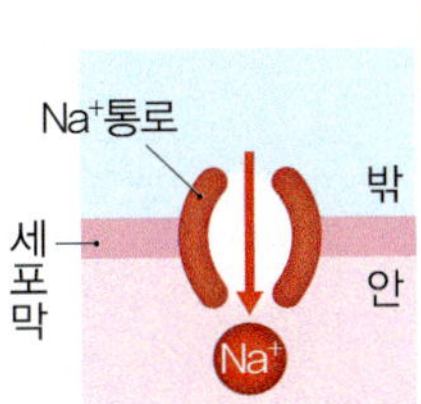	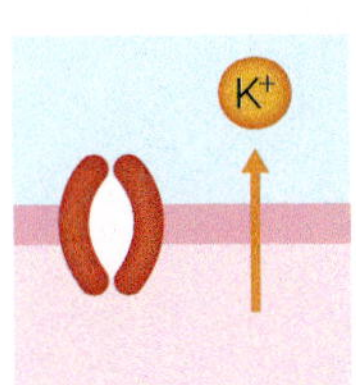	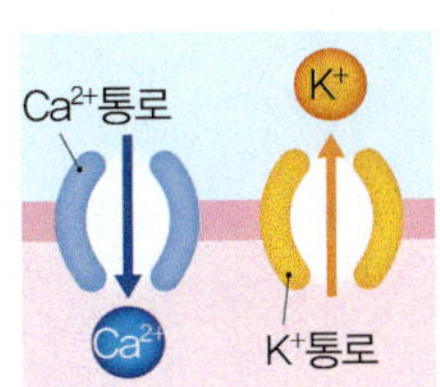	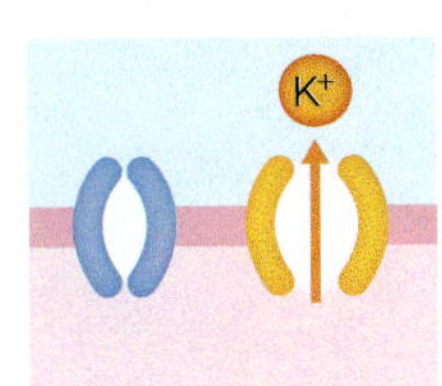	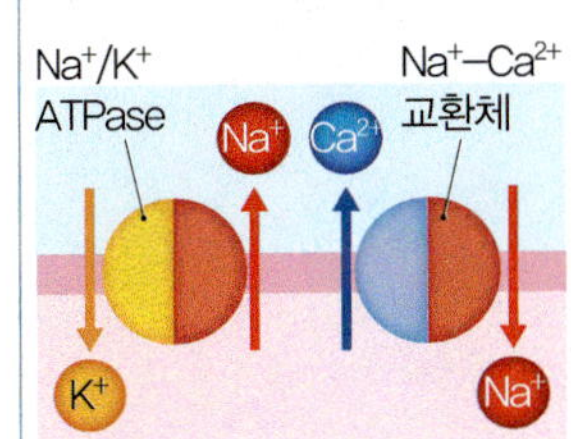

3) 심장근육의 수축과 이완

심장근육의 수축에는 **칼슘이온**(Ca^{2+})이 중요하다. 심장근육세포에서 활동전위의 발생으로 탈분극이 일어나면 칼슘이온이 세포 내로 유입되고 근육세포질그물(근육형질그물, sarcoplasmic reticulum)에서 칼슘이온이 방출되는데, 이 칼슘이온이 액틴잔섬유의 트로포닌(troponin)과 결합함으로써 수축을 일으킨다.

심장근육의 이완에는 수축 시 상승했던 세포질 내 칼슘이온농도가 저하되어야 하며, 근육세포질그물로 칼슘이온을 회수하거나 $Na^{+}-Ca^{2+}$ 교환체(exchanger)를 통해 세포 밖으로 칼슘이온을 퍼내면 이완이 일어난다(그림 9-4).

심장근육세포에는 다양한 이온통로와 펌프, 수용체 등이 존재하는데, 심장(심장근육)에 작용하는 약물은 이들을 표적부위로 하여 약리작용을 발휘한다.

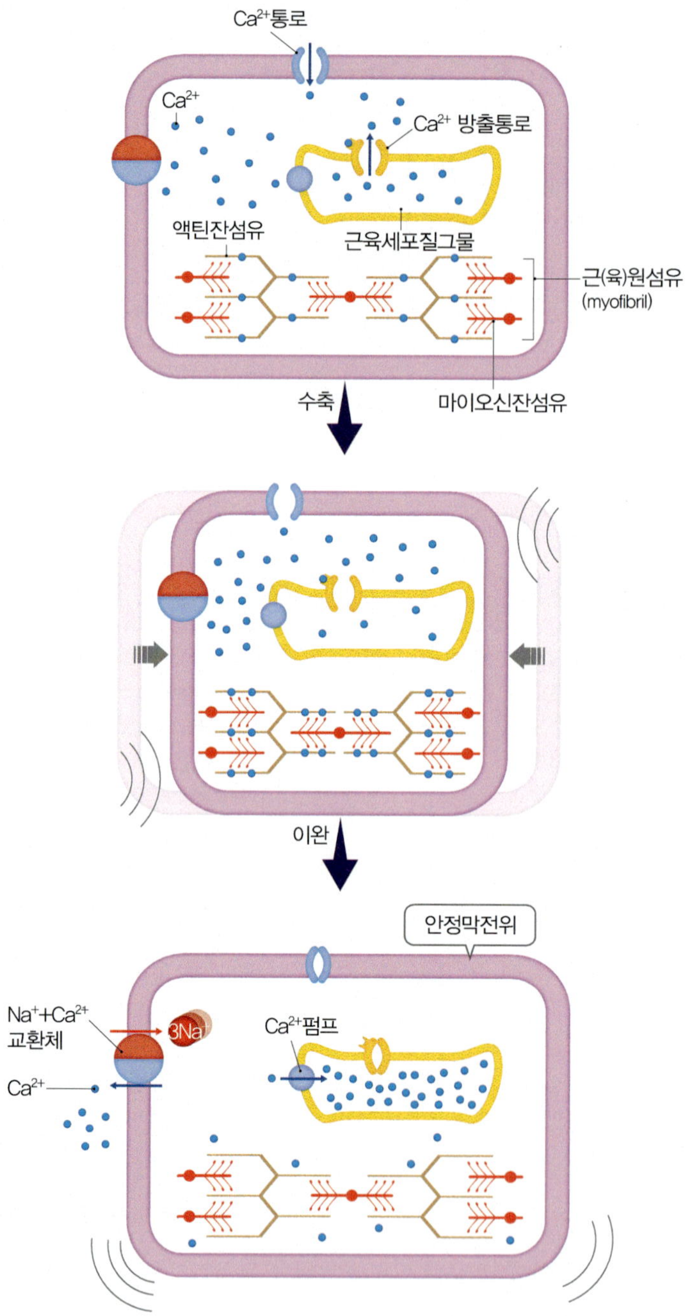

그림 9-4 심장근육의 수축과 이완

3. 혈관과 혈압

1) 혈관의 분류

혈관은 심장에서 박출되는 혈액을 말초로 내보내는 **동맥**(artery), 말초에서 심장으로 혈액을 되돌리는 **정맥**(vein), 동맥과 정맥 사이에 있어 동맥혈 중의 산소와 영양소를 각 조직에 공급하는 **모세혈관**(capillary)의 3종류로 크게 나눌 수 있다.

2) 혈압

혈압(blood pressure, BP)이란 심장에서 박출된 혈액이 혈관 속을 흐를 때 혈관벽에 가하는 압력을 말한다. 혈압은 좌심실이 수축 및 이완할 때마다 변동하는데, 좌심실이 수축할 때 가장 혈압이 높아서 **수축기압**(systolic pressure; 최고혈압이라고도 함), 좌심실이 확장(이완)할 때 가장 낮아서 **확장기압**(diastolic pressure; 최저혈압이라고도 함)이라고 한다. 일반적으로 정상혈압은 나이와 관계없이 수축기압 약 120mmHg 미만, 확장기압 약 80mmHg 미만이다.

혈압은 심(장)박출량(cardiac output, CO)과 총말초저항(total peripheral resistance, TPR)의 곱으로 표현할 수 있는데, 심(장)박출량은 일회박출량(stroke volume, SV)과 심박수(heart rate, HR)의 곱이기 때문에 다음과 같이 나타낼 수 있다.

$$BP = CO \times TPR$$
$$BP = SV \times HR \times TPR$$

심(장)박출량은 혈액량, 심박수, 심장수축력의 영향을 받고 말초저항은 안지오텐신 농도, 혈관 민무늬근육의 긴장도에 영향을 받는다.

심장혈관계통에 작용하는 대표적인 약물을 정리하면 표 9–2와 같다.

표 9–2 심장혈관계통에 작용하는 대표적인 약물

분류			약물(일반명)
심부전 치료제	강심제	디기탈리스 제제	디곡신(digoxin), 디기톡신(digitoxin), 데스라노사이드(deslanoside)
		β작용제	도부타민(dobutamine), 도파민(dopamine), 데노파민(denopamine)
		포스포다이에스터분해효소 억제제	아미노필린(aminophylline), 올프리논(olprinone), 밀리논(milrinone)
항부정맥제	Na^+통로차단제		퀴니딘(quinidine), 프로케인아마이드(procainamide), 시벤졸린(cibenzoline), 아프린딘(aprindine), 리도케인(lidocaine), 멕시레틴(mexiletine), 프로파페논(propafenone), 플레카이나이드(flecainide), 필시카이나이드(pilsicainide)

표 9-2 심장혈관계통에 작용하는 대표적인 약물 (계속)

<table>
<tr><th colspan="3">분류</th><th>약물(일반명)</th></tr>
<tr><td rowspan="3">항부정맥제</td><td colspan="2">β차단제</td><td>프로프라놀롤(propranolol), 비소프롤롤(bisoprolol), 아테놀롤(atenolol), 란디올롤(landiolol), 에스몰롤(esmolol)</td></tr>
<tr><td colspan="2">K^+통로차단제</td><td>아미오다론(amiodarone), 니페카란트(nifekalant), 소타롤(sotalol)</td></tr>
<tr><td colspan="2">Ca^{2+}통로차단제</td><td>베라파밀(verapamil), 딜티아젬(diltiazem), 베프리딜(bepridil)</td></tr>
<tr><td rowspan="4">항협심증제</td><td colspan="2">질소산화물</td><td>나이트로글리세린(nitroglycerin), 아이소소바이드(isosorbide dinitrate)</td></tr>
<tr><td colspan="2">칼슘이온통로차단제</td><td>베라파밀(verapamil), 나이페디핀(nifedipine), 딜티아젬(diltiazem)</td></tr>
<tr><td colspan="2">β차단제</td><td>프로프라놀롤(propranolol), 핀돌롤(pindolol)</td></tr>
<tr><td colspan="2">혈관확장제</td><td>다이피리다몰(dipyridamole)</td></tr>
<tr><td rowspan="11">항고혈압제</td><td rowspan="3">이뇨제</td><td>싸이아자이드 계열</td><td>하이드로클로로싸이아자이드(hydrochlorothiazide), 트라이클로르메싸이아자이드(trichlormethiazide)</td></tr>
<tr><td>고리작용</td><td>퓨로세마이드(furosemide), 부메타나이드(bumetanide), 아조세마이드(azosemide)</td></tr>
<tr><td>포타슘보전</td><td>스피로놀락톤(spironolactone), 트리암테렌(triamterene)</td></tr>
<tr><td rowspan="5">교감신경 차단제</td><td>중추성 혈압강하제</td><td>메틸도파(methyldopa), 클로니딘(clonidine), 구아나벤즈(guanabenz)</td></tr>
<tr><td>아드레날린성 신경차단제</td><td>레세르핀(reserpine)</td></tr>
<tr><td>α차단제</td><td>프라조신(prazosin), 부나조신(bunazosin)</td></tr>
<tr><td>β차단제</td><td>프로프라놀롤(propranolol), 핀돌롤(pindolol)</td></tr>
<tr><td>신경절차단제</td><td>트라이메타판(trimethaphan), 헥사메토늄(hexamethonium)</td></tr>
<tr><td rowspan="3">혈관 확장제</td><td>칼슘이온통로차단제</td><td>나이페디핀(nifedipine), 딜티아젬(diltiazem)</td></tr>
<tr><td>안지오텐신전환효소억제제</td><td>캡토프릴(captopril), 이미다프릴(imidapril)</td></tr>
<tr><td>ATII수용체차단제</td><td>로살탄(losartan), 칸데살탄(candesartan)</td></tr>
<tr><td rowspan="6">항고지혈증제</td><td colspan="2">콜레스테롤합성억제제</td><td>프라바스타틴(pravastatin), 심바스타틴(simvastatin), 아토르바스타틴(atorvastatin)</td></tr>
<tr><td colspan="2">피브레이트 계열 약물</td><td>페노피브레이트(fenofibrate)</td></tr>
<tr><td colspan="2">니코틴산 유도체</td><td>니코몰(nicomol)</td></tr>
<tr><td colspan="2">음이온교환수지</td><td>콜레스티라민(cholestyramine)</td></tr>
<tr><td colspan="2">프로부콜</td><td>프로부콜(probucol)</td></tr>
<tr><td colspan="2">아이코사펜타엔산 제제</td><td>아이코사펜타엔산(eicosapentaenoic acid)</td></tr>
<tr><td rowspan="3">편두통 치료제</td><td rowspan="2">급성기 치료제</td><td>특이적</td><td>수마트립탄(sumatriptan), 나라트립탄(naratriptan), 알모트립탄(almotriptan), 다이하이드로어고타민(dihydroergotamine), 어고타민(ergotamine)</td></tr>
<tr><td>비특이적</td><td>아세트아미노펜(acetaminophen), 아스피린(aspirin), 나프록센(naproxen), 이부프로펜(ibuprofen)</td></tr>
<tr><td colspan="2">예방적 치료제</td><td>나돌롤(nadolol), 플루나리진(flunarizine), 디발프로엑스(divalproex), 토피라메이트(topiramate)</td></tr>
</table>

2 심부전 치료제 (Heart failure treatment agent)

1. 심부전

심부전(heart failure)이란 각종 질환으로 인해 심장기능이 저하되어 온몸의 조직이 필요로 하는 수요를 충족할 만큼 혈액을 내보내지 못하거나 심실충만압(심실확장 말기압)이 저하되어 혈액을 내보낼 수 없는 병태생리학적 상태를 말한다. 최근 10년 동안 국내 심부전 환자수는 300만 명 이상이 발생했으며 심장이상으로 입원하는 가장 흔한 원인 중 하나이다.

그중에서도 각종 심장질환 때문에 심장기능이 저하되었을 때 발생하는 증후군을 **울혈심부전**(congestive heart failure)이라고 하는데, 심부전 가운데 가장 많은 유형이며 보통 만성으로 경과한다.

심장의 펌프작용이 저하되면 심(장)박출량이 감소되고, 정맥환류량이 줄어 정맥 쪽에 울혈을 일으키기 때문에 온몸의 장기에 기능장애가 발생하여 다양한 증상을 나타낸다. 심장비대, 반사성 빈맥(빠른맥), 호흡곤란, 부종, 운동 허용량 저하, 빈뇨 등이 중요한 징후이다.

2. 심부전 치료제의 종류

심부전 치료제(heart failure treatment agent)는 심장기능의 이상으로 나타나는 다양한 증상을 완화하고 예후를 개선하는 약물이다(그림 9-5).

급성심부전에는 증상을 완화시키기 위해 **이뇨제**(제11장 [2] 이뇨제 참조), **혈관확장제**([5] 항고혈압제 참조), **강심제** 등이 사용되고, 만성심부전에는 증상을 완화하는 약물뿐만 아니라 치료 예후를 개선하기 위해 **안지오텐신전환효소억제제**(ACEI), **안지오텐신수용체차단제**(angiotensin receptor blocker, ARB), **β차단제** 등이 함께 사용된다.

심부전 치료제의 종류에 따라 부작용에 차이가 있으나 대부분 저혈압, 두통, 어지러움 등을 유발한다.

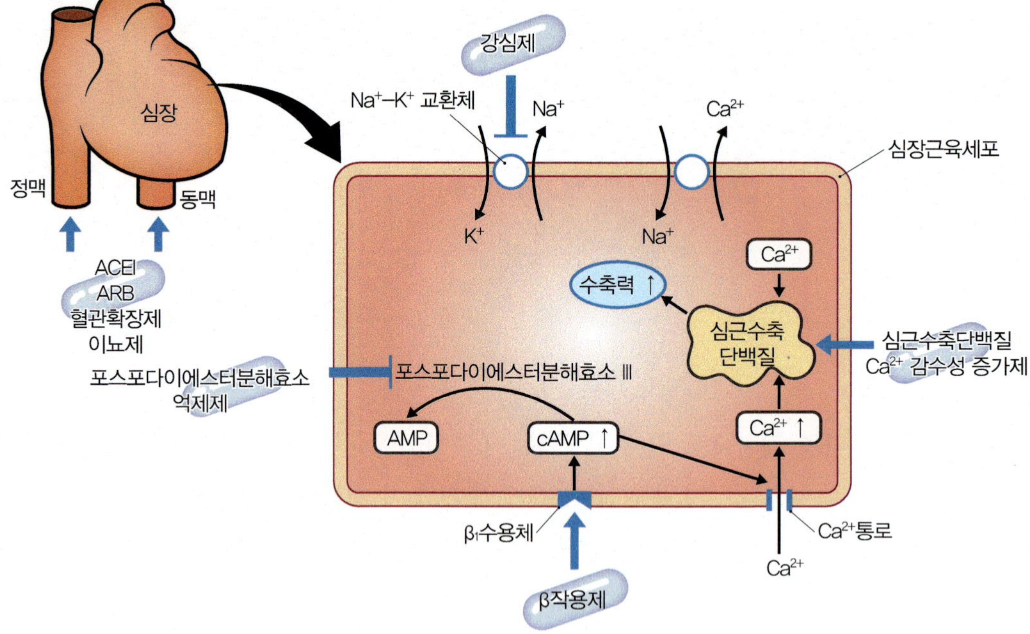

그림 9-5 심부전 치료제의 종류와 작용부위

1) 강심제

강심제(cardiac stimulant)는 심장근육의 수축력을 높여서 심(장)박출량을 증가시켜 전신의 순환을 개선시키는 약물이다. 강심제에는 심장근육에 직접 작용하여 수축력을 높이는 강심배당체인 **디기탈리스 제제**, 심장기능을 조절하는 중추신경을 활성화시킴으로써 심장박동을 강화하는 **β작용제**, 세포 내 cAMP 농도를 증가시켜 심장수축력은 높이고 혈관 민무늬근육은 이완시키는 **포스포다이에스터분해효소억제제**가 있다.

① 디기탈리스(digitalis) 제제

세포막의 Na^+/K^+ ATPase 펌프를 억제함으로써 심장근육세포 내의 칼슘이온농도를 증가시켜 심장근육의 수축력을 증가시킨다. 심장근육의 수축력이 증가됨으로써 심장이 혈액을 내보내는 심(장)박출량이 높아진다. **디곡신**(digoxin), **디기톡신**(digitoxin), **데스라노사이드**(deslanoside) 등이 대표적 약물이다(표 9-3). 특히 심방세동을 동반한 심부전 환자에게 효과적이며, 직접작용의 결과 간접적으로 이뇨작용이 나타난다. 저칼슘혈증을 일으키는 이뇨제(싸이아자이드 계열, 퓨로세마이드)와 함께 사용하면 독성이 증가하므로 주의가 필요하다.

표 9-3 주요 디기탈리스 제제의 특징

약물명	소화관 흡수	투여법	작용발현시간(분)	최대효과	작용지속일수
디곡신(digoxin)	75%	경구, 정맥주사	5~30분	1.5~3시간	2~6일
디기톡신(digitoxin)	95%	경구, 정맥주사	30~120분	4~8시간	2~3주
데스라노사이드(deslanoside)	0%	정맥주사	10~30분	1~2시간	3~6일

Memo **디기탈리스중독(digitalis poisoning)**

디기탈리스 제제의 대표 약물인 디곡신(digoxin)의 경우 0.8ng/mL 이상의 혈중농도에서 치료 효과가 나타나지만, 2ng/mL를 넘으면 중독이 발생한다. 디기탈리스 복용 환자의 20% 이상이 중독이 발생하였다고 보고하고 있어 디기탈리스중독 발생률은 상당히 높다. 중독증상으로서 서맥, 심실(주)기외수축, 부정맥 등의 심장증상과 식욕부진, 구역, 구토 등의 소화기증상, 두통, 현기증 등의 신경증상이 나타난다.

디곡신독성의 단계적 치료법

① 투약을 중지한다.
② 심장박동장애를 심전도로 모니터하면서 처방된 적절한 심장박동장애 치료제를 투여한다.
③ 혈청 디곡신 농도와 전해질 농도를 측정한다.
④ 저칼륨혈증인 경우 처방된 포타슘보조제를 사용한다.
⑤ 위장애(구역, 구토, 설사)의 보존적 치료를 시행한다.
⑥ 처방된 디곡신 해독제(예 : digoxin immune Fab)를 투여한다.

② β작용제(beta agonist)

교감신경의 β_1수용체를 활성화시켜 심장근육의 수축력과 심장박동수를 증가시키는 약물이다. 대표적인 약물에는 **도부타민**(dobutamine), **도파민**(dopamine), **데노파민**(denopamine) 등이 있다. 심부전 치료에서 주사제인 도부타민은 급성기에 사용되고, 내복약인 데노파민은 도부타민에서의 이탈기에 사용된다. 부작용으로 빈맥, 부정맥, 두근거림, 가슴불쾌감, 과도한 혈압상승 등이 나타날 수 있다.

③ 포스포다이에스터분해효소억제제(phosphodiesterase inhibitor, PDE 억제제)

심장근육 내의 cAMP를 분해하는 포스포다이에스터분해효소(phosphodiesterase, PDE)를 억제하는 약물로, **아미노필린**(aminophylline), **올프리논**(olprinone), **밀리논**(milrinone) 등이 있다. cAMP는 심장근육세포 내의 칼슘이온농도를 증가시켜 심장근육의 수축을 유발하고, 생성된 cAMP가 PDE에 분해되어 활성을 잃게 되면 심장근육은 이완하게 된다. 따라서 PDE를 억제하면 cAMP의 분해를 막아 그 농도를 증가시키고 이에 따라 심장근육의 수축력을 높이게 된다.

중증 울혈심부전의 단기치료나 심장수술 후 심(장)박출량이 저하된 급성심부전의 단기치료에 사용되며 부정맥, 저혈압, 두통 등의 부작용을 유발한다.

Caution

- 강심제는 치료지수가 낮고 효력이 강하기 때문에 혈중농도를 주의 깊게 관찰해야 하며 독성증상이 나타나는 경우 용량을 줄이거나 중단하는 등의 조치가 필요하다.
- 카테콜아민 제제의 정맥주사는 응급 시 시행되므로 평소에 사용법, 투여량, 부작용을 파악해 둔다. 심전도 모니터링 하에서 약물 투여를 하며 부정맥 출현에 주의한다.
- 도파민이나 도부타민은 혈관 밖으로 누출되면 괴사를 일으키기 때문에 중심정맥으로 투여한다.
- 쇼크로 병태생리가 갑자기 악화하는 경우가 있어서 활력징후를 주의 깊게 관찰한다.

3 항부정맥제
(Antiarrhythmic drug)

1. 부정맥

부정맥(arrhythmia)이란 자극전도계통에 이상이 생겨 심장박동리듬이 불규칙해지는 것을 말하며, 심부전이나 심근경색증 등의 심장질환, 폐질환, 갑상샘질환, 전해질이상, 유전자이상, 약물 부작용 및 흡연, 커피, 과다흥분, 수면부족, 원인 불명 등 다양한 원인에 의해 발생한다.

증상으로 두근거림, 호흡곤란, 가슴 답답함, 실신, 심장마비 등이 나타나며, 심전도검사, 활동 중 심전도(홀터검사), 운동부하 심전도, 심전기생리학 검사, 문진 등을 통해 진단을 내린다.

부정맥은 크게 **빠른부정맥**(빈맥부정맥, tachyarrhythmia)과 **느린부정맥**(서맥부정맥, bradyarrhythmia)으로 나뉜다(표 9-4). 심박수가 100회/분을 넘는 것을 빈맥(빠른맥)이라고 하고 60회/분 미만을 서맥(느린맥)이라고 한다.

부정맥의 치료는 부정맥의 정지와 재발 예방으로 크게 나뉘어 진행된다(그림 9-6).

표 9-4 부정맥의 분류

	주요 부정맥의 종류	
빠른부정맥(>100회/분)	심실위성(상실성)	● 굴부정맥(동부정맥) ● 발작심실위빈맥 ● 심방조동(심방된떨림) ● 심방세동(심방잔떨림) ● 심실위(주)기외수축
	심실성	● 심실빈맥 ● 심실세동 · 심실조동(심실잔떨림 · 심실된떨림) ● 심실(주)기외수축
느린부정맥(<60회/분)	● 동서맥 ● 굴정지(동정지) ● 굴심방차단(동방차단; 굴심방 전도장애) ● 동기능부전증후군(굴기능부전증후군) ● 방실차단(방실 전도장애) ● 다발갈래차단(각차단; 심방 내 전도장애) ● 박동조율기의 아래쪽 이동 ● 비전도의 심방(주)기외수축 ● 발작심실위빈맥 후의 느린부정맥	

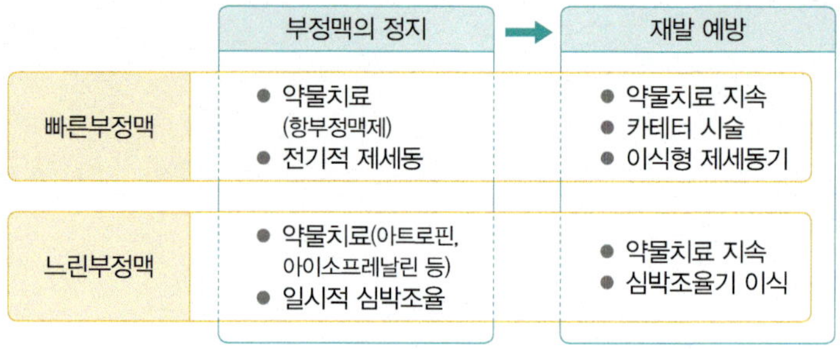

그림 9–6 부정맥의 치료 개요

2. 항부정맥제의 종류

항부정맥제(antiarrhythmic drug)는 심장의 불규칙한 박동인 부정맥을 치료하고 재발을 방지하는 약물로, 심장근육에 작용하여 세포막을 안정화시킴으로써 심장의 수축간격을 연장하고 심장박동수를 감소시킨다. 작용기전에 따라 표 9–5와 같이 나뉘며, 각 약물을 사용했을 때의 활동전위 변화는 그림 9–7과 같다.

부작용으로서 서맥, 심실빈맥, 심부전 악화, 혈압강하, 가슴 답답함, 방실차단, 어지러움, 두통, 구역, 구토, 권태감 등이 나타날 수 있다. 또한, QT 간격(심실근육의 흥분이 시작된 후 종료될 때까지의 시간)을 연장시키는 약물과 병용하면 QT 간격이 과도하게 연장되어 치명적인 부작용이 나타날 수 있으므로 함께 투여해서는 안 된다(표 9–6).

표 9–5 항부정맥제의 종류

분류			일반명	대상 부정맥
	활동전위 지속시간			
I군 (Na^+통로차단제)	Ia	연장형	퀴니딘(quinidine), 프로케인아마이드(procainamide), 다이소피라마이드(disopyramide), 인산다이소피라마이드(disopyramide phosphate), 시벤졸린(cibenzoline), 피르메놀(pirmenol)	심실위(주)기외수축, 심방세동(심방잔떨림), 심방조동(심방된떨림), 심실위빈맥, 심실빈맥
	Ib	불변형	아프린딘(aprindine)	심실위(주)기외수축, 심실빈맥
		단축형	리도케인(lidocaine)*, 멕시레틴(mexiletine)	
	Ic	불변형	프로파페논(propafenone), 플레카이나이드(flecainide), 필시카이나이드(pilsicainide)	Ia와 동일
II군 (β차단제)			프로프라놀롤(propranolol), 비소프롤롤(bisoprolol), 아테놀롤(atenolol), 란디올롤(landiolol), 에스몰롤(esmolol)	동빈맥, 심실위빈맥, 심실위(주)기외수축, 심실빈맥, 심방세동

표 9-5 항부정맥제의 종류 (계속)

분류	활동전위 지속시간	일반명	대상 부정맥
Ⅲ군 (K^+통로차단제)		아미오다론(amiodarone)**, 니페카란트(nifekalant), 소타롤(sotalol)	심실빈맥, 비대심근병증을 합병한 발작성 심방세동
Ⅳ군 (Ca^{2+}통로차단제)		베라파밀(verapamil), 베프리딜(bepridil), 딜티아젬(diltiazem)	심실위빈맥, 심방세동
기타	디기탈리스 제제	디곡신(digoxin), 메틸디곡신(methyldigoxin), 데스라노사이드(deslanoside)	심방세동, 심실위빈맥
	항콜린제	아트로핀(atropine)	동기능부전증후군(굴기능부전증후군), 방실차단

* 정맥주사 또는 점적 정맥주사로 투여한다.
** 다른 약물로 효과가 나타나지 않는 난치성 부정맥에 사용된다.

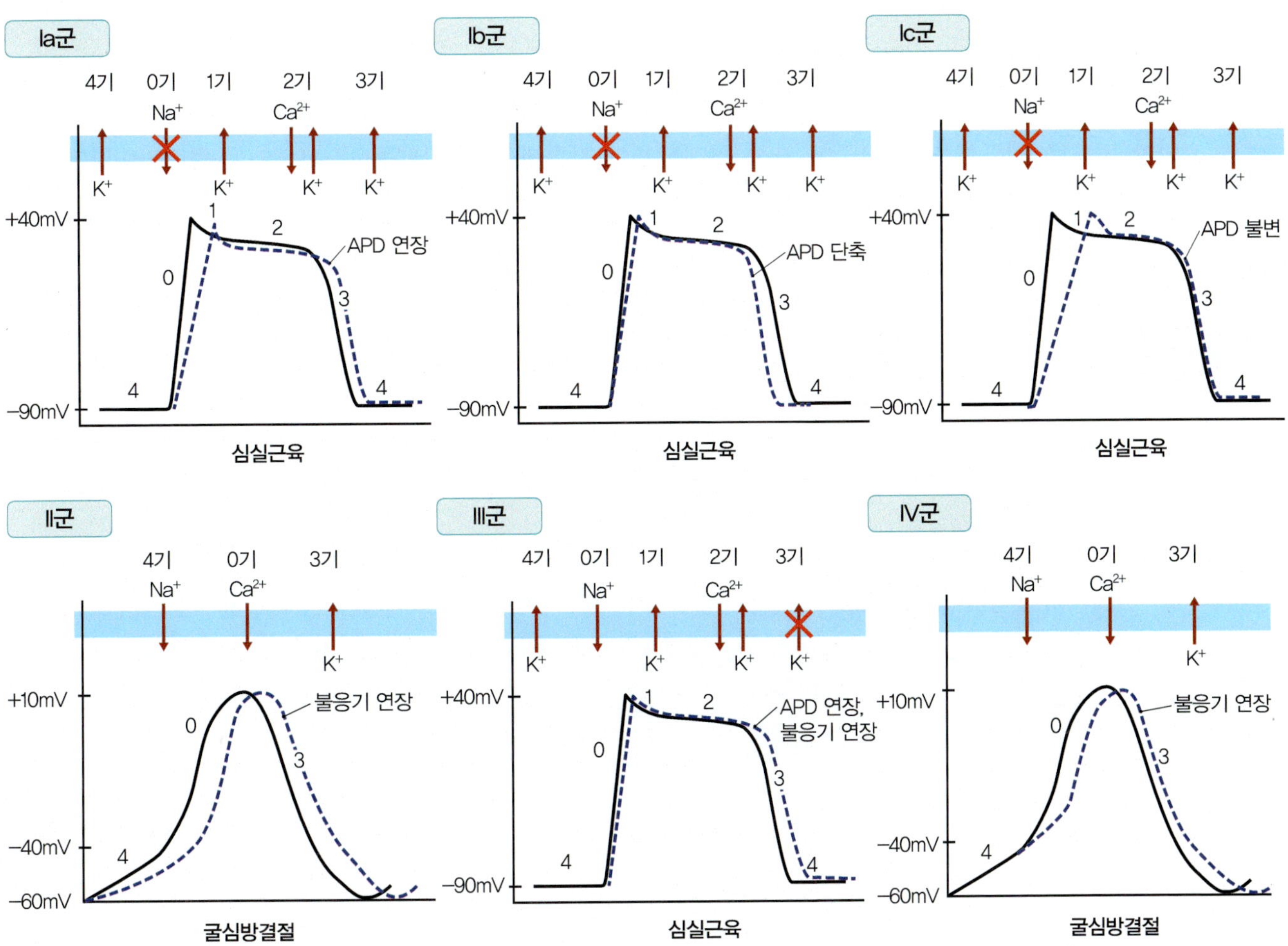

APD : 활동전위 지속시간(action potential duration)

그림 9-7 항부정맥제에 따른 활동전위의 변화

1) I군(소듐이온통로차단제)

I군 약물은 소듐이온(Na^+)통로를 차단하는 약물로, 심장에서 세포 안으로 소듐이온이 유입되는 것을 억제함으로써 세포막을 안정시키고 심전도를 느리게 한다. I군은 Ia, Ib, Ic로 나뉘며 각각 활동전위 지속 시간의 변화에 특징이 있다.

① Ia군

활동전위를 연장시키는 유형으로, 불응기도 연장시킨다. 즉, 불응기를 연장시킴으로써 부정맥을 억제한다. **퀴니딘**(quinidine), **프로케인아마이드**(procainamide), **시벤졸린**(cibenzoline) 등이 있다.

② Ib군

활동전위를 단축시키는 유형으로, 불응기는 불변하거나 약간 짧아진다. 불응기가 짧아지면 오히려 부정맥이 발생하기 쉽다고 생각할 수 있지만, 이 약물은 활동전위가 끝난 후 그 다음에 오는 소듐이온의 전류를 들어오기 어렵게 하므로 부정맥은 잘 일어나지 않는다. **아프린딘**(aprindine), **리도케인**(lidocaine), **멕시레틴**(mexiletine) 등이 있다.

③ Ic군

활동전위를 변경시키지 않는 유형으로, 불응기는 불변하거나 약간 연장된다. I군 약물 중에서는 동일한 농도로 비교했을 때 Ic군이 가장 억제작용이 강하다. **프로파페논**(propafenone), **플레카이나이드**(flecainide), **필시카이나이드**(pilsicainide) 등이 있다.

Memo **불응기(refractory period)**

신경세포나 근육세포에 문턱자극을 수 밀리세컨드(msec) 이내의 간격으로 반복해서 가하면 맨 처음 자극에는 반응하여 활동전위가 일어나지만, 이후 일정 기간의 자극에 상응하는 활동전위의 발생이 관찰되지 않는다. 이 기간을 불응기라고 하며 절대불응기와 상대불응기로 나눌 수 있다.

① **절대불응기**(absolute refractory period)

활동전위의 탈분극과 재분극의 과정에서 새로운 자극에 대한 흥분성을 완전히 상실한 기간을 말한다.

② **상대불응기**(relative refractory period)

상대불응기에 이어서 나타나며 흥분성이 아직 저하되어 있는 기간을 말한다. 즉, 문턱자극에는 활동전위를 발생하지 않지만, 문턱값 이상 자극을 가하면 활동전위가 발생한다. 이는 불활성 상태에 있던 소듐이온(Na^+)통로가 재분극 과정에서 점차 회복하는 시기이다.

2) II군(β차단제)

β차단제(beta-blocker)로 분류되는 약물로, 심장근육세포 내의 cAMP 농도를 감소시켜 칼슘이온(Ca^{2+})통로를 닫아 교감신경에 의한 과도한 심장근육의 흥분을 억제한다. 굴심방결절(동(심)방결절)의 $β_1$수용체에 의한 자극이나 심실근육의 β수용체 자극에 대해 억제적으로 작용한다.

대표적인 약물에 **프로프라놀롤**(propranolol), **비소프롤롤**(bisoprolol), **아테놀롤**(atenolol), **란디올롤**(landiolol), **에스몰롤**(esmolol) 등이 있다.

3) III군(포타슘이온통로차단제)

포타슘이온(K^+)통로를 차단하는 약물로, 포타슘이온의 이동을 억제함으로써 활동전위를 연장시키고 불응기를 연장시킨다. **아미오다론**(amiodarone), **니페카란트**(nifekalant), **소타롤**(sotalol) 등이 사용된다. 다만, 아미오다론은 칼슘이온통로, 소듐이온통로, β수용체도 억제하는 작용이 있다.

4) IV군(칼슘이론통로차단제)

칼슘이온(Ca^{2+})통로를 차단하는 약물로, 칼슘이온의 세포 내 유입을 억제함으로써 심장근육의 수축을 억제하고 심장박동수를 감소시킨다. 주로 칼슘대항제가 사용되는데, 다이하이드로피리딘(dihydropyridine)은 부정맥 치료에 사용되지 않고 주로 **베라파밀**(verapamil), **딜티아젬**(diltiazem), **베프리딜**(bepridil)이 사용된다.

5) 기타

① 디기탈리스 제제

세포막에 있는 Na^+/K^+-ATPase 펌프의 기능을 억제함으로써 세포 내의 칼슘이온(Ca^{2+})이 증가하여 심장의 수축력을 향상시키는 약물로, 심부전 치료제로 사용하기도 한다. 부정맥에 대해서는 교감신경의 활동이 약해지고 굴심방결절(동(심)방결절)의 자동능이 억제되어 방실결절로 전도되는 것을 억제한다.

대표적인 약물에는 **디곡신**(digoxin), **메틸디곡신**(methyldigoxin), **데스라노사이드**(deslanoside) 등이 있다.

② 항콜린제

아트로핀(atropine)은 맥이 느려지는 서맥(느린맥) 유형의 부정맥에 사용되며, 부교감신경을 차단함으로 써 맥박수를 높인다. 따라서 교감신경이 우위가 된다.

표 9-6 항부정맥제와 상호작용을 일으키는 약물

약물	종류
항정신병제	클로르프로마진(chlorpromazine), 아미설프라이드(amisulpride), 리스페리돈(risperidone), 올란자핀(olanzapine), 클로자핀(clozapine) 등
항우울제	시탈로프람(citalopram), 에스시탈로프람(escitalopram) 등
항구토제	돔페리돈(domperidone), 레보설피라이드(levosulpiride), 온단세트론(ondansetron) 등
항고지혈증제	프로부콜(probucol)
항암제	다사티닙(dasatinib), 닐로티닙(nilotinib) 등
항생제	레보플록사신(levofloxacin), 클래리스로마이신(clarithromycin), 아지트로마이신(azithromycin) 등
항진균제	플루코나졸(fluconazole) 등
항말라리아제	클로로퀸(chloroquine) 등

Caution

- (주)기외수축은 빈도가 잦아도 기본적으로 생명에 지장이 없는 양성이므로 걱정할 필요가 없음을 충분히 설명한다.
- 환자에게 발작성 부정맥이 나타날 경우를 대비하여 대처방법을 설명한다. 예를 들어 발작심실위빈맥인 경우는 숨참기, 구토반사 등을 이용하게 한다.
- 빈맥성 심방세동(심방잔떨림)에서는 심박수와 맥박수에 차이가 발생하는(맥박결손) 경우가 있으므로 주의한다.
- 디기탈리스 제제는 전해질균형이 무너진 환자나 과용량 투여 환자에게서 독성증상을 유발할 수 있으므로 신중히 투여해야 한다.

4 항협심증제 (Antianginal)

1. 협심증

협심증(angina pectoris)이란 동맥경화나 혈관경련 등으로 인해 관상동맥이 좁아지거나 막히면 심장근육에 일과성 허혈이 발생하고 그 결과 산소가 부족해져 가슴통증이 발작성으로 나타나는 질환을 말한다. 왼쪽 가슴 아래 부분을 쥐어짜는 듯한 발작성 통증, 팔과 목 등의 방사통증, 구역, 창백, 발한을 특징으로 하며, 대부분 안정을 취하면 30분 이내에 완화되거나 나이트로글리세린(nitroglycerin)을 혀 밑에 투여하면 관상동맥이 확장되면서 증상이 완화된다.

협심증은 원인에 따라 **안정협심증**(stable angina), **불안정협심증**(unstable angina), **변이협심증**(variant angina)으로 나뉜다(표 9-7).

표 9-7 협심증의 분류

	안정협심증	불안정협심증	변이협심증
원인	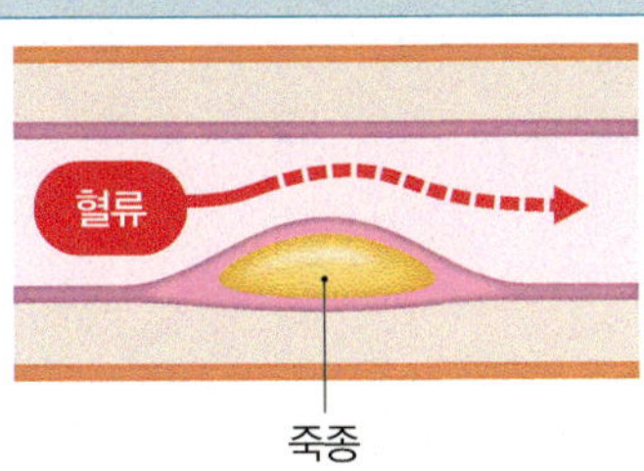 동맥경화에 의한 기질적 협착	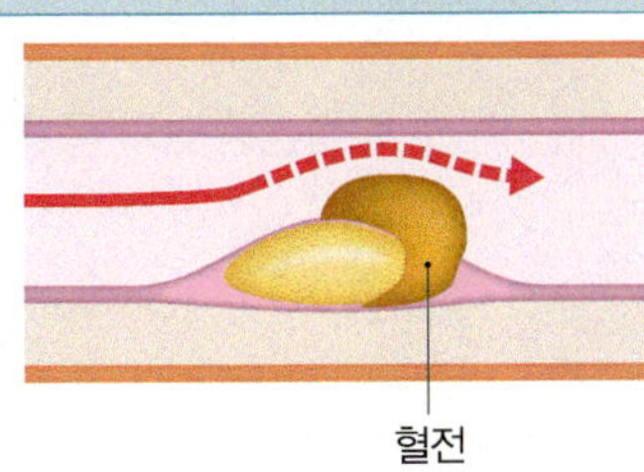 죽종 파열에 의한 혈전형성으로 급격하게 협착이 진행	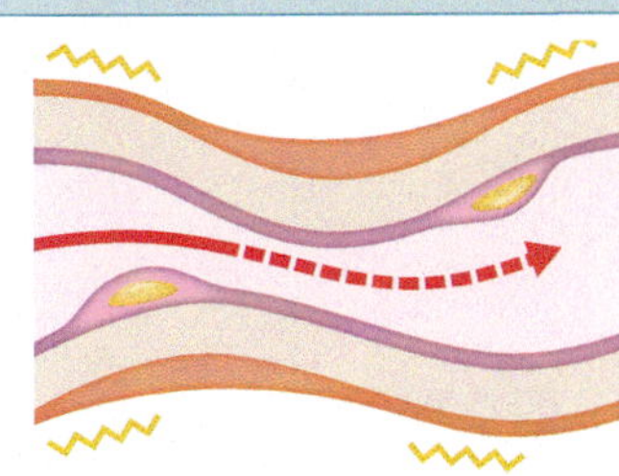 관상동맥 연축에 의한 일과성 협착~완전 폐쇄
증상발현	일상의 운동 중에 발생	안정 시에도 출현, 최근 3주 이내에 새롭게 출현하거나 서서히 악화	야간에서 이른 아침에 걸쳐 안정 시에 발생
지속시간	3~5분 정도(안정을 취하면 완화)	수분~20분 정도	수분~15분 정도

2. 항협심증제의 종류

항협심증제(antianginal)는 혈관을 확장시켜 심장근육으로 가는 산소공급량을 증가시키거나 심장근육의 산소소비량을 감소시키는 약물이다(그림 9-8). 크게 **질소산화물**, **칼슘이온통로차단제**, **β차단제** 3가지로 나눌 수 있으며, 그 밖에도 말초혈관 질환자의 순환을 증가시키기 위해 혈관확장제를 사용하기도 한다.

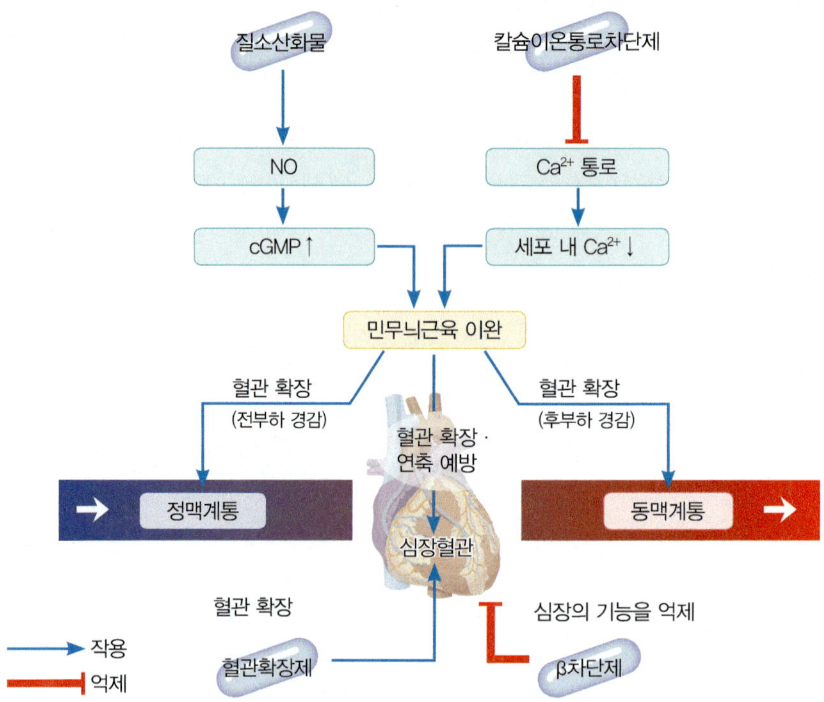

그림 9-8 항협심증제의 종류와 작용부위

1) 질소산화물

질소산화물은 다음과 같은 2가지 작용이 있어 협심증 발작과 발작 예방에 사용한다.

① 관상동맥(심장동맥)을 확장시켜 허혈부위로 가는 산소공급을 증가시키는 작용을 한다.

② 정맥에서 심장으로 가는 혈액환류량을 감소시켜 심장의 부하를 줄이고, 심장근육의 산소소비량을 감소시키는 작용을 한다.

대표적 약물에는 **나이트로글리세린**, **아이소소바이드** 등이 있다.

① 나이트로글리세린(nitroglycerin)

심장에 영양을 공급하는 혈관을 확장시켜 심장근육으로 가는 혈류량을 증가시킴으로써 허혈상태를 개선하는 약물로, 협심증 발작(가슴통증)을 완화시키거나 발작을 예방하는 데 사용한다.

경구투여하면 대부분 간에서 분해되어 전신의 혈류로 들어가지 않기 때문에(첫째통과효과 100%) 설하정으로 투여하여 구강점막을 통해 흡수시킨다. 설하정 외에도 입안에 분무하는 형태, 정맥 내에 투여하거나 피부를 통해 흡수시키는 형태도 있다. 부작용으로 저혈압, 빈맥(빠른맥), 두통, 심한 빈혈, 폐쇄각녹내장, 약물알레르기 등이 나타난다.

② 아이소소바이드(isosorbide dinitrate)

경구투여가 가능하며 그 밖에도 혀밑에 투여하거나 피부를 통해 흡수시키는 제형도 있다.

Memo 나이트로글리세린 사용 시의 주의사항

- 정제(설하정)는 삼키지 말고 혀밑에서 침으로 녹인다. 입안이 건조할 때는 물을 조금 마셔 혀를 축축하게 한다. 효과는 1~2분 안에 나타나는데 5분이 지나도 효과가 나타나지 않을 때에는 1정을 더 복용한다. 1회 발작에 5분 간격으로 최대 3정까지 사용할 수 있다.
- 스프레이 형태는 사용 전 공중에 한번 분사한 다음 투여하는데, 입에서 2cm 정도 떨어진 거리에 서 숨을 참고 분사한다. 30초 동안은 침을 삼키지 말아야 하는데 그렇지 않으면 효과가 확실하지 않다. 최근에는 피부 부착용 패치도 사용된다. 그러나 내성이 쉽게 발생할 수 있으므로 낮에 12시간 동안 부착하고 밤 12시간은 제거한다.
- 설하정이나 스프레이 모두 효과가 없을 때에는 심근경색증이 의심되며 즉시 담당의사에게 연락하거나 응급실로 이송하여야 한다.

2) 칼슘이온통로차단제

혈관과 심장근육이 수축을 일으키는 데 필요한 칼슘이온의 이동을 막아 혈관을 확장시키고 심근수축력을 감소시키는 약물로, **베라파밀**(verapamil), **나이페디핀**(nifedipine), **딜티아젬**(diltiazem) 등이 있다(표 9-8).

부작용으로 급격한 혈압저하에 동반하는 두근거림이나 빈맥, 잇몸비대와 졸음, 간기능장애, 남성의 여성형유방(증), 혈소판 감소, 변비 등의 소화기증상이 나타난다. 또한 임산부나 임신 가능성이 있는 여성, 과민증, 심장성쇼크, 급성심근경색증, 뇌내출혈, 뇌졸중 급성기의 두개내압 상승, 울혈심부전, 제2도 이상의 방실차단, 굴기능부전증후군 등이 있는 환자에게는 투약을 금해야 한다.

표 9-8 주요 칼슘이온통로차단제의 작용

약물명	심장혈관 확장	말초혈관 확장	심장근육 수축 감소	방실전도 감소	임상응용
베라파밀(verapamil)	+++	++	+	++	협심증, 부정맥
나이페디핀(nifedipine)	+++	+++	−	−	협심증, 고혈압
딜티아젬(diltiazem)	+++	+	±	+	협심증, 부정맥, 고혈압

3) β차단제

심장박동수를 낮추고 심장근육의 수축력을 감소시켜서 심장기능을 억제하거나 심장근육의 산소소비량을 감소시켜서 고혈압 환자의 혈압을 낮추는 약물로, **프로프라놀롤**(propranolol)과 **핀돌롤**(pindolol)이 있다.

안정협심증 치료에 가장 효과적인데, 이는 운동이나 스트레스로 인해 생리적으로 증가하는 심장박동수와 혈압 상승을 β차단제가 억제하기 때문이다.

심장기능을 억제하고 기관지수축을 일으키 때문에 울혈심부전, 고도의 서맥, 기관지천식 환자에게는 사용하면 안 된다. 그 밖에도 심장성쇼크, 굴차단(동성차단), 당뇨병케토산증, 방실차단 등이 있는 경우에 금기이다.

Memo **베타수용체(beta receptor)**

자율신경계통 중에서 교감신경의 신경전달물질인 에피네프린(아드레날린)과 노르에피네프린(노르아드레날린)의 수용체는 효과기별로 α수용체, β수용체로 분류된다. α수용체에는 α_1, α_2의 2종류 서브타입이 있으며 말초혈관의 수축과 자궁수축에 관여한다. β수용체에는 β_1, β_2, β_3의 3종류 서브타입이 있는데, β_1수용체는 심장에 존재하고, β_2수용체는 폐에 존재한다. β_3수용체는 지방세포에 존재하고 있어 지방의 대사항진에 작용한다.

4) 기타

말초동맥의 민무늬근육을 이완시켜 팔다리의 혈액순환을 증가시키기 위해 **혈관확장제**(vasodialator)를 사용하기도 한다. 혈관확장제는 심장혈관을 확장시키는 작용이 있어서 협심증 예방이나 심근경색증의 재발 방지에 사용되지만, 협심증 발작 시에는 효과가 없다. 경구투여하며 대표적인 약물에는 **다이피리다몰**(dipyridamole)이 있다.

Caution

- 대부분의 항협심증제는 혈압을 저하시키기 때문에 저혈압 환자에게는 신중히 투여해야 한다. 또 어지러움이 나타날 수 있으므로 자동차 운전 등 위험한 기계조작을 하지 않도록 주의해야 한다.
- 나이트로글리세린 설하정은 혀밑에서 녹여 구강점막으로 흡수시킴으로써 효과를 나타내므로 삼키지 않도록 주의한다.
- 칼슘이온통로차단제는 자몽과 함께 복용하면 혈압강하 효과를 증가시키는 상호작용이 있으므로 병용투여하지 않는다.
- 베타차단제를 갑자기 중단하면 협심증 증상이 악화하거나 드물게 심근경색증, 부정맥 등이 나타날 수 있으므로 주의가 필요하다.

5 항고혈압제 (Antihypertensive drug)

1. 고혈압

심장이 수축하여 혈액을 내보낼 때의 압력을 수축기압(최고혈압)이라고 하고, 심장이 확장하여 혈액을 받아들일 때의 압력을 확장기압(최저혈압)이라고 한다. 수축기압이 140mmHg 이상 또는 확장기압이 90mmHg 이상인 경우를 **고혈압**(hypertension)이라고 하며(표 9-9), 원인이 분명하지 않은 **본태고혈압**(essential hypertension)과 기저질환으로 인해 이차적으로 발생하는 **이차고혈압**(secondary hypertension)으로 나뉜다. 고혈압 환자의 약 90%가 본태고혈압이다. 이차고혈압의 기저질환에는 신(장)성고혈압, 일차알도스테론증, 쿠싱증후군, 크롬친화세포종, 레닌 생산 종양 및 대동맥협착증 등이 있으며, 특정 약물에 의해서도 발생할 수 있다. 이차고혈압의 경우 원인을 제거하면 대부분 혈압은 정상화된다.

고혈압의 위험인자에는 고령, 남성, 고혈압 가족력, 비만, 당뇨병, 고콜레스테롤혈증, 흡연, 혈관질환의 과거력 등이 있다. 고혈압이 만성적으로 지속되면 관상동맥질환, 뇌졸중, 신부전 등 전신에 걸친 다양한 합병증을 일으킬 수 있다.

표 9-9 혈압 기준치(2022년 고혈압 진료지침)

혈압분류		수축기압(mmHg)		확장기압(mmHg)
정상혈압*		< 120	그리고	< 80
주의혈압		120~129	그리고	< 80
고혈압 전단계		130~139	또는	80~89
고혈압	1기	140~159	또는	90~99
	2기	≧ 160	또는	≧ 100
수축기단독고혈압		≧ 140	그리고	< 90

* 심혈관질환의 발병 위험이 가장 낮은 최적혈압

1) 고혈압 치료목적

① 고혈압이 지속되어 발생하는 장기장애(심장비대, 혈관비후, 경증의 요단백, 혈청크레아틴 상승)를 예방한다.

② 뇌혈관장애, 심부전, 협심증 · 심근경색증, 신부전, 대동맥박리, 폐쇄동맥경화증 등의 고혈압 관련 합병증을 예방한다.

③ 심뇌혈관 질환이 이미 발생한 환자의 경우 질환 진행을 억제하고 재발을 예방하며, 사망률을 감소시키고 삶의 질을 향상시킨다.

2) 고혈압 치료방침

고혈압으로 진단되면 우선적으로 저염식, 체중조절, 규칙적인 운동 등 생활습관의 개선이 권고되며, 생활습관 개선 후에도 정상수치로 조절되지 않는다면 항고혈압제를 투여해야 한다(그림 9-9).

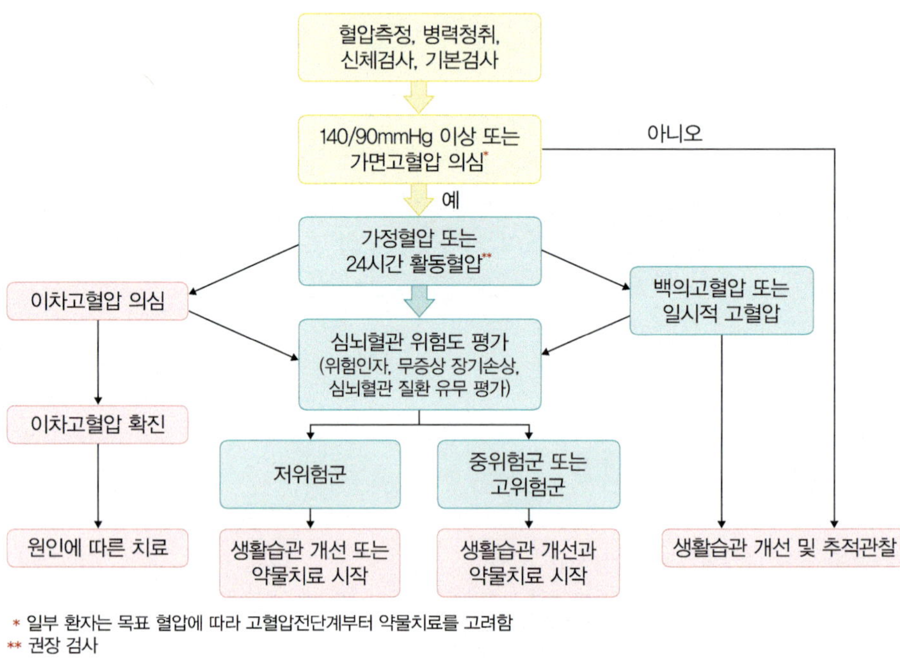

그림 9-9 고혈압 치료방침

2. 항고혈압제의 종류

항고혈압제(antihypertensive drug)는 정상 혈압보다 높아진 혈압을 낮추는 약물로, 고혈압약, 혈압강하제, 혈압저하제라고도 불린다. 체내 수분량을 감소시키는 작용, 혈관 수축물질을 억제하거나 혈관을 확장시키는 작용, 심장근육의 수축력을 감소시키거나 심장박동수를 감소시킴으로써 심장의 과도한 수축을 억제하는 작용을 통해 혈압을 낮춘다(그림 9-10).

항고혈압제는 혈압을 낮추는 기전에 따라 크게 **이뇨제**(제11장 [2] 이뇨제 참조), **교감신경차단제**(sympatholytic; 중추성 혈압강하제, 신경차단제, 수용체차단제, 신경절차단제 등), **혈관확장제**(vasodilator; ACEI, ARB, 칼슘이온통로차단제 등)로 나뉜다(표 9-2 참조).

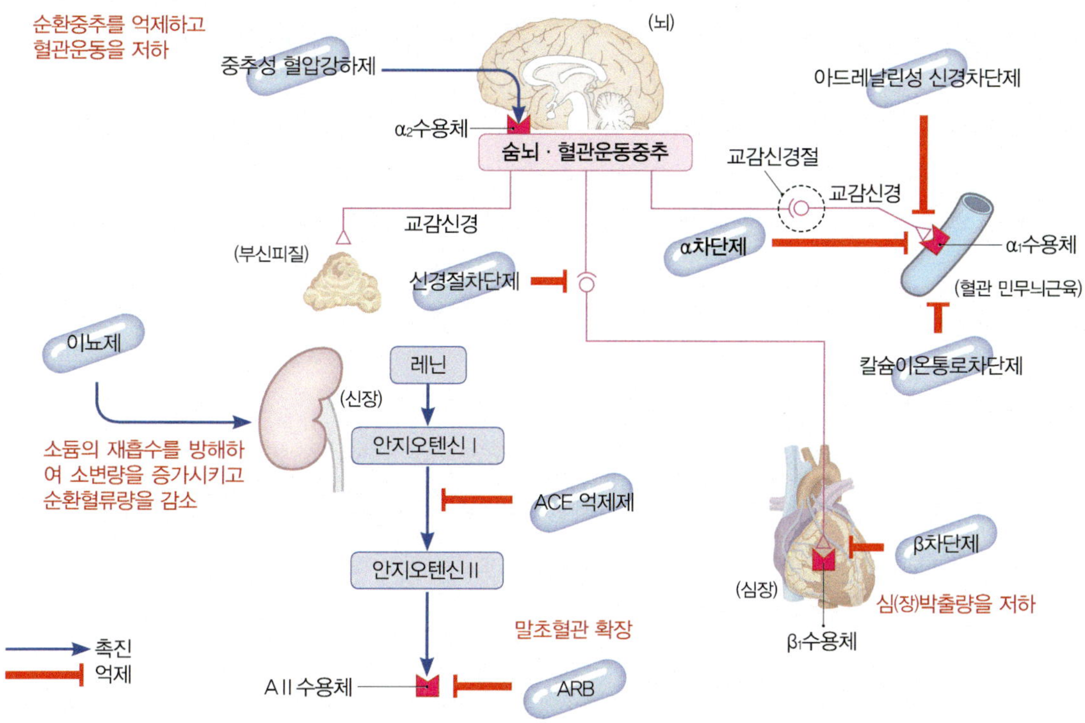

그림 9-10 항고혈압제의 종류와 작용부위

1) 교감신경차단제

① α차단제(alpha blocker)

교감신경의 α수용체 중 혈관과 방광 민무늬근육의 수축을 유발하는 α_1수용체의 작용을 차단하는 약물로, 혈관의 수축을 억제함으로써 혈압을 낮춘다. **프라조신**(prazosin), **부나조신**(bunazosin) 등이 있으며, 전립샘비대를 동반한 고혈압 환자에게 효과적이다. 기립저혈압을 유발할 수 있으므로 주의가 필요하다.

② β차단제(beta blocker)

교감신경을 흥분시키는 신경전달물질이 β수용체에 결합하는 것을 차단함으로써 심장근육의 수축력과 심장박동수를 감소시키는 약물이다. **프로프라놀롤**(propranolol), **핀돌롤**(pindolol) 등이 있으며 부작용으로 서맥, 천식, 말초혈류장애가 유발될 수 있다.

2) 혈관확장제

① 안지오텐신전환효소억제제(angiotensin-converting enzyme inhibitor, ACEI)

혈압을 올리고 염분과 수분을 축적시키는 레닌-안지오텐신-알도스테론계통(RAAS)에 작용하는 약물이다. 혈관을 수축시키고 체내 수분량을 증가시키는 안지오텐신 II(angiotensin II)의 생성에 관여하는 안지오텐신전환효소(angiotensin-converting enzyme, ACE)의 작용을 억제함으로써 혈관을 확장시키고 체내 수분량을 감소시켜 혈압을 낮춘다. **캡토프릴**(captopril), **이미다프릴**(imidapril) 등이 있으며, 부작용으로 마른기침, 미각장애, 발진이 유발될 수 있다.

② 안지오텐신수용체차단제(angiotensin II receptor blocker, ARB)

ACEI와 마찬가지로 RAAS에 작용하는 약물로, 혈압을 증가시키는 원인 물질인 안지오텐신 II가 수용체에 결합하는 것을 막음으로써 혈관을 확장시키고 체내 수분량을 감소시켜 혈압을 낮춘다. **로살탄**(losartan), **칸데살탄**(candesartan) 등이 있다.

③ 칼슘이온통로차단제(calcium channel blocker)

심장과 혈관 민무늬근육의 세포막에 존재하는 칼슘이온통로를 차단함으로써 근육수축에 필요한 칼슘이온의 세포 내 유입을 억제한다. 이로써 심장근육의 수축력을 감소시키거나 혈관을 확장시켜 혈압을 낮춘다. **나이페디핀**(nifedipine), **딜티아젬**(diltiazem)이 있으며 부작용으로 홍조, 변비, 잇몸비대, 일시적 빈맥 등이 유발되기도 한다.

Caution

- 장기간의 치료가 필요하므로 약 복용을 잘 유지하도록 하고 부작용에 주의한다.
- 치료 목적이 합병증의 예방과 예후 개선에 있다는 점을 이해시킨다.
- 생활습관 개선의 중요성을 교육한다.
- 대부분의 항고혈압제는 혈압강하작용이 있어 어지러움을 유발할 수 있으므로 집중을 요하거나 위험이 수반되는 운전 등의 기계조작 시 주의해야 한다.
- 약물 때문에 악화될 가능성이 있는 질환의 증상에 주의한다(특히 β차단제의 경우 심부전, 부정맥, 기관지천식 등).

6 항고지혈증제 (Antihyperlipidemic drug)

1. 고지혈증

고지혈증(hyperlipemia)은 혈중에 지질 성분이 증가한 상태로, 혈관벽에 쌓여 죽(상)경화증을 일으키거나 다른 질환을 유발할 수 있다. 혈중 지질의 종류에는 콜레스테롤(cholesterol), 중성지방(트라이글리세라이드, triglyceride), 인지질(phospholipid) 등이 있으며 혈액 내에서는 단백질과 결합한 지단백질의 형태로 존재한다. 지단백질은 성분 비율에 따라 **초저밀도지단백질**(very low density lipoprotein, VLDL), **저밀도지단백질**(low density lipoprotein, LDL), **고밀도지단백질**(high density lipoprotein, HDL) 등으로 구분되는데, 중성지방은 VLDL, 콜레스테롤은 LDL, 인지질은 HDL에 많이 함유되어 있다.

LDL이 높고 HDL이 낮은 경우에 동맥경화가 진행되어 뇌경색증이나 협심증, 고혈압, 동맥류(동맥꽈리) 등을 일으키기 쉽다. 혈중 콜레스테롤 수치와 혈관의 죽(상)경화성 질환과는 많은 연관성이 있다고 알려져 있어 대중적으로나 개인적으로도 중요하다. 죽(상)경화증의 원인 중 고지혈증이 있으며 혈중 지질 가운데 콜레스테롤과 중성지방의 증가가 동맥경화의 원인이 된다.

고지혈증은 유전적인 요인으로 인해 혈액 내에 특정 지질이 증가하여 발생할 수도 있고 비만이나 음주, 당뇨병 등과 같은 다른 원인에 의해서도 발생할 수 있다. 공복 시 채혈하여 총콜레스테롤 200mg/dL 이상, LDL콜레스테롤 140mg/dL 이상, 중성지방 150mg/dL 이상인 경우 고지혈증으로 진단한다(표 9-10).

고지혈증으로 진단되면 식사조절, 체중조절, 규칙적인 운동 등 생활습관의 개선이 권고되며 이와 함께 약물치료가 진행된다.

표 9-10 고지혈증의 진단기준(공복 시 채혈)

고콜레스테롤혈증	총콜레스테롤 ≧ 220mg/dL
고LDL콜레스테롤혈증	LDL 콜레스테롤 ≧ 140mg/dL
저HDL콜레스테롤혈증	HDL 콜레스테롤 < 40mg/dL
고중성지방혈증	트라이글리세라이드 ≧ 150mg/dL

2. 항고지혈증제의 종류

항고지혈증제(antihyperlipidemic drug)는 총콜레스테롤, VLDL 콜레스테롤, LDL 콜레스테롤의 수치를 감소시키거나 HDL 콜레스테롤의 수치를 증가시켜 혈중 지질 수치를 개선시키는 약물이다(그림 9-11, 표 9-2 참조).

작용기전에 따라 **콜레스테롤합성억제제**, **피브레이트 계열**, **니코틴산 유도체**, **음이온교환수지**, **프로부콜**, **아이코사펜타엔산 제제**로 나뉜다.

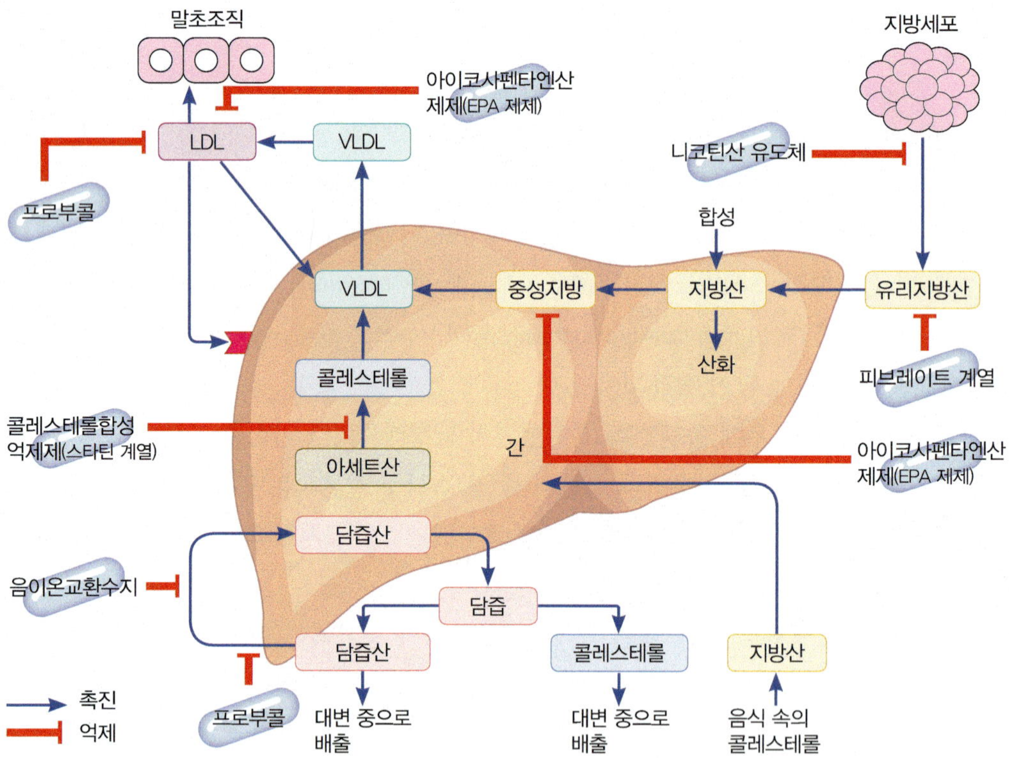

그림 9-11 **항고지혈증제의 종류와 작용부위**

1) 콜레스테롤합성억제제(스타틴 계열)

콜레스테롤의 생합성 속도를 결정하는 단계의 효소를 억제하여, 혈중 콜레스테롤을 강력하게 저하시킨다. 가장 우선적으로 사용되는 약물이며, **프라바스타틴**(pravastatin), **심바스타틴**(simvastatin), **아토르바스타틴**(atorvastatin) 등이 있다.

부작용으로 두통이나 소화불량, 설사, 변비 등의 소화기증상이 유발될 수 있다. 또한 드물지만 간독성과 근육독성을 일으켜 간장애, 횡문근융해(증)가 발생할 수 있고 기형 유발의 위험이 있으므로 임신부에게 사용해서는 안 된다.

2) 피브레이트 계열

혈중 중성지방 수치를 낮추고 VLDL 콜레스테롤의 분해를 증가시켜 LDL 콜레스테롤의 수치를 낮춘다. **페노피브레이트**(fenofibrate)가 대표적 약물이며, 부작용으로 소화불량, 복부팽만, 구역 등의 소화기증상과 발진, 가려움 등의 피부증상 그리고 근육통이나 근육손상 등이 유발될 수 있다.

3) 니코틴산 유도체

간에서 VLDL 콜레스테롤의 합성을 억제하며 이로 인해 LDL 콜레스테롤의 합성을 감소시키는 효과를 나타내는 약물로, **니코몰**(nicomol) 등이 있다.

4) 음이온교환수지

장 내의 콜레스테롤은 대부분 담즙산과 결합하여 콜레스테롤이 재흡수되지 않고 변으로 배설되도록 한다. 담즙산이 재흡수되지 않으면 간에서는 담즙산을 재합성하게 되는데, 이때 담즙산은 콜레스테롤을 이용하여 합성되기 때문에 혈중 콜레스테롤은 감소하게 된다.

콜레스티라민(cholestyramine)이 대표적 약물이며, 부작용으로 변비가 나타나거나 변비증상을 악화시킬 수 있고, 고용량을 투여할 경우 비타민 A, D, K의 흡수장애가 발생할 수 있다.

5) 프로부콜

프로부콜(probucol)은 작용기전이 명확하지는 않지만, LDL과 HDL이 저하된다.

6) 아이코사펜타엔산 제제

아이코사펜타엔산(eicosapentaenoic acid, EPA)은 지질의 생합성과 분비를 억제하는 약물로, 중성지방이 저하된다.

Caution

- 임신이나 수유 시에는 스타틴 계열과 피브레이트 계열 약물의 사용은 금한다.
- 콜레스티라민은 다른 약물의 흡수를 방해하기 때문에 다른 항고지혈증제와 병용 시에는 일정 간격을 두고 사용한다(콜레스티라민 투여 1시간 전 또는 투여 4~6시간 후).
- 니코틴산은 불안정협심증, 급성심근경색증 환자에게 혈관작용제와 병용 투여할 때 주의가 필요하며 항응고제와 병용 시에도 주의해야 한다.
- 부작용인 근육증상(횡문근융해(증))에 주의해야 한다. 팔다리 무력, 근육통 호소 시 약물 복용을 일시 중단하도록 지도한다.

7 편두통 치료제 (drug used in migraine)

1. 편두통

편두통(migraine)은 뇌혈관의 기능이상으로 인해 발작적이고 주기적으로 나타나는 두통의 일종으로, 주로 머리 한쪽에서만 나타나는 경우가 많다. 뇌 내의 신경전달물질인 세로토닌(serotonin)의 활성이 저하되어 뇌혈관이 확장되면서 혈관 주위의 감각신경을 자극하는 것이 원인으로 판단된다. 편두통이 있으면 몇 시간에서 3일 정도 계속되는 편측성 및 박동성의 강한 두통과 구역, 구토가 반복적으로 발생하고 빛과 소리에 민감해진다. 20~40대에 유병률이 높다.

2. 편두통 치료제의 종류

편두통은 발작 전 전구증상이 있거나 발작 초기에 치료를 시작해야 효과적이다. 그러나 발작 횟수가 잦거나 급성기 치료로 편두통이 조절되지 않는 경우 예방적 치료를 한다.

1) 급성기 치료

① 특이적 치료제

편두통에 특이적으로 작용하는 약물은 세로토닌수용체에 작용하여 뇌혈관을 수축시키고 통증 전달과정을 저해하여 편두통의 증상을 완화시킨다. 트립탄제와 어고타민제가 있는데, 트립탄제에는 **수마트립탄**(sumatriptan), **나라트립탄**(naratriptan), **알모트립탄**(almotriptan) 등이 있고, 어고타민제에는 **다이하이드로어고타민**(dihydroergotamine)과 카페인과 복합제로 사용되는 **어고타민**(ergotamine) 등이 있다.

② 비특이적 치료제

편두통에 비특이적으로 작용하는 약물에는 **아세트아미노펜**(acetaminophen)과 아스피린(aspirin), 나프록센(naproxen), 이부프로펜(ibuprofen) 등의 **비스테로이드소염제**(NSAID) 등이 있다.

2) 예방적 치료

편두통을 예방하는 약물은 과민해진 뇌와 뇌혈관의 흥분 정도를 낮추어 발작 빈도나 강도, 기간을 줄여준다. β차단제, 칼슘이온통로차단제, 항경련제 등의 약물요법과 정신적 스트레스, 음주, 수면 부족, 소음 등으로부터 격리된 생활요법이 필요하다.

β차단제인 **나돌롤**(nadolol), 칼슘이온통로차단제인 **플루나리진**(flunarizine), 항경련제인 **디발프로엑스**(divalproex), **토피라메이트**(topiramate) 등이 사용된다.

확인문제

01. 다음 설명 중 틀린 것은?

① 출혈경향에 대하여 비타민 K를 복용한다.
② 리도케인은 심실(주)기외수축의 다발 시 사용된다.
③ 재생불량빈혈에 합성대사스테로이드가 투여된다.
④ 안지오텐신수용체대항제는 고혈압 치료에 우선적으로 선택된다.
⑤ 나이트로글리세린은 경색을 일으킨 심장근육의 순환개선제로서 사용된다.

02. 나이트로글리세린의 작용은?

① 조혈
② 승압
③ 면역억제
④ 혈관확장
⑤ 혈류개선

03. 디기탈리스 제제의 약리작용은?

① 항균작용
② 강심작용
③ 조혈작용
④ 진통작용
⑤ 이뇨작용

정답

01. ⑤ 02. ④ 03. ②

04. 서맥(느린맥)이 있는 환자에게 사용하는 것이 바람직하지 않은 약물의 조합은?

가. 아트로핀	나. 디기탈리스
다. 프로프라놀롤	라. 아이소프로테레놀

① 가, 나
② 나, 다
③ 다, 라
④ 가, 나, 다
⑤ 가, 나, 다, 라

05. 다음 설명 중 올바른 것은?

① β차단제는 심실부정맥에 사용한다.
② 리도케인은 주로 심실위빈맥에 사용한다.
③ 협심증 발작에 나이트로글리세린 설하정을 사용한다.
④ 나이트로글리세린은 심장근육의 산소수요를 증가시킨다.
⑤ 부정맥은 자극전도계통의 자극생성이상이 주요 원인이며, 자극전도이상은 거의 관찰되지 않는다.

06. 칼슘이온통로차단제에 대한 설명으로 올바른 것은?

① 안정협심증 예방에 사용된다.
② 심장근육의 수축력을 항진시킨다.
③ 뼈대근육의 수축을 현저하게 억제한다.
④ 세포바깥액의 유리 칼슘이온과 결합하는 약물이다.
⑤ 부정맥과 협심증 치료에 사용되지만, 고혈압에는 사용되지 않는다.

정답

04. ② **05.** ③ **06.** ①

07. 협심증 발작을 예방하기 위한 프로프라놀롤의 약리작용은?

① 혈관 확장
② 심장박동수 감소
③ 산소소비량 증가
④ 산소공급량 감소
⑤ 이상 모두

08. 항고혈압제의 작용기전에 대한 설명 중 올바른 것은?

가. β차단제 – 말초혈관 확장 나. 이뇨제 – 순환혈장량 감소 다. 칼슘이온통로차단제 – 심방박출량 감소 라. 안지오텐신전환효소억제제 – 혈압상승물질 합성억제

① 가, 나
② 나, 라
③ 다, 라
④ 가, 나, 다
⑤ 가, 나, 다, 라

정답

07. ② **08.** ②

제 10 장 뼈대계통 약물

학습목표

1. 골다공증 치료제의 종류를 열거할 수 있다.
2. 류마티스관절염의 발병기전과 사용되는 약물을 설명할 수 있다.
3. 통풍의 발병기전과 사용되는 약물을 설명할 수 있다.

1. 뼈대계통의 개요
2. 골다공증 치료제
3. 항류마티스제
4. 항통풍제

핵심용어해설

- **골다공증**(osteoporosis) : 뼈바탕질과 뼈무기질의 비율은 유지되면서 뼈의 양(골밀도)이 감소되거나 뼈의 미세 구조 손상으로 인해 뼈의 강도가 약해져 약한 충격에도 쉽게 골절이 일어나는 뼈질환
- **관절**(joint) : 뼈와 뼈가 서로 맞닿아 연결되어 있는 곳으로, 움직일 수 없는 관절과 움직일 수 있는 관절이 있음
- **류마티스관절염**(rheumatoid arthritis, RA) : 아교질병의 하나로, 과도한 면역반응으로 관절의 (윤)활막에 만성 염증이 발생해 관절의 기능을 잃고 모양이 변하는 만성적인 전신성 염증질환
- **뼈대**(골격, skeleton) : 관절로 연결된 다양한 크기와 모양의 뼈가 조합하여 근육을 지지하고 중요한 장기를 보호하는 틀
- **파골세포**(뼈파괴세포, osteoclast) : 뼈를 흡수하고 파괴하는 기능이 있는 세포로, 부갑상샘호르몬에 의해 작용이 활성화됨
- **에스트로젠수용체**(estrogen receptor) : 에스트로젠과 결합하는 세포질 수용체로, 특히 자궁과 유방에 많음
- **(윤)활막**(synovium) : 관절주머니(관절낭)의 속을 싸고 있는 막으로 (윤)활액을 분비
- **(윤)활액**(synovial fluid) : 관절의 (윤)활막에서 분비되는 끈끈한 액체로 관절안에서의 마찰을 줄여 주고 관절 연골에 영양을 공급
- **질병조절성 항류마티스제**(disease modifying antirheumatic drug, DMARD) : 면역이상을 개선하여 류마티스관절염의 진행을 억제하고 뼈의 파괴나 운동장애를 예방하는 약물
- **칼시토닌**(calcitonin) : 갑상샘에서 생성되는 호르몬으로, 생체 내 칼슘이온농도의 항상성을 조절하는 데 관여
- **통풍**(gout) : 체내에서 과잉 생산된 요산이 손발의 관절안(관절강)이나 그 주변에 결정으로서 축적되어 심한 통증을 동반하는 관절염증을 일으키는 질환
- **항TNF-α항체**(anti-tumor necrosis factor-alpha antibody) : 류마티스관절염의 염증을 일으키는 사이토카인(cytokine) 중에서 중요한 역할을 하는 TNF-α(종양괴사인자)와 결합해서 그 작용을 중화하는 약물
- **항통풍제**(antipodagric) : 과도한 혈중 요산에서 생성된 요산염결정이 유발하는 통풍을 치료하는 약물

1 뼈대계통의 개요

인체에는 다양한 크기와 모양을 가진 약 200개의 **뼈**(골, bone)가 있으며, 이것이 조합하여 인체의 **뼈대**(골격, skeleton)를 이루어 근육을 지지하고 중요한 장기를 보호하는 역할을 한다(그림 10-1). 뼈대는 크게 머리를 포함하는 몸통뼈대와 팔다리뼈대로 크게 나뉜다. 몸통뼈대는 머리뼈(두개골), 척주, 가슴우리(흉곽)로 구성되고, 팔다리뼈대는 팔뼈(상지골), 다리뼈(하지골)로 구성된다. 또한 뼈와 뼈는 가동성을 가진 **관절**(joint)에 의해 연결되는데, 관절만으로는 구조가 유지되지 못하기 때문에 관절주머니(관절낭, articular capsule)나 인대(ligament) 등이 주위를 보강한다.

기능적인 측면으로 보면 뼈는 근육과 함께 넓은 의미에서 운동계통에 속하며 이 경우 뼈는 수동적인 역할로서 주로 지지작용을 한다.

뼈대계통에 작용하는 대표적인 약물을 정리하면 표 10-1과 같다.

지지작용
운동의 축으로서 몸의 구조와 형태를 지탱

보호작용
머리안, 가슴안, 척주관, 골반안 등의 공간을 만들어 뇌나 내장 등의 중요 기관을 보호

운동작용
뼈에 부착되어 있는 근육의 수축에 의해 가동성이 있는 관절을 기점으로 운동을 일으킴

조혈작용
뼈 속의 조혈기능이 있는 골수에서 적혈구, 백혈구, 혈소판이 끊임없이 새로 생성

전해질 저장작용
칼슘, 인, 나트륨, 칼륨 등의 전해질은 뼈 속에 저장되었다가 필요에 따라 뼈에서 인출되어 혈류에 의해 필요한 곳으로 운반

그림 10-1 **뼈의 기능**

표 10-1 **뼈대계통에 작용하는 대표적인 약물**

분류			약물(일반명)
골다공증 치료제	뼈흡수억제제	칼슘 제제	칼슘L-아스파테이트(calcium L-aspartate), 인산수소칼슘(calcium hydrogen phosphate)
		활성형 비타민 D_3 제제	알파칼시돌(alfacalcidol), 칼시트라이올(calcitriol)
		비스포스포네이트 제제	에티드로네이트(etidronate), 알렌드로네이트(alendronate), 리세드로네이트(risedronate)
		선택에스트로젠수용체조절제	라록시펜(raloxifene)

표 10-1 뼈대계통에 작용하는 대표적인 약물 (계속)

<table>
<tr><th colspan="3">분류</th><th>약물(일반명)</th></tr>
<tr><td rowspan="3">골다공증 치료제</td><td rowspan="2">뼈흡수억제제</td><td>여성호르몬제</td><td>에스트리올(estriol), 에스트라다이올(estradiol)</td></tr>
<tr><td>칼시토닌 제제</td><td>엘카토닌(elcatonin), 연어 칼시토닌(calcitonin salmon)</td></tr>
<tr><td>뼈형성촉진제</td><td>부갑상샘호르몬제</td><td>테리파라타이드(teriparatide)</td></tr>
<tr><td rowspan="3">항류마티스제</td><td colspan="2">질병조절성 항류마티스제(DMARD)</td><td>살라조설파피리딘(salazosulfapyridine), 부시라민(bucillamine), 메토트렉세이트(methotrexate)</td></tr>
<tr><td colspan="2">항TNF-α항체</td><td>인플릭시매브(infliximab), 에타너셉트(etanercept)</td></tr>
<tr><td colspan="2">비스테로이드소염제(NSAID)</td><td>아스피린(aspirin), 인도메타신(indomethacin), 다이클로페낙소듐(diclofenac sodium)</td></tr>
<tr><td rowspan="3">항통풍제</td><td colspan="2">통풍발작 치료제</td><td>콜히친(colchicine), 인도메타신(indomethacin)</td></tr>
<tr><td rowspan="2">고요산혈증 치료제</td><td>요산배설촉진</td><td>프로베네시드(probenecid), 벤즈브로마론(benzburomaron)</td></tr>
<tr><td>요산생성억제</td><td>알로퓨린올(allopurinol), 페북소스타트(febuxostat)</td></tr>
</table>

2 골다공증 치료제 (Drug for osteoporosis)

1. 골다공증

골다공증(osteoporosis)은 뼈바탕질과 뼈무기질의 비율은 유지되면서 뼈의 양(골밀도)이 감소되거나 뼈의 미세구조 손상으로 인해 뼈의 강도가 약해져 약한 충격에도 쉽게 골절이 일어나는 뼈질환이다. 원인은 명확하지 않지만, 노화에 따른 칼슘 섭취량의 저하나 흡수능력의 저하, 비타민 D 부족, 운동부족 등의 생활습관, 여성호르몬 상실 등의 인자가 발병에 영향을 미친다.

골다공증은 대부분 증상이 없어서 엉덩관절이나 척추의 골절로 진단이 이루어지는 경우가 흔하며, 키가 줄거나 걸음걸이의 이상 혹은 척추후만증과 같은 뼈의 변형 및 통증 등의 증상을 보이기도 한다.

2. 골다공증 치료제의 종류

골다공증 치료제(drug for osteoporosis)는 뼈형성을 촉진하거나 뼈흡수를 억제함으로써 뼈의 양이 감소되는 것을 막거나 뼈의 양을 증가시키는 약물이다. 작용기전에 따라 크게 **뼈흡수억제제**와 **뼈형성촉진제**로 나눌 수 있다(그림 10-2).

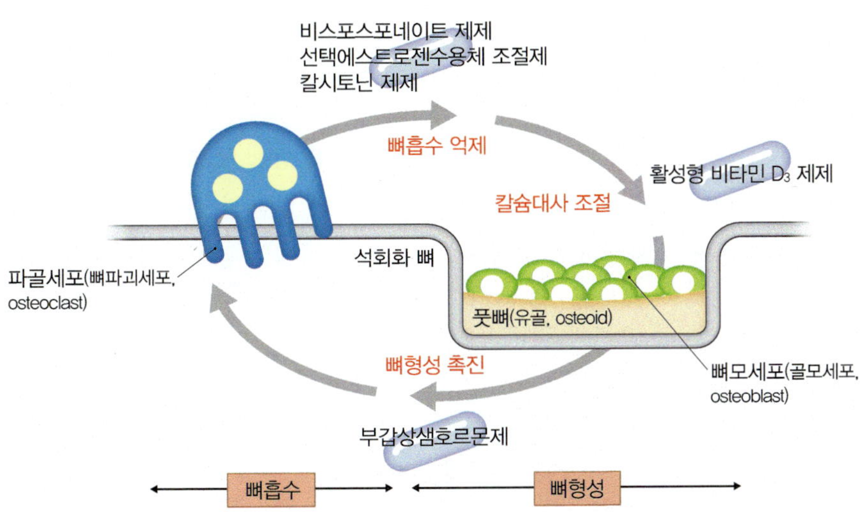

그림 10-2 골다공증 치료제의 종류와 작용부위

뼈흡수억제제에는 칼슘 제제, 비타민 D 제제, 비스포스포네이트 제제, 에스트로젠수용체조절제, 여성호르몬 제제가 있고, 뼈형성촉진제에는 부갑상샘호르몬제인 테리파라타이드(teriparatide) 주사제가 있다. 또한 골다공증 치료제는 종류별로 유사한 약리작용에 따라 공통된 상호작용을 나타낸다(표 10-2).

표 10-2 골다공증 치료제와 다른 약물과의 상호작용

상호작용	약물
칼슘 제제에 의해 효과 감소	옥시테트라사이클린(oxytetracycline), 독시사이클린(doxycycline), 마이노사이클린(minocycline) 등의 테트라사이클린 계열 항생제
비타민 D 제제의 효과 증가	클로르프로마진(chlorpromazine) 등의 페노싸이아진 유도체
에스트로젠의 효과 증가	시메티딘(cimetidine) 등의 일부 위산분비억제제, 에리트로마이신(erythromycin) 등의 항생제, 케토코나졸(ketoconazole) 등의 항진균제
에스트로젠의 효과 감소	카바마제핀(carbamazepine), 페노바비탈(phenobarbital), 페니토인(phenytoin), 프리미돈(primidone) 등의 일부 항뇌전증제, 리팜피신(rifampicin) 등의 항결핵제

1) 칼슘 제제

칼슘은 뼈를 구성하는 중요한 무기질 성분일 뿐만 아니라 신경이나 근육이 정상적인 기능을 수행하는 데도 중요한 작용을 한다. 혈액 중에 칼슘이 부족한 경우 칼슘을 보충하여 혈중의 칼슘농도가 상승하면 부갑상샘호르몬(parathormone)의 분비가 억제되어 뼈흡수가 억제된다. 골밀도 감소를 예방할 목적으로 칼슘 섭취가 적은 환자에게 사용하며, 칼슘이 장에서 흡수되려면 비타민 D가 필요하다.

대표적인 약물에는 **칼슘L-아스파페이트**(calcium L-aspartate), **인산수소칼슘**(calcium hydrogen phosphate) 등이 있다.

2) 활성형 비타민 D_3 제제

비타민 D는 장에서 칼슘이 흡수되는 것을 촉진하는 작용이 있으며, 혈청 칼슘농도를 상승시킨다. 비타민 D는 햇볕 노출 시 피부에서 생합성되지만, 노인, 저영양 상태, 햇볕 노출이 부족한 성인 등의 경우에 비타민 D가 부족해지기 쉽다. 비타민 D 제제를 복용하면 칼슘의 흡수를 높임으로써 뼈흡수를 억제하는 작용을 나타낸다. 작용이 확실한 활성형 비타민 D_3 제제에는 **알파칼시돌**(alfacalcidol), **칼시트라이올**(calcitriol) 등이 있다.

3) 비스포스포네이트 제제

비스포스포네이트(bisphosphonate) 제제는 파골세포(뼈파괴세포, osteoclast)의 성숙을 지연시키고 또 빨리 소멸하게 함으로써 뼈흡수를 억제하는 약물이다. 장에서의 흡수율이 낮고 식도염 등의 부작용을 나타낼 수 있기 때문에 이를 방지하기 위해 공복 시 많은 양의 물과 함께 복용하고, 복용 후 최소 30분 동안은 공복을 유지하면서 눕지 않도록 해야 한다.

대표적인 약물에는 **에티드로네이트**(etidronate), **알렌드로네이트**(alendronate), **리세드로네이트**(risedronate) 등이 있다. 부작용으로 저칼슘혈증, 갑상샘호르몬 상승, 발진, 상부소화관 염증, 식도궤양 등을 유발할 수 있다.

4) 선택에스트로젠수용체조절제

선택에스트로젠수용체조절제(selective estrogen receptor modulator, SERM)는 에스트로젠수용체와 결합하여 일부 조직에서는 에스트로젠과 동일한 작용을 나타내고, 일부 조직에서는 에스트로젠과 반대되는 대항작용을 나타낸다. 약물이 작용하는 조직에 따라 작용기전이 매우 다르게 나타나는데, 뼈대계통과 지질대사에서는 에스트로젠수용체와 결합하여 뼈흡수를 억제한다. 폐경 후 골다공증의 골밀도를 증가시켜 척추(뼈)몸통(척추체) 골절을 억제한다.

대표적인 약물에는 **라록시펜**(raloxifene) 등이 있다.

5) 여성호르몬 제제

폐경 후의 에스트로젠 저하에 따른 뼈흡수 항진을 억제하기 위해 호르몬 보충요법이 시행된다. 대표적인 약물에는 **에스트리올**(estriol), **에스트라다이올**(estradiol) 등이 있다.

6) 칼시토닌 제제

칼시토닌(calcitonin)은 뼈흡수를 억제하는 작용이 있는 호르몬으로, 중추성 진통작용도 있기 때문에 골다공증에 의한 허리나 등의 통증에도 효과가 있다.

대표적인 약물에는 **엘카토닌**(elcatonin), **연어 칼시토닌**(calcitonin salmon) 등이 있다.

Caution

- 비스포스포네이트 제제는 식도염, 식도궤양 등의 위험이 있으므로, 식도질환, 위염, 십이지장염 등 상부위장관 질환이 있는 환자에게 투여 시 주의해야 한다.
- 선택에스트로젠수용체조절제는 정맥혈전색전증을 일으킬 위험이 있으므로 정맥혈전색전증 환자 및 장기간 거동을 못하는 환자에게는 투여하지 않는다.
- 비타민 D 제제 투여 시에는 정기적으로 혈액검사를 하여 혈청 칼슘수치를 확인해야 한다.

3 항류마티스제 (Antirheumatic)

1. 류마티스관절염

류마티스관절염(rheumatoid arthritis, RA)은 아교질병(collagen disease)의 하나로, 과도한 면역반응으로 관절 (윤)활막에 만성염증이 발생해 관절의 기능을 잃고 모양이 변하는 만성적인 전신성 염증질환이다(그림 10-3). 관절 내부에서 뼈, 연골 등의 구조물을 둘러싸고 있는 (윤)활막은 점성이 있는 (윤)활액을 분비하여 관절의 부드러운 움직임을 돕고 주변 구조물의 손상을 예방하며 연골에 영양물질을 공급한다. 이 (윤)활막에 염증이 발생하면 증식된 (윤)활막이 주위 연골이나 뼈에 침식되어 관절의 변형, 경직, 분리가 발생하여 일상생활에 장애를 일으킨다.

30~40대 여성에게 많이 발생하며, 치료에는 물리요법, 약물요법, 수술요법이 시행된다. 약물요법에 사용되는 항류마티스제의 대부분은 과민증상, 위장장애, 간 · 신장장애, 조혈기장애, 사이질폐렴 등 비교적 부작용도 많고 가끔 위중해지기 때문에 주의가 필요하다.

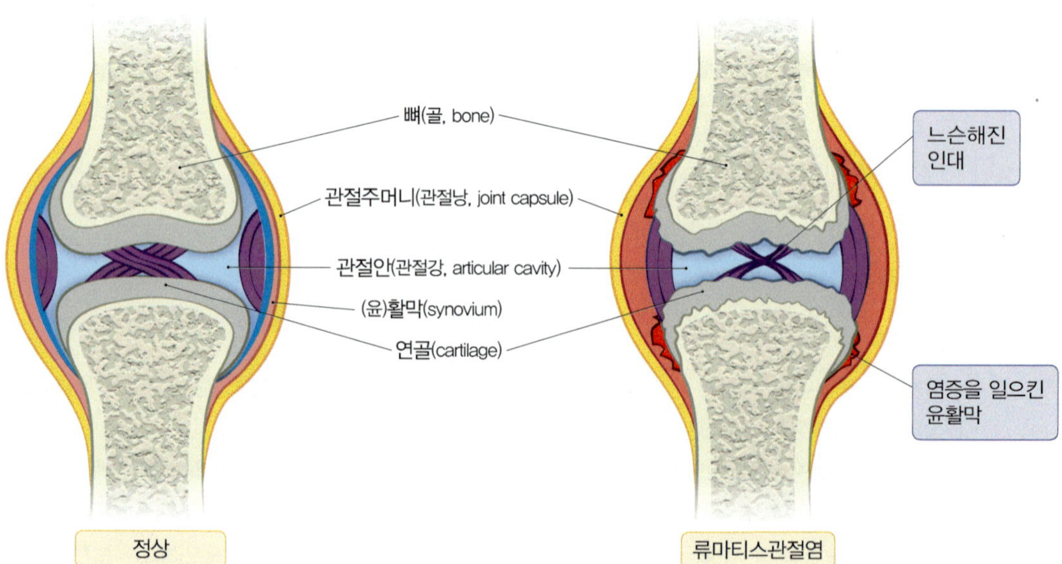

그림 10-3 류마티스관절염의 병태

2. 항류마티스제의 종류

1) 질병조절성 항류마티스제

질병조절성 항류마티스제(disease modifying antirheumatic drug, DMARD)는 면역이상을 개선하여 류마티스관절염의 진행을 억제하고 뼈의 파괴나 운동장애를 예방한다. 지효성 약물이므로 환자가 도중에 약물 복용을 중단하지 않도록 주의해야 한다. 신장장애, 단백뇨, 사이질폐렴, 골수억제, 간장애 등의 심각한 부작용이 유발될 수 있다.

대표적인 약물에는 **살라조설파피리딘**(salazosulfapyridine), **부실라민**(bucillamine), **메토트렉세이트**(methotrexate) 등이 있다.

2) 항TNF-α항체

항TNF-α항체(anti-tumor necrosis factor-alpha antibody)는 류마티스관절염의 염증을 일으키는 사이토카인(cytokine) 중에서 중요한 역할을 하는 TNF-α(종양괴사인자, tumor necrosis factor-alpha)와 결합해서 그 작용을 중화한다. 강력한 항염증작용이 있지만, 감염병 유발, 사이질폐렴 등의 심각한 부작용이 나타나기도 한다.

대표적인 약물에는 **인플릭시매브**(infliximab), **에타너셉트**(etanercept) 등이 있다.

3) 비스테로이드소염제

비스테로이드소염제(nonsteroidal antiinflammatory drug, NSAID)는 진통, 항염증작용은 있으나 류마티스관절염의 진행을 억제하는 작용은 없다. 소화관출혈이나 신장장애의 부작용에 주의해야 한다.

대표적인 약물에는 **아스피린**(aspirin), **인도메타신**(indomethacin), **다이클로페낙소듐**(diclofenac sodium) 등이 있다.

Caution

- 류마티스관절염 환자는 전신의 염증이나 치료제인 부신피질호르몬(스테로이드제)의 부작용 때문에 골밀도가 감소하여 뼈가 약해지는 경우가 있으므로 평소 식사 시 칼슘이 많이 함유된 식품을 적극적으로 섭취하도록 조언한다.
- 통증이 있는 환자의 경우에는 비스테로이드소염제가 처방되기도 하므로 약물이 중복되지 않는지 확인하고 이와 함께 관혈적 처치 시의 지혈에도 주의가 필요하다.

4 항통풍제 (antipodagric)

1. 통풍

통풍(gout)은 체내에서 과잉 생산된 요산(uric acid)이 손발의 관절안(관절강)이나 그 주변에 결정으로서 축적되어 심한 통증을 동반하는 관절염증을 일으키는 질환이다. 요산은 인체의 유전정보를 전달하거나 단백질을 합성하는 DNA나 RNA의 구성에 반드시 필요한 퓨린 뉴클레오타이드(purine nucleotide)가 대사되는 과정에서 생성되는 물질이며, 음식을 통해 섭취한 퓨린(purine)으로부터 생성되기도 한다. 이 요산이 환부에 축적되면 백혈구가 이동해 와서 이를 포식하게 되는데, 백혈구의 활동이 활발해지면 백혈구에서 젖산이 분비된다. 이로 인해 환부의 pH가 저하되고 요산 침전이 더욱 증가하는 악순환이 일어난다(그림 10-4).

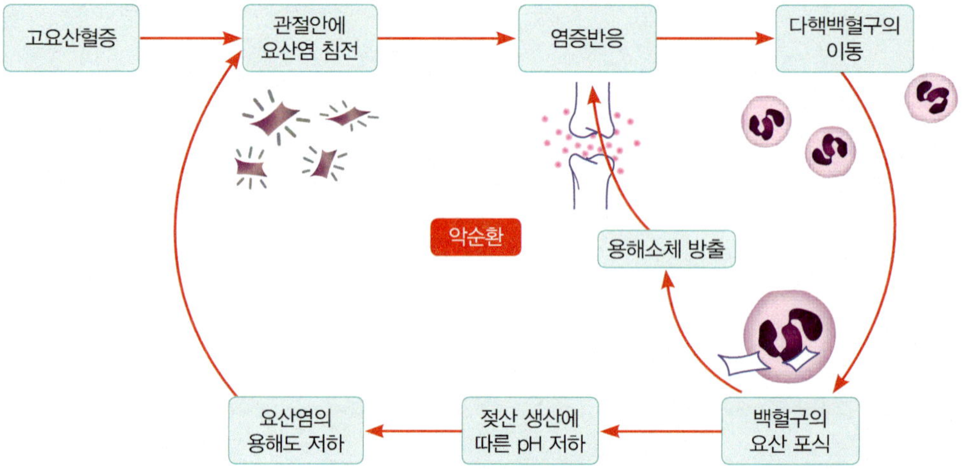

그림 10-4 **통풍발작의 발생기전**

2. 항통풍제의 종류

항통풍제(antipodagric)는 과도한 혈중 요산에서 생성된 요산염결정(urate crystal)이 유발하는 통풍을 치료하는 약물이다. 크게 급성으로 발생하는 통풍발작을 치료하는 **통풍발작 치료제**와 혈중에 과도하게 높아진 요산의 농도를 낮추는 **고요산혈증 치료제**로 나뉜다(그림 10-5).

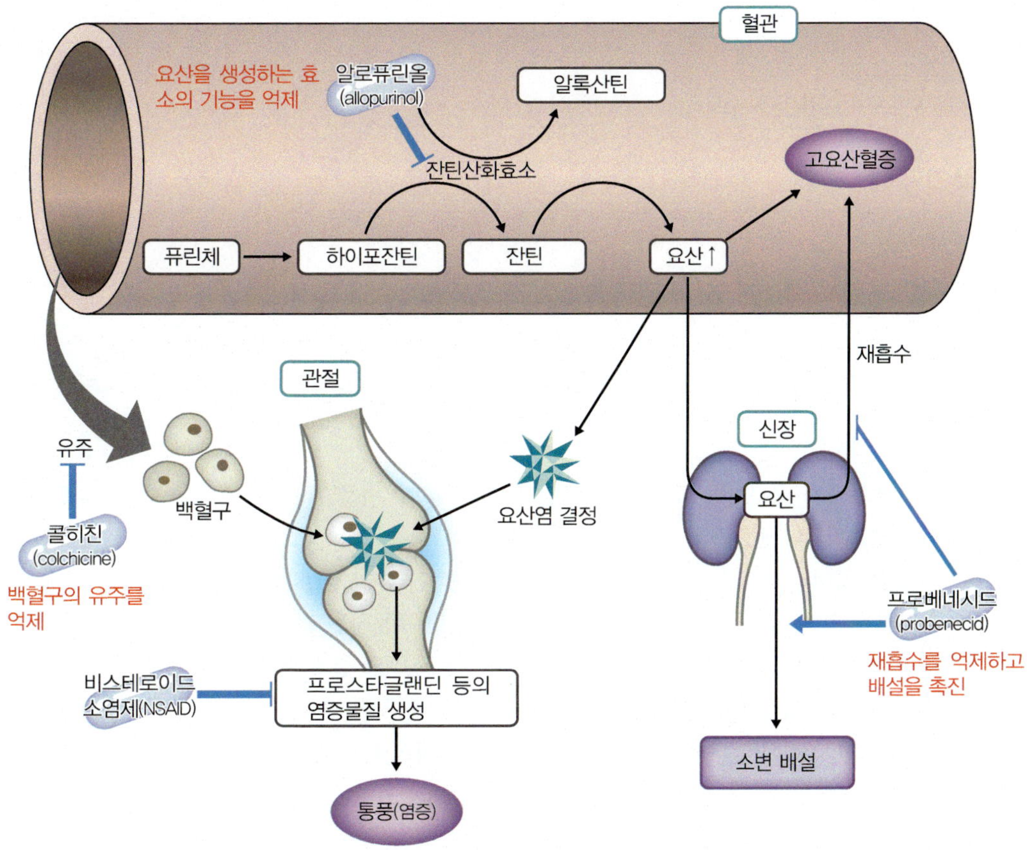

그림 10-5 항통풍제의 종류와 작용부위

1) 통풍발작 치료제

① 콜히친(colchicine)

백혈구에 작용해서 백혈구의 이동을 억제하여 환부의 pH가 저하되고 요산 침전이 더욱 증가하는 악순환을 저지한다. 콜히친은 ①발작 초기, ②발작 조짐이 자각될 때, ③요산강하제의 투여를 시작하기 전에 발작을 예방할 목적으로 소량을 단기간 사용한다.

② 인도메타신(indomethacin)

콜히친과 마찬가지로 백혈구의 이동을 억제하는 작용이 있는 비스테로이드소염제이다. 또 항염증 및 진정작용을 통해 증상을 경감시킨다.

2) 고요산혈증 치료제

① 요산배설촉진제

신장에 작용하여 요산의 재흡수를 억제해서 배설을 촉진한다. 대표적인 약물에는 **프로베네시드**(probenecid), **벤즈브로마론**(benzburomaron) 등이 있다.

② 요산생성억제제

요산을 생성하는 잔틴산화효소(xanthine oxidase)를 억제하여 요산 생성을 막는다. 대표적인 약물에는 **알로퓨린올**(allopurinol), **페북소스타트**(febuxostat) 등이 있다.

Caution

- 요산의 농도가 급격히 변하면 통풍발작을 악화시키므로 통풍발작 시에는 요산 농도를 조절하는 약물을 추가하거나 중단하지 않아야 한다.
- 알로퓨린올이나 페북소스타트는 스티븐스-존슨증후군(피부점막안증후군)이나 독성표피괴사용해 등의 다양한 과민반응을 유발할 수 있으므로 이들 약물을 복용하는 환자들은 물집이나 점막병터를 동반한 진행성 피부발진 등의 피부증상이 나타나지 않는지 주의 깊게 관찰하여야 한다.
- 특히 요산배설촉진제를 사용하는 경우에는 신장결석이 많이 발생한다. 소변 알칼리화제를 병용하거나 일정한 소변량을 유지하도록 수분을 충분히 섭취하게 하는 등 요로관리가 필요하다.

확인문제

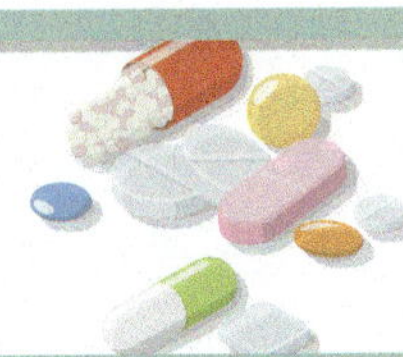

01. 다음 설명 중 틀린 것은?

① 콜히친에 의해 요산생성이 억제된다.
② 요산배설촉진제는 요세관에서의 요산 재흡수를 억제한다.
③ 비스테로이드소염제에 공통하는 부작용으로 위장장애가 있다.
④ 알로퓨린올은 요산을 생성하는 잔틴산화효소를 억제하여 요산이 생성되지 않도록 한다.
⑤ 비스테로이드소염제는 시상하부에서 프로스타글랜딘의 생산을 억제하여 해열작용을 나타낸다.

02. 통풍 환자의 지도로 옳은 것은?

① 혈청 요산치를 관리 지표로 삼는다.
② 퓨린체를 함유한 식품을 제한할 필요는 없다.
③ 급성통풍발작이 있을 때 알로퓨린올을 복용한다.
④ 수분섭취를 적게 하여 요산의 신장 배설을 촉진한다.
⑤ 요산배설촉진제는 통풍발작이 사라지면 복용을 중지한다.

정답

01. ① 02. ①

03. 골다공증 치료에 사용되는 약물이 <u>아닌</u> 것은?

① 엘카토닌(elcatonin)
② 라록시펜(raloxifene)
③ 부실라민(bucillamine)
④ 알파칼시돌(alfacalcidol)
⑤ 리세드로네이트(risedronate)

04. 항류마티스제로 인한 부작용이 <u>아닌</u> 것은?

① 위장장애
② 과민증상
③ 약물의존
④ 조혈기장애
⑤ 사이질폐렴

정답

03. ③ 04. ③

제 11 장

비뇨생식계통 약물

학습목표

1. 이뇨제의 종류와 약리작용을 설명할 수 있다.
2. 자궁수축제의 약리작용을 설명할 수 있다.
3. 성호르몬제를 분류하고 해당 약물을 나열할 수 있다.

핵심용어해설

- **골다공증**(osteoporosis) : 뼈의 무기질과 단백질이 줄어들어 골조직이 엉성해지는 질환
- **레닌**(renin) : 신장의 피질에 존재하는 단백질가수분해효소의 하나로, 혈압을 높이는 효과를 나타냄
- **방광**(bladder) : 신장에서 보내오는 소변을 저장했다가 일정량이 되면 배출시키는 주머니 모양의 장기
- **비뇨계통**(urinary system) : 신장으로 유입되는 혈액을 여과하여 소변을 생성하고 체내에서 발생한 대사산물과 노폐물을 배설하는 기관계통
- **삼투압**(osmolarity) : 수용액 속에 분자량이 큰 용질이 용해되어 있을 때 반투막을 사이에 두고 물은 쉽게 통과하지만 크기가 큰 용질 입자는 통과하지 못하는 삼투현상을 통하여 물이 농도가 낮은 쪽에서 높은 쪽으로 이동할 때 생겨나는 압력
- **생식계통**(reproductive system) : 다음 세대의 개체를 출산하고 종을 유지하는 생식기능을 담당하는 기관계통
- **신장**(콩팥, kidney) : 복부의 등 쪽에 쌍으로 존재하며 노폐물을 배설하고 체내 항상성을 유지하는 기관으로, 하루에 신장에서 여과되는 혈액량은 180L에 이르지만 대부분은 재흡수되고 실제로 배설되는 소변량은 1~2L에 불과함
- **신장단위**(콩팥단위, nephron) : 소변을 생성하는 신장의 구조와 기능의 기본단위로, 콩팥소체(사구체+사구체주머니)와 요세관으로 구성
- **알도스테론**(aldosterone) : 신장 위에 있는 부신의 피질에서 분비되는 호르몬으로, 신장에 작용하여 물과 소듐의 흡수를 촉진하고 포타슘을 분비하게 함
- **약물내성**(drug resistance) : 의약품을 계속 복용하면 점차 증량하지 않으면 효력이 나타나지 않는 성질
- **요관**(ureter) : 신장의 신우(콩팥깔때기)에 모인 소변을 방광까지 운반해주는 가늘고 긴 관
- **요도**(urethra) : 방광에 모인 소변을 몸 밖으로 내보내는 관
- **이뇨제**(diuretic) : 요세관에서 수분이 재흡수되는 것을 억제하여 소변량을 증가시키는 약물
- **자궁수축제**(uterotonic) : 자궁 민무늬근육에 직접 작용하여 근육의 수축력과 긴장을 높이는 약물
- **적혈구형성호르몬**(erythropoietine) : 주로 신장에서 생성되는 호르몬으로, 골수에서의 적혈구의 생산을 조절
- **조혈**(혈구생성, hematopoiesis) : 혈액 속의 혈액세포(적혈구, 백혈구, 혈소판 등)가 만들어지는 과정
- **탄산탈수효소**(carbonic anhydrase) : 이산화탄소와 물을 탄산수소이온과 수소이온으로 바꾸도록 촉매하는 효소

1 비뇨생식계통의 개요

비뇨계통(urinary system)은 신장으로 유입되는 혈액을 여과하여 소변을 생성하고 체내에서 발생한 대사산물과 노폐물을 배설하는 기관계통으로, 1쌍의 신장(콩팥), 요관, 방광, 요도로 구성된다(그림 11-1). 신장에서 소변이 생성되면 요관을 거쳐 방광으로 전달된 후 방광에서 소변을 일시 저장했다가 요도를 통해 몸 밖으로 배출한다.

신장은 소변으로 배설하는 수분, 전해질, 산의 양을 조절함으로써 체액의 양과 조성, 삼투압, pH 등을 적절하게 유지하며, 레닌(renin)과 적혈구형성호르몬(erythropoietine)을 분비하는 내분비 기능도 갖추고 있다. 또한 혈압조절, 조혈, 비타민 D_3의 활성화에도 관여한다.

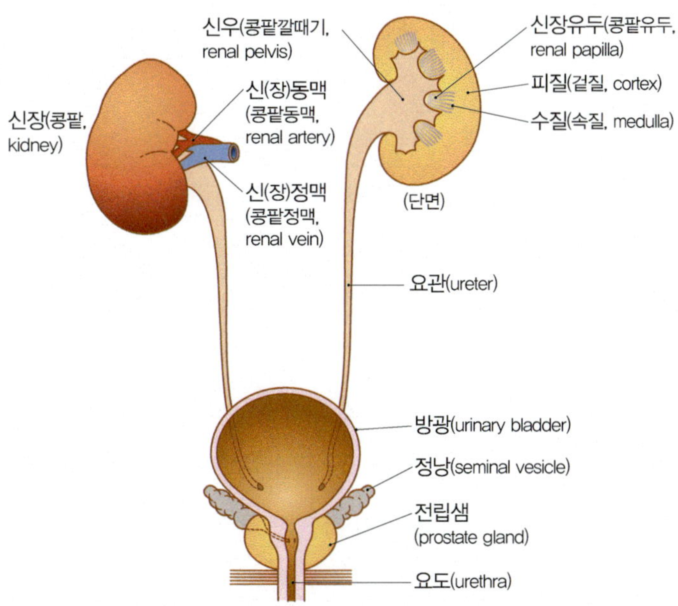

그림 11-1 **비뇨계통(남성)**

다음 세대의 개체를 출산하고 종을 유지하는 기능을 **생식**(reproduction)이라고 한다. 남성과 여성의 생식세포인 정자와 난자가 수정되고 각 세포의 유전정보는 새롭게 만들어낸 개체로 계승된다. 이러한 생식기능을 담당하는 기관계통이 **생식계통**(reproductive system)이다.

생식기관의 성숙과 발달, 수정 후 임신과 분만 과정의 대부분은 성호르몬에 의해 조절되며 성호르몬의 분비는 시상하부–뇌하수체전엽호르몬의 조절을 받는다.

비뇨생식계통에 작용하는 대표적인 약물을 정리하면 표 11–1과 같다.

표 11–1 비뇨생식계통에 작용하는 대표적인 약물

<table>
<tr><th colspan="3">분류</th><th>약물(일반명)</th></tr>
<tr><td rowspan="5">이뇨제</td><td colspan="2">싸이아자이드 계열 이뇨제</td><td>하이드로클로로싸이아자이드(hydrochlorothiazide), 트라이클로르메싸이아자이드(trichlormethiazide)</td></tr>
<tr><td colspan="2">고리작용이뇨제</td><td>퓨로세마이드(furosemide), 부메타나이드(bumetanide), 아조세마이드(azosemide)</td></tr>
<tr><td colspan="2">포타슘보전이뇨제</td><td>스피로놀락톤(spironolactone), 트라이암테렌(triamterene)</td></tr>
<tr><td colspan="2">탄산탈수효소억제제</td><td>아세타졸아마이드(acetazolamide)</td></tr>
<tr><td colspan="2">삼투이뇨제</td><td>D–마니톨(D–mannitol)</td></tr>
<tr><td rowspan="5">자궁수축제</td><td colspan="2">맥각알칼로이드</td><td>에고메트린(ergometrine), 메틸에고메트린(methylergometrine)</td></tr>
<tr><td colspan="2">뇌하수체후엽호르몬</td><td>옥시토신(oxytocin)</td></tr>
<tr><td rowspan="3">프로스타글랜딘</td><td>PGE_2 제제</td><td>다이노프로스톤(dinoprostone)</td></tr>
<tr><td>$PGF_{2\alpha}$ 제제</td><td>다이노프로스트(dinoprost)</td></tr>
<tr><td>PGE_1 제제</td><td>게메프로스트(gemeprost)</td></tr>
<tr><td rowspan="7">성호르몬제</td><td colspan="2">남성호르몬(안드로젠)</td><td>프로피온산테스토스테론(testosterone propionate), 메틸테스토스테론(methyltestosterone)</td></tr>
<tr><td colspan="2">항남성호르몬제</td><td>플루타마이드(flutamide)</td></tr>
<tr><td colspan="2">합성대사스테로이드</td><td>아세트산메테놀론(methenolone acetate), 옥시메톨론(oxymetholone)</td></tr>
<tr><td colspan="2">에스트로젠</td><td>벤조산에스트라다이올(estradiol benzoate), 에타이닐에스트라다이올(ethinyl estradiol)</td></tr>
<tr><td colspan="2">항에스트로젠제</td><td>클로미펜(clomiphene), 타목시펜(tamoxifen)</td></tr>
<tr><td colspan="2">황체호르몬</td><td>프로제스테론(progesterone), 노르에티스테론(norethisterone)</td></tr>
<tr><td colspan="2">혼합호르몬제</td><td>하이드록시프로제스테론 · 에스트라다이올(hydroxyprogesterone · estradiol), 노르에티스테론 · 메스트라놀(norethisterone · mestranol), 노르에티스테론 · 에타이닐에스트라다이올(norethisterone · ethinyl estradiol)</td></tr>
</table>

2 이뇨제 (Diuretic)

이뇨제(diuretic)는 요세관에서 수분이 재흡수되는 것을 억제하여 소변량을 증가시키는 약물로, 지난 40여 년 동안 주요 고혈압 치료제의 하나로 인식되어 왔다. 약물내성이 적고 효과가 좋으며 안전하고 가격이 저렴하여 심부전 등 다양한 원인으로 발생하는 부종을 제거하고 고혈압을 치료하는 데 널리 사용된다.

현재 사용되는 이뇨제 대부분은 신장단위(콩팥단위, nephron)에서 소듐이온(Na^+)이 재흡수되는 것을 억제한다(그림 11-2). 그 결과 소듐이온의 소변 배출을 촉진하여 수분이 삼투압 차이에 의해 수동적으로 배설된다. 그러나 과도한 이뇨작용은 혈액 농축, 혈전 형성, 색전증, 저전해질혈증이나 탈수증상 등을 일으키거나 약물이나 약물대사물의 배출이나 재흡수에 영향을 주어 약효를 증가시키거나 부작용을 일으키는 경우도 있으므로 주의가 필요하다.

1) 싸이아자이드 계열 이뇨제

먼쪽세관에서 소듐이온(Na^+)과 염소이온(Cl^-)이 재흡수되는 것을 억제하는 약물로, **하이드로클로로싸이아자이드**(hydrochlorothiazide), **트라이클로르메싸이아자이드**(trichlormethiazide) 등이 있다. 항고혈압제로서 많이 이용되며 부작용으로서 저칼륨혈증, 대사알칼리증, 고칼슘혈증, 고요산혈증을 일으킨다.

2) 고리작용이뇨제

헨레고리(콩팥세관고리)의 굵은 오름다리에서 소듐이온, 포타슘이온(K^+), 염소이온이 재흡수되는 것을 억제하는 약물로, **퓨로세마이드**(furosemide), **부메타나이드**(bumetanide), **아조세마이드**(azosemide) 등이 있다. 심부전, 신부전에 동반되는 부종 치료에 사용되며 부작용으로서 저칼륨혈증, 대사알칼리증, 저칼슘혈증, 고요산혈증을 일으킨다.

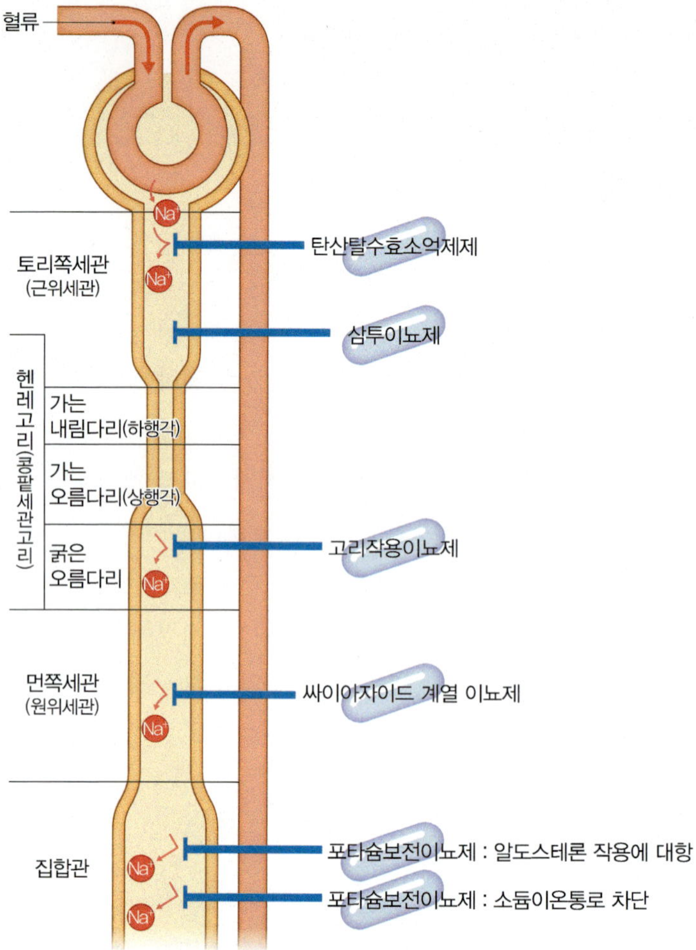

그림 11-2 이뇨제의 종류와 작용부위

3) 포타슘보전이뇨제

집합관에서 포타슘이온의 배설을 억제하는 약물로, **스피로놀락톤**(spironolactone), **트라이암테렌**(triamterene) 등이 있다. 스피로놀락톤은 알도스테론 작용에 대항해서 이뇨작용을 나타내며, 고칼륨혈증을 일으키는 경우가 있다. 트라이암테렌은 알도스테론과 관계없이 집합관에서의 포타슘이온 분비와 소듐이온 재흡수를 감소시킨다.

4) 탄산탈수효소억제제

토리쪽세관에서 수소이온(H^+)과 소듐이온의 교환에 관여하는 탄산탈수효소(carbonic anhydrase)를 억제함으로써 소듐이온이 재흡수되는 것을 억제하는 약물로, **아세타졸아마이드**(acetazolamide) 등이 있다. 이뇨제로서보다는 녹내장 치료제로서 많이 사용되며 항경련제로도 사용된다.

5) 삼투이뇨제

주로 토리쪽세관에서 수분의 재흡수를 억제하는 약물로, **D-마니톨**(D-mannitol) 등이 있다. 비전해질로, 사구체에서 자유롭게 여과되고 신장 요세관에서 재흡수되기 어려운 물질이기 때문에 조직에서 물을 빼앗으면서 소변 중으로 배설된다. 신부전 예방, 뇌부종 치료에도 사용된다.

Caution

- 약물을 복용하는 목적이 이뇨작용인지 혈압강하인지를 명확히 한다.
- 부작용, 특히 대사에 미치는 영향을 설명하고 정기적인 검사가 필요하다.
- 이뇨제를 복용하는 대상자는 적절한 영양분과 수분을 섭취하고 포타슘 금기를 제외하고 포타슘이 풍부한 음식을 섭취한다.
- 노인, 만성 질환자, 간기능이상이나 신장기능이상 환자에게 이뇨제를 사용할 때는 신중하게 접근한다.

3 자궁수축제 (Uterotonic)

자궁(uterus)은 여성의 생리, 수정란의 착상, 임신 중 태아의 성장과 분만의 진행에 있어 중요한 역할을 하는 기관이다.

자궁수축제(uterotonic)는 자궁 민무늬근육에 직접 작용하여 근육의 수축력과 긴장을 높이는 약물로, 진통을 촉진해서 분만을 유도하거나 분만 후 자궁의 무긴장출혈(이완출혈, atonic bleeding) 방지 및 불완전유산 시 잔류물 배출 등의 목적으로 사용한다(표 11–2).

표 11–2 **자궁수축제의 종류와 특징**

약물명	비임신자궁	임신자궁			임상 응용
		초기	중기	말기	
맥각알칼로이드(ergot alkaloid)	−	−	−	++	분만 후의 무긴장출혈
옥시토신(oxytocin)	−	−	−	++	진통촉진, 분만유도, 분만 후의 무긴장출혈
프로스타글랜딘(PGE_2, $PGF_{2\alpha}$, PGE_1)	+	+	+	++	진통 촉진, 분만유도, 분만 중기의 인공유산

1) 맥각알칼로이드

맥각알칼로이드(ergot alkaloid)는 저용량에서는 자궁수축 후 이완이 나타나고, 고용량에서는 자궁의 수축력 및 근육긴장이 현저하게 증가하여 율동적 수축이 사라지기 때문에 진통촉진에는 사용되지 않는다.

대표적인 약물에는 **에고메트린**(ergometrine), **메틸에고메트린**(methylergometrine)이 있다.

2) 옥시토신

옥시토신(oxytocin)이라는 합성된 호르몬이 사용된다. 옥시토신은 인체에서 생성되어 존재하는 호르몬으로, 뇌하수체후엽에서 분비되며, 자궁을 수축시키는 작용을 하여 진통과 분만을 유도한다.

3) 프로스타글랜딘 제제

PGE_2 제제인 **다이노프로스톤**(dinoprostone), $PGF_{2\alpha}$ 제제인 **다이노프로스트**(dinoprost), PGE_1 제제인 **게메프로스트**(gemeprost)가 있으며, 자궁을 수축시키는 작용을 하여 진통과 분만을 유도한다.

Caution

- 옥시토신에 대한 자궁근육의 감수성은 개인마다 차이가 커서 소량의 약물에도 강한 진통이 나타날 수 있다. 소량부터 투여하기 시작하여 진통 상태에 따라 천천히 증감해야 한다.
- 옥시토신과 프로스타글랜딘 제제는 병용하면 상승효과로 인해 과도한 진통이 나타날 수 있으므로 함께 투여해서는 안 된다.

4 성호르몬제/경구피임제 (Sex hormone/Oral contraceptive)

1. 성호르몬제

남성호르몬 제제는 남성의 성기능부전이나 갱년기장애 치료에 사용되며 여성에게는 유방암이나 자궁암 치료에도 사용된다.

여성호르몬 제제는 월경이상이나 성기발육부전, 월경곤란, 갱년기장애, 골다공증과 남성에게는 전립샘암 등의 치료에 사용된다. 또한 합성대사스테로이드(단백동화스테로이드)는 소모성 질환이나 외상, 화상, 골다공증 등에 사용된다(표 11-3).

표 11-3 성호르몬제의 종류와 임상응용

성호르몬제		약물명	임상응용
남성호르몬(안드로젠)		프로피온산테스토스테론(testosterone propionate) 메틸테스토스테론(methyltestosterone)	남성의 성기능부전, 유방암, 자궁암
항남성호르몬제		플루타마이드(flutamide)	전립샘암, 여성의 남성호르몬 과잉증
합성대사스테로이드		아세트산메테놀론(methenolone acetate) 옥시메톨론(oxymetholone)	수술 후 소모성 질환, 외상, 화상, 골다공증, 미숙아의 체중증가
여성호르몬	에스트로젠	벤조산에스트라다이올(estradiol benzoate) 에타이닐에스트라다이올(ethinyl estradiol)	월경이상, 성기발육부전, 갱년기장애, 골다공증, 전립샘암
	항에스트로젠제	클로미펜(clomiphene) 타목시펜(tamoxifen)	배란유도 유방암
	황체호르몬	프로제스테론(progesterone) 노르에티스테론(norethisterone)	월경이상, 습관유산
	혼합호르몬제	하이드록시프로제스테론 · 에스트라다이올 (hydroxyprogesterone · estradiol; EP 호르몬) 노르에티스테론 · 메스트라놀 (norethisterone · mestranol) 노르에티스테론 · 에타이닐에스트라다이올 (norethisterone · ethinyl estradiol)	에스트로젠 · 황체호르몬은 ①경구피임제, ②월경주기를 바꾸기 위한 목적, ③월경주기이상, ④월경곤란에 사용

2. 경구피임제

경구피임제(oral contraceptive)는 황체호르몬인 **노르에티스테론**(norethisterone)과 에스트로젠인 **에타이닐에스트라다이올**(ethinyl estradiol)의 혼합제이다. 뇌하수체를 억제하고 배란을 정지시켜서 피임하게 한다. 보통 월경주기(4주일)에 따라 3주일은 복용하고 1주일은 복용하지 않는 복용 주기를 반복한다.

정맥혈전증이나 심근경색증 등 혈관계통에 부작용을 유발할 수 있으며, 자궁내막암과 난소암의 위험은 경감되지만, 자궁경부암의 위험은 상승 가능성이 있다는 보고가 있다. 피임 실패율은 1% 정도이다.

Caution

- 경구피임제는 제품에 따라 함유하는 약물의 양과 약효의 지속기간이 다르고, 복용일을 편리하게 맞춰서 복용할 수 있도록 위약(헛약)을 포함하고 있는 경우도 있기 때문에 용법이 매우 다양하다.
- 생리를 미루고 싶을 때는 생리 예정일 최소 1주일 전부터 하루 1알씩 미루고자 하는 날까지 복용하고 연장하는 동안 약간의 불규칙적인 출혈을 할 수 있다.
- 복용을 잊었다면 복용 시간에서 12시간 이내인 경우 생각난 즉시 1정을 복용하고 정해진 시간에 다음 약을 복용한다. 복용 시간에서 12시간 경과한 경우 복용 첫째 주나 둘째 주이면 즉시 복용하고 정해진 시간에 다음 약을 복용한다. 2정을 동시에 복용할 수 있다.

확인문제

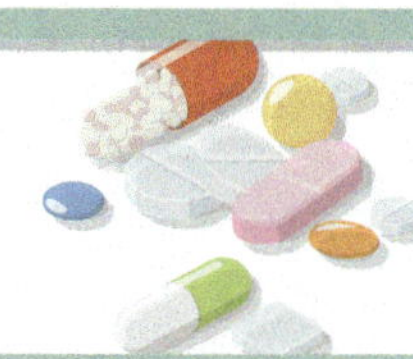

01. 임신 초기의 자궁에 대해 수축작용을 나타내는 것은?

① 옥시토신(oxytocin)
② 에고메트린(ergometrine)
③ 프로제스테론(progesterone)
④ 메틸에고메트린(methylergometrine)
⑤ 프로스타글랜딘 E_2(prostaglandin E_2)

02. 약물과 그 임상응용이 올바르게 짝지어진 것은?

① 타목시펜(tamoxifen) – 유방암
② 클로미펜(clomiphene) – 골다공증
③ 에스트라다이올(estradiol) – 자궁암
④ 플루타마이드(flutamide) – 월경이상
⑤ 테스토스테론(testosterone) – 배란유도

정답

01. ⑤ **02.** ①

03. 젖분비를 촉진하는 물질은?

가. 옥시토신(oxytocin)	나. 프로락틴(prolactin)
다. 에스트로젠(estrogen)	라. 알도스테론(aldosterone)

① 가, 나
② 나, 다
③ 다, 라
④ 가, 나, 다
⑤ 가, 나, 다, 라

04. 저용량 경구피임제에 대한 설명으로 옳은 것은?

① 흡연자는 복용해서는 안 된다.
② 첫 복용은 월경 종료일부터 시작한다.
③ 2일 이상 복용하는 것을 잊었을 때는 복용을 중단한다.
④ 장기간 복용자는 자궁경부 세포진단을 3년마다 시행한다.
⑤ 약물복용 후 12시간 내에 구토를 했다면 복용하지 않은 것으로 보고 1정을 더 복용한다.

정답

03. ① **04.** ③

제 12 장

내분비계통 약물

학습목표

1. 내분비기관의 종류와 분비되는 호르몬의 종류를 열거할 수 있다.
2. 각 호르몬의 결핍증과 과잉증을 열거할 수 있다.
3. 당뇨병의 분류와 그에 따른 치료법을 설명할 수 있다.
4. 각 비타민의 결핍증과 과잉증을 열거할 수 있다.

핵심용어해설

- **갑상샘저하증**(hypothyroidism) : 갑상샘에서 갑상샘호르몬이 잘 생성되지 않아 체내에 갑상샘호르몬 농도가 저하된 또는 결핍된 상태
- **갑상샘항진증**(hyperthyroidism) : 갑상샘에서 갑상샘호르몬이 과잉으로 분비되어 발생하는 질환으로, 안구돌출, 갑상샘종, 두근거림이 증상으로 나타남
- **고혈당**(hyperglycemia) : 혈중 포도당 수치가 비정상적으로 높은 상태로, 삼투압의 변화를 일으켜 심한 목마름, 소변량 증가로 인해 탈수를 초래함
- **골다공증**(osteoporosis) : 뼈의 무기질과 단백질이 줄어들어 골조직이 엉성해진 상태
- **그레이브스병**(Graves disease) : 갑상샘항진증의 가장 흔한 원인 질환으로, 자신의 갑상샘 표면에 있는 갑상샘자극호르몬수용체에 대해 자가항체가 생산되고 이것이 갑상샘을 자극함으로써 갑상샘호르몬이 과잉으로 만들어져 다양한 증상을 일으킴
- **내분비계통**(endocrine system) : 호르몬이라는 액성 전달물질을 통해 체내의 항상성 유지, 에너지대사, 성장 및 생식 등의 중요한 생체기능을 조절하는 기관계통
- **당뇨병**(diabetes mellitus) : 인슐린 작용의 부족에 의한 만성적인 고혈당을 주요 특징으로 하며 각종 특징적인 대사이상을 동반하는 질환
- **반감기**(half-life) : 어떤 물질이 외부적 또는 내부적 요인에 의해 분해될 경우 그 물질의 원래 양에서 반이 되는 데 걸리는 시간
- **알도스테론증**(aldosteronism) : 부신에서 알도스테론이 과잉으로 분비되어 각종 수분과 전해질의 대사이상을 일으키는 질환
- **알레르기반응**(allergic reaction) : 원래부터 생체방어를 목적으로 삼아야 할 면역반응이 결과적으로 생체에 위해를 미치는 상태가 되는 것
- **저혈당**(hypoglycemia) : 혈중 포도당 수치가 정상치 이하로 감소하여 발생하는 병적인 상태로, 50mg/dL 이하가 되면 권태감 등 중추신경의 기능이 저하되고, 30mg/dL 이하가 되면 혼수상태가 됨
- **쿠싱증후군**(Cushing syndrome) : 부신피질호르몬 중 당질부신피질호르몬인 코티솔이 만성적으로 과잉 분비되어 발생하는 증후군
- **패짓병**(Paget disease) : 뼈흡수 후 뼈형성이 반복적으로 과도하게 일어나는 질환으로, 새롭게 형성된 뼈는 무질서하고 구조적으로 견고하지 못함
- **항당뇨병제**(antidiabetic drug) : 당뇨병 환자의 혈당 조절을 위해 사용되는 약물로, 당뇨병 치료제, 당뇨병약 등으로 불림

1 내분비계통의 개요

내분비계통은 신경계통과 함께 생체의 항상성을 조절하는 계통이다. 신경계통에서는 신경세포가 흥분되면 신경전달물질이 방출되어 다양한 세포기능의 조절에 관여하며 국소적인 작용을 하지만, 내분비계통에서는 생체의 요구에 따라 내분비세포에서 **호르몬**(hormone)이 분비되어 다양한 세포기능의 조절에 관여한다.

호르몬을 분비하는 기관을 내분비기관 또는 내분비샘이라고 하며, **시상하부**, **뇌하수체**, **갑상샘**, **부갑상샘**, **췌장**(이자), **부신**, **생식샘**, **솔방울샘**(송과체) 등이 있다(그림 12-1).

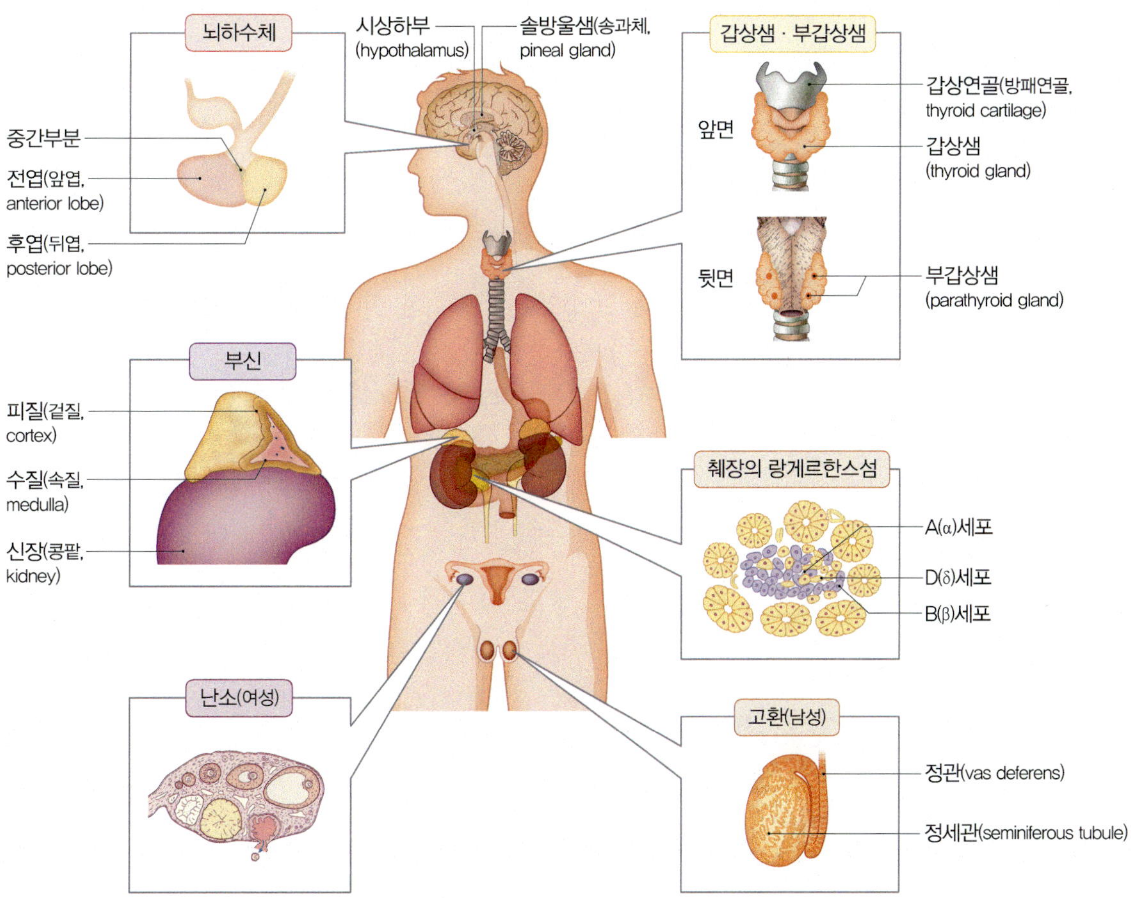

그림 12-1 내분비기관

내분비기관에서 생산된 호르몬은 자극을 통해 분비된다. 분비된 호르몬은 표적세포에서 생리작용을 발휘하는데, 표적이 되는 세포에는 호르몬에 특이적인 결합단백질 수용체가 존재한다. 수용체에 호르몬이 결합하는 것이 생리작용을 일으키는 최초의 단계이며, 수용체 결합 후에는 세포 내에서 신호의 활성화가 일어나 생리작용으로 이어진다.

또한 호르몬은 생체 안팎의 다양한 변화에 적응하여 항상성을 유지할 수 있도록 표 12-1의 기능을 한다.

표 12-1 호르몬의 기능

기능	개요
대사조절	당질대사, 지질대사, 단백질대사, 전해질대사 등 대사의 항상성 유지는 생체의 기능 유지에 중요하다. 대사조절은 호르몬에 의한 조절로 균형 있게 기능한다.
스트레스 적응	외부로부터의 급격한 스트레스에 적응하는 생체반응을 일으키기 위해서 스트레스에 의해 분비가 촉진되는 호르몬이 존재한다. 그 예로 부신피질호르몬이 있다.
적응 반응	환경변화로 발생하는 스트레스 환경에 적응하도록 생리변화를 촉진하는 작용을 한다.
개체의 발달과 성장	태생기부터 성숙한 개체로 성장할 때까지 성장과 발달과정에 중요한 역할을 한다.
종의 유지와 번식	생식기능에 깊이 관여하며 종의 유지와 번식에 중요한 역할을 한다.
섭식과 음수행동	섭식이나 음수행동도 뇌 내에서 호르몬이 작용하여 이루어진다.

2 호르몬제 (Hormone drug)

1. 호르몬결핍증과 과잉증

호르몬(hormone)은 몸 전체의 균형 있는 성장을 촉진하고 다양한 장기와 기관의 조화를 이루게 하며 항상성을 유지시킨다. 이러한 호르몬이 결핍되거나 과잉 분비되면 다양한 증상이 나타난다(표 12-2).

표 12-2 호르몬결핍증과 과잉증

호르몬명	결핍증	과잉증
뇌하수체전엽호르몬 성장호르몬(growth hormone, GH) 갑상샘자극호르몬(thyroid stimulating hormone, TSH) 부신피질자극호르몬(adrenocorticotropic hormone, ACTH)	소인증 기초대사 저하 시몬스병	거인증, 말단비대증 쿠싱병
뇌하수체후엽호르몬 항이뇨호르몬(anti-diuretic hormone, ADH) 옥시토신(oxytocin)	요붕증 진통미약	
갑상샘호르몬(thyroid hormone)	크레틴병 점액부종	그레이브스병 점액부종
부갑상샘호르몬(parathormone)	테타니	섬유성 골염
췌장호르몬 인슐린(insulin)	당뇨병	
부신피질호르몬 당질부신피질호르몬(글루코코티코이드, glucocorticoid) 무기질부신피질호르몬(미네랄코티코이드, mineralocorticoid)	애디슨병 애디슨병	쿠싱병 알도스테론증
고환호르몬 테스토스테론(testosterone)	유사고자증	
에스트로젠 에스트라다이올(estradiol)	성기발육부전	
황체호르몬 프로제스테론(progesterone)	불임	

2. 시상하부호르몬

시상하부호르몬(hypothalamic hormone)은 뇌하수체전엽호르몬의 분비를 조절하는 호르몬으로, 임상에서 사용되는 주요 시상하부호르몬은 표 12-3과 같다.

표 12-3 시상하부호르몬의 종류와 특징

시상하부호르몬	임상응용 및 특징
갑상샘자극호르몬분비호르몬(TRH)	갑상샘자극호르몬(TSH)과 프로락틴(PRL)의 분비기능검사 머리외상이나 거미막밑출혈(지주막하출혈) 등에 동반되는 지연성 의식장애
생식샘자극호르몬분비호르몬 (GnRH, LH-RH, FSH-RH)	황체형성호르몬(LH) 분비기능검사
합성 LH-RH 작용제*(류프로렐린)	전립샘암, 자궁내막증, 중추성 성조숙증

* 작용제이지만 반복투여하면 시상하부가 탈민감화(desensitization)하여 생식샘자극호르몬 및 성호르몬의 분비가 억제된다.

TRH : thyrotropin-releasing hormone, GnRH : gonadotropin releasing hormone, LH-RH : luteinizing hormone-releasing hormone, FSH-RH : follicle-stimulating hormone releasing hormone, PRL : prolactin

3. 뇌하수체호르몬

뇌하수체는 전엽(앞엽), 중간엽, 후엽(뒤엽)의 3부분으로 나뉘며 각각 호르몬의 분비를 담당한다.

뇌하수체전엽에서 분비되는 호르몬은 시상하부에 의해 제어되며 시상하부에서 방출된 호르몬에 의해 분비된다. 뇌하수체후엽에서 분비되는 호르몬은 시상하부에서 합성된 후 축삭을 지나 뇌하수체후엽에 저장되는데, 자극을 받으면 분비된다. 뇌하수체중간엽에서 분비되는 호르몬에는 멜라닌세포자극호르몬(melanocyte-stimulating hormone, MSH)이 있으며 세포 내에서의 멜라닌 합성을 촉진한다.

임상에서 사용되는 주요 뇌하수체호르몬은 표 12-4와 같다.

표 12-4 뇌하수체호르몬의 종류와 특징

뇌하수체호르몬		임상응용 및 특징
뇌하수체 전엽호르몬	성장호르몬(GH)*	뇌하수체왜소증(pituitary dwarf)
	갑상샘자극호르몬(TSH)	뇌하수체 및 갑상샘의 기능진단
	부신피질자극호르몬(ACTH)	부신피질 기능부전 치료나 부신피질 기능검사
	생식샘자극호르몬(Gn)	① 난포자극호르몬(FSH) : 난포발육촉진 배란유도제(클로미펜, clomiphene)는 뇌하수체전엽에 작용하여 이 호르몬의 분비를 촉진해서 배란을 유발하므로 불임에 사용 ② 황체형성호르몬(LH) : 황체형성 촉진, 남성호르몬 분비 촉진
	프로락틴(PRL)*	유선(젖샘)을 자극해서 젖을 분비

표 12-4 뇌하수체호르몬의 종류와 특징 (계속)

뇌하수체호르몬		임상응용 및 특징
뇌하수체 후엽호르몬	옥시토신	자궁수축 및 젖 분비를 촉진
	바소프레신(ADH)	혈관수축, 항이뇨작용이 있으며 요붕증에 사용

* 브로모크립틴(bromocriptine; 도파민작용제)은 성장호르몬이나 프로락틴의 분비를 억제하는 작용이 있으므로 말단비대증이나 거인증, 고프로락틴혈증, 젖흐름증(젖분비과다)에 사용된다.

GH : growth hormone, TSH : thyroid-stimulating hormone, ACTH : adrenocorticotropic hormone, Gn : Gonadotropin, PRL : prolactin, ADH : anti-diuretic hormone, FSH : follicle-stimulating hormone, LH : luteining hormone

4. 갑상샘호르몬

갑상샘호르몬(thyroid hormone)은 대사 조절인자로 주로 다음과 같은 작용으로 열을 생산하고 교감신경의 감수성을 증가시키는 역할을 한다.

① DNA, RNA는 사람의 성장에 반드시 필요하며 갑상샘호르몬은 이들 단백질합성에 필요한 DNA, RNA의 합성을 자극하여 에너지대사에 필요한 효소를 만든다.

② 사립체 내의 단백질합성을 촉진한다.

③ 세포막에 작용하여 이온 투과성을 높이고 이와 동시에 신경말단의 수용체와 결합해서 신경전달물질로서 작용한다.

④ 아드레날린신경세포가 방출하는 카테콜아민(catecholamine)의 작용을 증강시킨다.

갑상샘호르몬의 주체를 이루는 것은 **타이록신**(thyroxine; T_4), **트라이아이오도타이로닌**(triiodothyronine; T_3), **칼시토닌**(calcitonin)의 3종류이다. T_4, T_3은 뇌하수체가 분비하는 갑상샘자극호르몬(thyroid stimulating hormone, TSH)에 의해 그 분비가 제어되며 TSH의 분비는 추위나 정신적 자극에 의해 증가된다.

갑상샘호르몬이 과잉 생산되면 갑상샘항진증(hyperthyroidism), 결핍되면 갑상샘저하증(hypothyroidism)이 발병한다(표 12-5). 갑상샘항진증의 치료에는 약물요법, 방사선요법, 외과요법이 주로 시행되고, 갑상샘저하증은 약물요법이 주체가 되어 치료가 진행된다.

표 12-5 갑상샘항진증과 갑상샘저하증의 증상

부위	갑상샘항진증	갑상샘저하증
전신	식욕은 증가하지만 체중은 감소, 발한 증가	식욕부진이어도 체중은 증가, 발한 감소, 피로감 증가
머리	탈모	얼굴부종
눈	안구돌출, 시력감퇴	-
목	갑상샘비대	-

표 12-5 갑상샘항진증과 갑상샘저하증의 증상 (계속)

부위	갑상샘항진증	갑상샘저하증
심장	두근거림, 혈압 상승(수축기)	심장비대, 호흡곤란, 가슴통증
소화기	설사	변비
생식기	무월경, 월경기간 단축	월경과다
팔다리	피부충혈	피부건조, 부종
감정	신경질, 불면	감정 불안정, 우울

1) 갑상샘항진증 치료제

갑상샘호르몬이 과도하게 분비됨으로써 생기는 증상을 치료하는 약물로, 주로 갑상샘에서 호르몬이 만들어지는 과정을 억제하는 작용이 있다. 대표적인 약물에는 **메티마졸**(methimazole), **카비마졸**(carbimazole), **프로필싸이오유라실**(propylthiouracil)이 있으며, 필요 이상 억제할 경우 갑상샘호르몬이 부족해지면서 저하 증상이 나타날 수 있으므로 주기적인 검사와 용량 조절이 필요하다.

또한 갑상샘항진증 치료제와 병용 시 상호작용을 일으킬 수 있는 약물은 표 12-6과 같다.

표 12-6 갑상샘항진증 치료제와 상호작용을 일으키는 약물

상호작용	약물
부작용 증가	클로자핀(clozapine) 등의 항정신병제와 같이 골수억제 가능성이 있는 약물
효과 감소	방사성아이오딘 등

2) 갑상샘저하증 치료제

갑상샘저하증 치료에는 부족한 갑상샘호르몬을 보충함으로써 전신 대사를 원활하게 유지하도록 돕는 갑상샘호르몬제를 사용한다. 갑상샘호르몬에는 타이록신(thyroxine, T_4)과 트라이아이오도타이로닌(triiodothyronine, T_3)이 있는데 T_4가 압도적으로 많이 분비된다. 그러나 갑상샘호르몬으로서 효력을 발휘하는 것은 오히려 T_3이며 T_4는 세포 속에 흡수되어 T_3이 된 후 T_3수용체와 결합해서 갑상샘호르몬으로서 작용한다.

현재 임상에서 사용되는 약물에는 **건조갑상샘분말**, **레보타이록신**(levothyroxine), **리오타이로닌**(levothyroxine) 등이 있다. 건조갑상샘분말은 T_4, T_3을 함유하지만 그 비율이 일정하지 않고 불순물도 있기 때문에 알레르기반응을 일으키기 쉬운 단점 있다. 레보타이록신은 T_4 제제이기 때문에 체내에서 T_3으로 변환되어 작

용한다. 효과가 나타나기 까지 1주일이나 걸리는 것이 단점이지만 반감기가 길어서 1일 1회 투여하면 된다. 리오타이로닌은 T_3 제제이기 때문에 활성도 강하고 효과도 빨리 나타나지만 반감기가 짧아서 1일 2회 투여해야 한다.

갑상샘호르몬의 필요량은 신체 안팎의 상황에 따라 지속적으로 변동되며, 필요량 이상 복용 시 항진 증상이 나타날 수 있으므로 주기적인 검사를 통해 용량을 조절해야 한다. 음식물에 의해 흡수가 떨어질 수 있는 약물은 공복 복용이 권장된다.

또한 갑상샘저하증 치료제와 병용 시 상호작용을 일으킬 수 있는 약물은 표 12-7과 같다.

표 12-7 갑상샘저하증 치료제와 상호작용을 일으키는 약물

상호작용	약물
부작용 증가	와파린 등의 일부 항응고제, 에피네프린 등의 교감신경자극제 등
효과 감소	칼슘, 마그네슘, 철분 등의 무기질이 함유된 약물(제산제, 철분제 등), 사이프로플록사신 등의 일부 항생제, 콜레스티라민, 심바스타틴 등의 일부 항고지혈증제, 리팜핀 등의 일부 항결핵제 등

3) 칼시토닌

갑상샘의 소포곁세포에서 생산되어 분비되는 호르몬으로, 뼈에서 혈액으로 칼슘이온이 방출되는 것을 감소시켜 혈중 칼슘농도를 저하시킨다. 골다공증, 고칼륨혈증, 패짓병(Paget disease)에 사용된다. 그 밖에도 칼슘이온의 ①뼈침착 촉진작용, ②장흡수 억제작용, ③신장배설 촉진작용도 있다.

칼시토닌에는 **살카토닌**(salcatonin), **엘카토닌**(elcatonin)이 있다.

Caution

- 갑상샘호르몬은 대부분 모든 생체기능에 관여하는 중요한 호르몬이다. 산소소비에 영향을 주고 칼로리 생산을 증가시켜 단백질 · 핵산 합성의 촉진, 당대사, 지능 · 신체의 성장에도 관여하는 등 다양한 작용을 한다. 하시모토병(만성갑상샘염)에서는 갑상샘호르몬이 감소하기 때문에 질환에 따른 특수성을 이해해야 한다.
- 항갑상샘제의 부작용은 1,000명에 1명 비율로 백혈구감소증이 나타난다.
- 갑상샘항진증에서 가장 주의해야 하는 사항으로 혈관수축제의 문제가 있다. 에피네프린은 병태를 악화시키고 때로는 갑상샘중독발작(thyrotoxic storm)의 원인이 되는데 이때는 펠리프레신(felypressin)으로 바꾸거나 무첨가인 것을 선택하도록 한다.

5. 부갑상샘호르몬

부갑상샘에서 생산 및 분비되는 호르몬이다. 뼈의 칼슘을 이온으로서 혈중에 방출하여 비타민 D의 활성화 등을 통해 혈중 칼슘농도를 증가시킨다. 부갑상샘호르몬의 재조합 형태인 **테리파라타이드**(teriparatide)는 골다공증 치료제로 허가를 받았다.

6. 부신피질호르몬

부신피질호르몬(adrenocortical hormone)은 부신에서 분비되는 호르몬으로, 탄수화물 · 단백질 · 지방의 대사, 면역반응의 조절, 염증반응의 조절, 염분 · 수분평형의 조절을 담당한다. 주로 탄수화물의 형태를 바꾸어 간에 저장하는 데 관여하는 **당질부신피질호르몬**(글루코코티코이드, glucocorticoid)과 신장에서 소듐 재흡수에 관여하는 **무기질부신피질호르몬**(미네랄코티코이드, mineralocorticoid)으로 크게 나뉜다(그림 12-2).

임상에서 사용되는 것은 당질부신피질호르몬 제제이며, 이를 부신피질호르몬제 또는 스테로이드소염제라고도 한다. 부신피질호르몬제는 화학적인 염증매개물질을 억제하여 염증을 완화시키고, 림프계통의 활성과 용량을 감소시켜 면역계통을 억제한다. 광범위한 약리작용을 가지기 때문에 매우 다양한 질환의 치료에 사용된다(표 12-8).

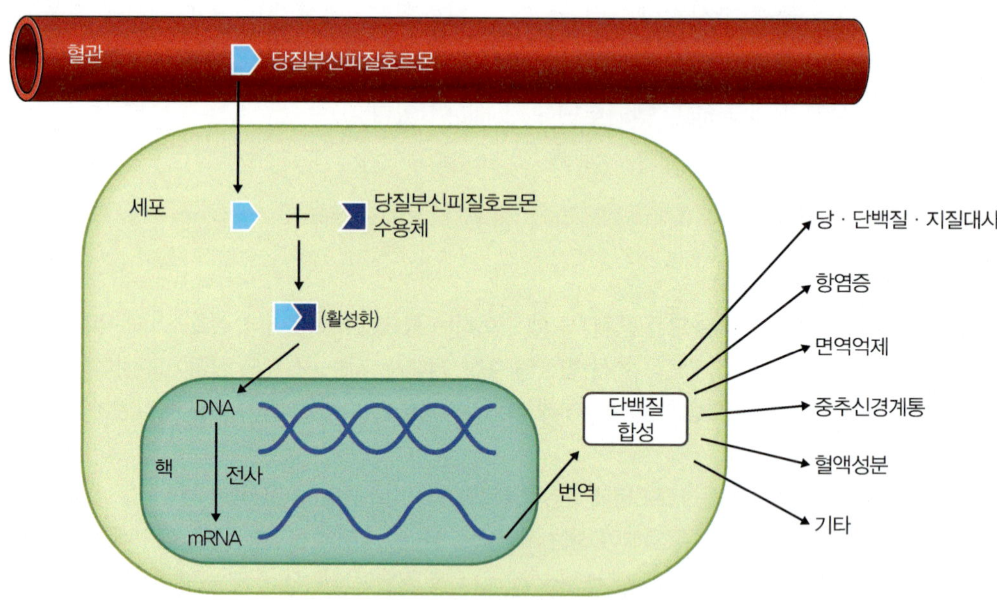

그림 12-2 당질부신피질호르몬의 작용기전

대표적인 약물에는 **하이드로코티손**(hydrocortisone), **프레드니솔론**(prednisolone), **트라이암시놀론**(triamcinolone), **베타메타손**(betamethasone), **덱사메타손**(dexamethasone) 등이 있다.

전신작용을 목적으로 부신피질호르몬제를 투여할 경우 흔히 나타나는 부작용에는 혈당 상승, 소화궤양, 부종, 골다공증, 백내장, 녹내장의 발생, 감염병 유발이나 악화 등이 있다. 고용량으로 장기간 사용하면 신경예민, 불면증, 우울 등의 정신장애나 쿠싱증후군, 소아의 성장억제, 피부이상 등이 유발될 수 있다.

표 12-8 부신피질호르몬제의 임상응용

질환의 종류	임상응용
결합조직질환	류마티스관절염, 류마티스열, 전신홍반루푸스(SLE), 다(발)근육염
호흡기질환	기관지천식, 유육종증(사코이드증)
소화기질환	궤양대장염, 전격간염
신장질환	신(장)증후군
신경질환	다발경화증, 베체트병, 기얭-바레증후군
혈액질환	자가면역용혈빈혈, 재생불량빈혈, 특발혈소판감소자반병, 급성백혈병, 만성림프백혈병, 악성림프종, 골수종
내분비질환	애디슨병, 선천부신과다형성증, 급성부신전
알레르기질환	약물알레르기, 혈청병, 급성중증과민반응쇼크
기타	장기이식 시의 거부반응 방지(면역억제), 피부질환

Memo **쿠싱증후군(Cushing syndrome)**

부신피질호르몬 중 당질부신피질호르몬의 대표인 코티솔이 만성적으로 과잉 분비되어 발생하는 증후군으로, 얼굴이나 목과 가슴, 배 등에 지방이 축적하는 중심성 비만, 고혈압, 피로감, 쇠약감, 여성의 경우 무월경, 남성화 등이 증상으로 나타난다.

Caution

- 부신피질호르몬제를 급격하게 감량하거나 중단하면 증상 재발이나 혈압저하, 쇼크 등의 증상이 나타날 수 있음을 환자에게 이해시킨다.
- 장기간 복용하는 경우에는 감염성이 증가되므로 피부 등의 청결유지에 노력한다.
- 장기간 복용하는 경우에는 상처치유의 지연으로 욕창이 생기기 쉽고 상처가 악화되기 쉬우므로 주의한다.
- 소량 투여하는 경우에는 아침 1회, 대량인 경우는 분할하여 투여하되 아침에 많이 투여한다.

3 항당뇨병제 (Antidiabetic drug)

1. 당뇨병

당뇨병(diabetes mellitus)은 인슐린 작용의 부족에 의한 만성적인 고혈당을 주요 특징으로 하며 각종 특징적인 대사이상을 동반하는 질환이다. 초기의 자각증상이 거의 없기 때문에 간과하기 쉬운데, 발생빈도는 매우 높다. 따라서 방치하면 ①동맥경화 진행에 따른 심근경색증, 팔다리의 동맥혈전, ②망막증, ③신(장)병증, ④신경염 등 심각한 증상이 나타난다.

당뇨병은 1형(인슐린 의존형)과 2형(인슐린 비의존형)으로 나뉘며 치료법도 각각 다르다(표 12-9).

표 12-9 당뇨병의 분류와 특징

	1형 당뇨병	2형 당뇨병
원인	① 바이러스 감염 ② 자가면역 이상	① 비만, 과다영양 ② 정신적 스트레스 ③ 운동부족 ④ 유전적 요인
발병연령	20세 이하에 많음	40세 이상에 많음
당뇨병 전체에 대한 비율	10%	90%
증상 발현	급성 및 아급성	완만
대사산증	자주 발생	드물게 발생
체격	야윈 형에 많음	비만형에 많음
혈중 인슐린 수치	감소	일정하지 않음
치료법	① 인슐린주사 ② 식사요법	① 식사, 운동요법 ② 경구당뇨병제 ③ 인슐린주사

2. 항당뇨병제의 종류

항당뇨병제(antidiabetic drug)는 당뇨병 환자의 혈당 조절을 위해 사용되는 약물이다. 1형 당뇨병의 경우에는 췌장의 랑게르한스섬 β세포에서 인슐린이 분비되지 않기 때문에 주로 인슐린 주사제를 사용하고, 2형 당뇨병의 경우에는 인슐린의 분비를 촉진하거나 감수성을 개선하고 포도당 흡수를 조절하는 등 다양한 작용을 가진 약물을 사용한다(그림 12-3).

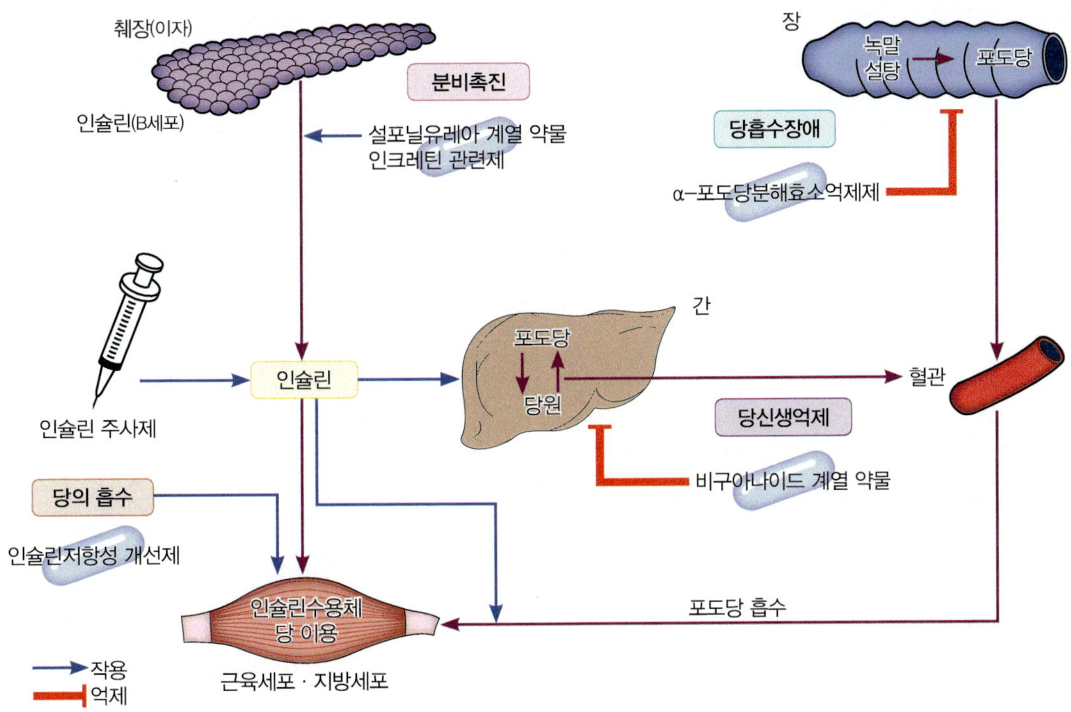

그림 12-3 항당뇨병제의 종류와 작용부위

1) 인슐린 주사제

인슐린(insulin)은 폴리펩타이드 구조를 가지고 있어 경구로 복용하면 분해되기 때문에 주사로 투여한다. 작용하는 시간에 따라 속효형, 준속효형, 중간형, 혼합형, 지속형으로 분류되며(표 12-10), 피부밑으로 직접 주사하는 방법과 인슐린 펌프로 주입하는 방법이 있다.

표 12-10 인슐린 주사제의 종류와 특징

유형	제제	작용발현시간	지속시간	특징
속효형	중성 인슐린주사 인슐린주사	0.5시간	8시간	식후 고혈당 억제 목적 등으로 사용
준속효형	무결정성 인슐린 아연 수성 현탁주사액	1시간	12~16시간	
중간형	인슐린 아연 수성 현탁주사액 이소펜 인슐린 수성 현탁주사액	1~1.5시간	18~24시간	1회 2회 주사
혼합형	생합성 사람 이상성 아이소펜 인슐린성 현탁주사액	0.5시간	24시간	속효형과 중간형을 혼합
지속형	결정성 인슐린 아연 수성 현탁주사액 프로타민 인슐린 아연 수성 현탁주사액	4~8시간	36시간	

※ 인슐린은 보통 피부밑주사로 투여하지만, 속효형 인슐린은 정맥주사나 근육주사로도 투여할 수 있다.

2) 경구용 혈당강하제

경구용 혈당강하제는 먹는 당뇨병 치료제로 여러 계열의 약물이 있다(표 12-11).

표 12-11 경구용 혈당강하제의 종류와 작용시간

분류		약물명	하루양(mg)	작용시간
설포닐유레아제	제1세대	톨부타마이드(tolbutamide)	250~1,500	6~12
		아세토헥사마이드(acetohexamide)	250~500	10~16
		클로르프로파마이드(chlorpropamide)	100~500	24~60
		글리클로피라마이드(glyclopyramide)	250~500	6
	제2세대	글리클라자이드(gliclazide)	40~120	6~24
		글리벤클라마이드(glibenclamide)	1.25~7.5	12~24
	제3세대	글리메피라이드(glimepiride)	1~6	6~12
비구아나이드제		메트포민(metformin)	250~750	6~14
		부포민(buformin)	50~150	6~14
인슐린저항성 개선제		피오글리타존(pioglitazone)	15~30(45)	20
α-포도당분해효소억제제		아카보스(acarbose)	150~300	2~3
		보글리보스(voglibose)	0.6~0.9	2~3
속효형 인슐린분비촉진제		미티글리나이드(mitiglinide)	30	3
		나테글리나이드(nateglinide)	270	3
인크레틴 관련제		시타글립틴(sitagliptin)	50	24
		리라글루타이드(liraglutide)*	0.3~0.9	24

* 피부밑주사 적용

① 설포닐유레아제(sulfonylurea)

췌장의 랑게르한스섬 β세포를 자극해서 인슐린 분비를 높이고 혈당을 낮춘다.

원래 항균제인 설파제(sulfa drug)에서 파생한 약물로, 항균작용은 없어졌으나 설파제와 마찬가지로 그 화학구조 중에 설포닐유레아(−SO_2−NH−)를 가지고 있기 때문에 설포닐유레아제라고 불린다.

대표적인 약물에는 **톨부타마이드**(tolbutamide), **아세토헥사마이드**(acetohexamide), **클로르프로파마이드**(chlorpropamide), **글리벤클라마이드**(glibenclamide), **글리클라자이드**(gliclazide) 등이 있다.

② 비구아나이드제(biguanide)

장의 포도당 흡수를 지연시키거나 조직의 당분해를 촉진하여 간에서의 당신생을 억제함으로써 혈당치를 낮추는 작용을 하는데, 췌장의 랑게르한스섬 β세포와 상관없이 혈당을 낮춘다. 비만 당뇨병의 혈당 개선 효과가 있고 체중이 잘 늘지 않아서 비만 환자에게 우선적으로 사용되고 있다.

대표적인 약물에는 **메트포민**(metformin), **부포민**(buformin) 등이 있으며, 초기 비구아나이드제인 펜포민(phenformin)은 젖산산증을 일으켜 판매가 중지되었다.

③ 인슐린저항성 개선제(thiazolidinedione)

표적장기의 인슐린감수성을 높임으로써 인슐린저항성을 개선하는 데 사용된다.

대표적 약물에는 **피오글리타존**(pioglitazone)이 있다.

④ α−포도당분해효소억제제(alpha−glucosidase inhibitors)

이당(류)을 포도당으로 분해하는 효소인 α−포도당분해효소(alpha−glucosidase)의 작용을 억제하여 식후의 포도당 생산을 감소시키거나 장에서의 포도당 흡수를 지연시킴으로써 당뇨병에서 나타나는 식후의 급격한 혈당상승을 억제한다.

대표적인 약물에는 **아카보스**(acarbose), **보글리보스**(voglibose) 등이 있다.

⑤ 인크레틴 관련제

식사 후 혈당치가 상승하면 소장에서 혈액 안으로 분비되어 췌장의 랑게르한스섬 β세포에 작용해 인슐린 분비를 일으키는 호르몬을 **인크레틴**(incretin)이라고 한다.

그 대표적인 호르몬이 GLP−1(글루카곤유사펩타이드−1, glucagon−like peptide−1)이며, 혈당치에 따라 β세포에서 인슐린을 분비시킨다. 이 GLP−1은 DPP−4(다이펩타이드분해효소−4, dipeptidyl peptidase−4)라는 효소에 의해 신속하게 분해된다.

최근 DPP−4 억제제인 **시타글립틴**(sitagliptin; 경구용), DPP−4에 분해되지 않는 GLP−1 작용제인 **엑세나타이드**(exenatide), **리라글루타이드**(liraglutide; 주사) 등이 당뇨병 치료에 응용되고 있다. 이들 약물은 혈당치를 지나치게 낮추지 않는다는 특징이 있다.

Caution

- 인슐린이나 경구용 혈당강하제를 사용하면 저혈당을 일으키는 경우가 있으므로 사탕이나 비스킷 등을 휴대하게 한다.
- 환자가 복용하는 약물에 항우울제(MAO억제제, 삼환계 항우울제), β차단제, 와파린, 아스피린이 있다면 인슐린의 효과를 증가시켜 저혈당이 될 위험성이 있다. 한편, 스테로이드, 에피네프린은 당신생을 항진시켜 고혈당을 일으킬 위험성이 있다.
- 국소마취제에 첨가되어 있는 혈관수축제인 에피네프린에도 주의가 필요하다. 특히 환자가 의식을 상실하여 저혈당인지 고혈당인지 판단이 서지 않는 경우에는 저혈당 쪽이 뇌손상이 크기 때문에 저혈당에 대한 대응이 우선되어야 한다. 날숨에서 달콤새콤하고 과일이 부패한 듯한 냄새가 난다면 고혈당이므로 참고한다.

Memo

고혈당(hyperglycemia)

고혈당은 삼투압의 변화를 일으켜 심한 목마름, 소변량 증가로 인해 탈수를 초래한다. 또한 전해질 균형도 파괴되기 때문에 구역, 구토, 복통, 설사를 하며, 혈당치가 500mg/dL 이상이 되면 쇼크 상태가 되어 혼수상태에 빠진다. 대처방법으로는 신속한 인슐린 투여가 필요하기 때문에 의료기관으로 이송해야 한다.

저혈당(hypoglycemia)

중추(뇌)의 영양원은 포도당이므로 저혈당이 되면 뇌에 기능장애가 발생할 가능성이 있어 매우 위험하다. 정상인의 경우 공복 시에도 혈당치는 70mg/dL 이상으로 유지되지만, 만일 50mg/dL 이하가 되면 권태감 등 중추신경의 기능이 저하되고, 30mg/dL 이하가 되면 혼수상태가 된다. 저혈당 시의 처치로는 의식이 있는 동안은 당분(설탕 15~20g, 캔주스, 캔커피 등)을 섭취하게 한다. 의식이 없을 때는 설탕을 잇몸에 문질러 넣거나 점적용 포도당액이 있다면 정맥주사한다. 물에 용해시킨 것은 폐흡인의 위험이 있어 권장하지 않는다.

4 비타민제 (Vitamin compound)

생체 내에서 생산되지 않는 비타민은 외부로부터 영양소로서 흡수되어 생체의 물질대사에 중요한 역할을 한다. 그 용해성에 따라 **지용성 비타민**(fat soluble vitamin)과 **수용성 비타민**(water soluble vitamin)으로 나뉜다(표 12–12).

비타민이 결핍되면 신체기능에 다양한 장애가 발생하며, 비타민 A와 비타민 D의 경우 과잉 흡수되면 과잉증도 나타난다.

① **비타민 A 과잉증** : 식욕부진, 피부발진, 탈수, 간비대, 뇌압항진, 골막비후

② **비타민 D 과잉증** : 고칼륨혈증, 위장장애, 신장장애, 신장 · 혈관 · 폐 · 피부의 석회화

표 12–12 **비타민의 종류와 특징**

분류	비타민	약물명	결핍증 및 특징
지용성 비타민	비타민 A(레티놀)	팔미틴산레티놀(retinol palmitate) 레티놀(retinol)	시력장애(야맹증), 피부건조
	비타민 D(칼시페롤)	알파칼시돌(alfacalcidol) 칼시트라이올(calcitriol)	구루병, 뼈연화증(골연화증)
	비타민 E(토코페롤)	토코페롤(tocopherol)	습관유산, 생식기능저하(남성), 생체에 유해한 과산화물의 생성을 방해하는 작용도 있다.
	비타민 K [파이토나다이온(K_1)] [메나다이온(K_2)]	파이토나다이온(phytonadione) 메나테트레논(menatetrenon)	저프로트롬빈혈증(출혈경향) → 지혈제
수용성 비타민	비타민 B_1(티아민)	푸르설티아민(fursultiamine) 옥토티아민(octotiamine)	각기증상(만성신경장애)
	비타민 B_2(리보플라빈)	리보플라빈(riboflavin) 리보플라빈인산소듐	입술염(구순염), 입안염(구내염), 각막염
	비타민 B_6(피리독신) (피리독살) (피리독사민)	피리독신(pyridoxine) 피리독살(pyridoxal)	신경과민증, 입안염, 펠라그라, 빈혈 등
	비타민 B_{12}(시아노코발라민)	하이드록소코발라민(hydroxocobalamin) 메코발라민(mecobalamin)	악성빈혈, B_{12}는 위바닥에서 분비되는 내인자와 결합하여 소장에서 흡수된다.
	나이아신(니코틴산) (니코틴아마이드)	니코틴산(nicotinic acid) 니코틴아마이드(nicotinamide)	피부염, 설사, 치매의 3가지 증상을 나타내는 펠라그라
	비타민 C(아스코브산)	아스코브산(ascorbic acid)	괴혈병

확인문제

01. 부신피질호르몬제의 장기 투여에 따른 부작용은?

① 저혈압
② 저혈당
③ 청력장애
④ 골다공증
⑤ 감염성 감소

02. 호르몬 증가에 따른 신체의 반응이 올바르게 짝지어진 것은?

가. 알도스테론 – 혈청칼륨의 증가
나. 갑상샘호르몬 – 기초대사율 저하
다. 인슐린 – 간에서의 탄수화물 저장
라. 당질부신피질호르몬 – 피부밑지방 분포의 변화

① 가, 나
② 나, 다
③ 다, 라
④ 가, 나, 다
⑤ 가, 나, 다, 라

03. 갑상샘에서 분비되며 조직의 성장을 조절하는 호르몬은?

① T_3
② TSH
③ TRH
④ PTH
⑤ 칼시토닌

정답

01. ④ **02.** ③ **03.** ①

04. **1형 당뇨병에 대한 설명으로 옳은 것은?**

① 증상이 서서히 나타난다.
② 2형 당뇨병보다 유병률이 높다.
③ 경구용 혈당강하제로 치료한다.
④ 고도의 인슐린 분비장애가 있다.
⑤ 야윈 사람보다 비만한 사람에게 많다.

05. **2형 당뇨병에 대한 설명으로 옳은 것은?**

① 젊은 사람이 많이 걸린다.
② 케톤증을 일으키지 않는다.
③ 인슐린의 작용부족에 기인한다.
④ 인슐린 주사제가 반드시 필요하다.
⑤ 체중감소와 혈당치 개선은 비례한다.

06. **인슐린 주사제의 투여경로는?**

① 피부 내
② 피부 밑
③ 근육 내
④ 정맥 내
⑤ 동맥 내

07. **비타민과 결핍증이 올바르게 짝지어진 것은?**

가. 비타민 A – 야맹증	나. 비타민 B_1 – 각기
다. 비타민 B_2 – 악성빈혈	다. 비타민 C – 구루병

① 가, 나
② 나, 다
③ 다, 라
④ 가, 나, 다
⑤ 가, 나, 다, 라

정답

04. ④ 05. ③ 06. ② 07. ①

제 13 장

항암제

학습목표

1. 암의 특성과 암 치료법에 대해 설명할 수 있다.
2. 세포독성항암제의 종류와 작용부위를 설명할 수 있다.
3. 표적항암제와 면역항암제의 약리작용을 설명할 수 있다.
4. 항암제의 부작용과 상호작용을 열거할 수 있다.

핵심용어해설

- **국소이성질화효소**(topoisomerase) : DNA의 배열을 다른 배열로 바꾸는 효소로, 세포의 분열과 성장에 관여하므로 이를 억제하면 암세포를 억제할 수 있음
- **단클론항체**(monoclonal antibody, MAb) : 동일한 면역세포에서 생성되는 하나의 항원에만 특이적으로 결합하는 항체
- **면역항암제**(cancer immunotherapy) : 암 자체를 공격하는 기존 항암제와는 달리 인공면역단백질을 투여하여 면역계통을 자극시킨 후 면역세포가 선택적으로 암세포만 공격하도록 유도하는 약물
- **미세소관억제제**(antimicrotubule drug) : DNA 복제과정에서 염색체 분리를 담당하는 미세소관을 방해하여 암세포의 DNA 복제과정을 방해하는 약물
- **세포독성항암제**(cytotoxic anticancer drug) : 무분별하고 빠르게 분화하는 세포를 직접 공격하여 항암 효과를 나타내는 약물
- **약물내성**(drug resistance) : 약물을 연속 투여하여 약효가 줄고 그로 인해 투여량을 늘리게 되는 성질
- **전이**(metastasis) : 악성종양이 발생한 장기에서 떨어진 다른 조직으로 전파된 상태
- **종양**(tumor) : 생체의 세포가 정상적인 제어기전을 벗어나 자율적으로 과잉 증식하여 형성된 조직 덩어리로 신생물이라고도 하며, 양성종양과 악성종양으로 분류되는데 흔히 악성종양을 암이라고 함
- **침습**(infiltration) : 악성종양이 인접한 정상조직이나 세포로 침입하는 것
- **표적항암제**(targeted therapy) : 암세포에 나타나는 특정 단백질이나 유전자의 변화에 작용하여 암의 성장과 분화에 관여하는 신호전달을 차단함으로써 약리작용을 나타내는 약물
- **항암제**(anticancer agent) : 암세포의 특이적인 성질을 주로 공략하거나 호르몬을 조절하여 암세포의 발육이나 증식을 억제하는 약물

1 암 치료의 이해

1. 암의 특징

종양(tumor)이란 생체의 세포가 정상적인 제어기전을 벗어나 자율적으로 과잉 증식하여 형성된 조직 덩어리로 신생물(neoplasm)이라고도 한다. 양성종양과 악성종양으로 분류되는데, 일반적으로 악성종양을 **암**(cancer)이라고 한다(표 13-1). 또한 종양의 발생 모조직에 따라 **상피성 종양**과 **비상피성 종양**으로도 나뉜다(표 13-2).

암은 세포의 성장을 조절하는 유전자가 손상된 결과이며, 일단 손상된 세포는 성장을 확인하는 정상적인 화학신호에 더이상 반응하지 못한다. 암세포는 정상적인 기능을 잃고 급속하게 분열하여 주위 세포를 침습(infiltration)하게 되는데, 비정상적인 세포는 종종 먼 부위로 이동하여 새로운 종양을 생성하는 전이(metastasis)를 일으킨다(그림 13-1).

표 13-1 **양성종양과 악성종양의 비교**

	양성종양	악성종양
성장 속도	늦음	빠름
국소에서의 성장	팽창성, 압박성	침윤성, 파괴성
국소 재발	드묾	흔함
원격전이	없음	있음
숙주에 대한 영향	일반적으로 경미	심각
세포의 이형성	약함	강함
혈관 및 림프관 침입	없음	흔함

표 13-2 발생 모조직에 따른 종양의 분류와 명칭

	정상조직	양성종양	악성종양
상피조직	중층편평상피	편평세포유두종	편평세포암종
	이행상피	이행세포유두종	이행세포암종
	원주상피	샘종	샘암종
비상피조직	섬유조직	섬유종	섬유육종
	지방조직	지방종	지방육종
	민무늬근조직	평활근종	평활근육종
	가로무늬근조직	횡문근종	횡문근육종
	뼈조직	골종	골육종
	신경아교조직	양성신경(아)교종	악성신경(아)교종
	조혈조직	없음	백혈병
	림프조직	없음	악성림프종

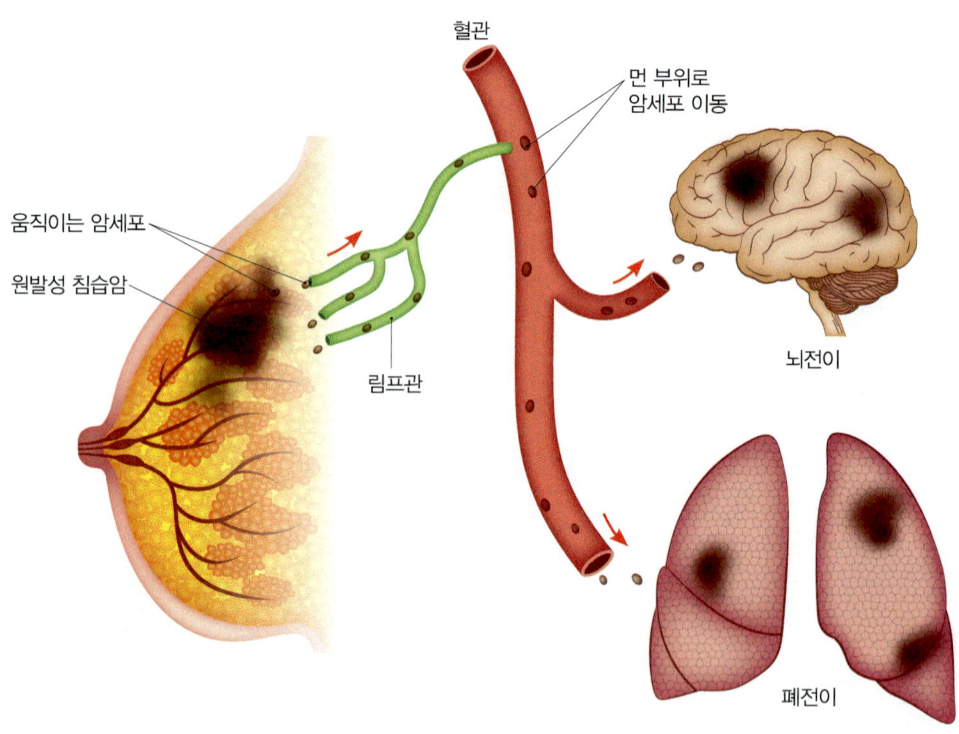

그림 13-1 암세포의 침습과 전이

2. 암의 치료

암은 조기에 발견하여 외과적 처치가 가능한 경우 신속하게 외과수술을 시행하는 것이 중요하다. 수술의 대상이 되지 않거나 수술 전후의 보조요법으로 방사선요법이나 화학요법을 시행한다.

1) 외과수술

외과수술에는 확대수술과 축소수술(기능보존수술)의 2가지 흐름이 있다. 예전에는 암을 철저하게 제거하는 것에 중점을 둔 확대수술이 주류였지만, 수술 후 발생하는 기능장애가 커서 최근에는 환자의 삶의 질(QOL)을 중시한 축소수술이 많이 시행되고 있다. 진행도에 따라서는 수술 전 항암제를 투여하여 암의 크기를 줄인 후 외과수술을 시행하는 방법도 활발하게 이루어진다.

2) 방사선요법

수술이 불가능하거나 수술로 완전히 제거하지 못했을 가능성이 있는 경우에 방사선 치료가 시행된다. 또한 병적 골절에 의한 통증 등의 국소적인 증상을 완화할 목적으로도 시행된다. 방사선은 증식세포를 손상시키기 때문에 정상세포 가운데 증식성이 높은 세포무리의 손상이 부작용으로 나타난다.

3) 화학요법

화학요법은 수술 전이나 수술 후 항암제를 투여하는 방법으로, 세포분열이 활발한 암세포에 작용하여 암세포의 증식을 억제한다. 항암제 또한 방사선과 마찬가지로 증식이 활발한 정상세포무리까지 손상시켜 백혈구감소, 탈모, 구토, 설사 등의 부작용이 나타난다.

부작용과 함께 문제가 되는 것이 약물내성(drug resistance)이다. 항암제에 대한 암세포의 감수성이 감소하여 약효가 나타나지 않게 되는 것을 말하는데, 약물내성의 발생을 예방하기 위해 여러 항암제를 조합하여 사용하는 병용요법이 이루어진다.

Memo **암 말기의 통증치료**

① **적용순서** : 아스피린(aspirin) 등의 비스테로이드소염제 → 코데인, 펜타조신 등의 약작용 마약진통제 → 펜타닐, 모르핀 등의 강작용 마약진통제

② **투여법** : 한꺼번에 투여하는 것이 아니라 일정한 간격으로 투여한다. 진통 효과가 끝나기 1시간 전에 투여한다.

③ **주의점** : 마약의 부분작용제인 부프레노핀(buprenorphine)은 단독으로는 마약진통제로서 작용하지만, 모르핀과 함께 사용하면 그 대항제(antagonist)가 된다.

2 항암제 (Anticancer agent)

암세포는 정상세포와는 다르게 매우 빠른 속도로 끊임없이 분화하여 성장하고, 암세포의 빠른 성장을 위해 세포에 영양을 공급하기 위한 새로운 혈관이 생성되는 특징이 있다. 또 세포의 성장과 유지를 위해 세포 내에는 여러 가지 신호전달체계가 필요한데, 몇몇 암에서는 특징적인 인자들이 신호전달체계에 관여하기도 한다. **항암제**(anticancer agent)는 이러한 암세포의 특이적인 성질을 주로 공략하거나 호르몬을 조절하여 암세포의 발육이나 증식을 억제한다.

항암제는 크게 **세포독성항암제**, **표적항암제**, **면역항암제**로 분류되며 그 밖에도 호르몬 항암제 및 기타 약물이 있다.

1. 세포독성항암제

세포독성항암제(cytotoxic anticancer drug)는 무분별하고 빠르게 분화하는 세포를 직접 공격하여 항암 효과를 나타낸다. 그 작용기전이나 유래에 따라 알킬화제, 항대사제, 국소이성질화효소억제제, 미세소관억제제, 항암성 항생물질 등으로 나뉜다(그림 13-2).

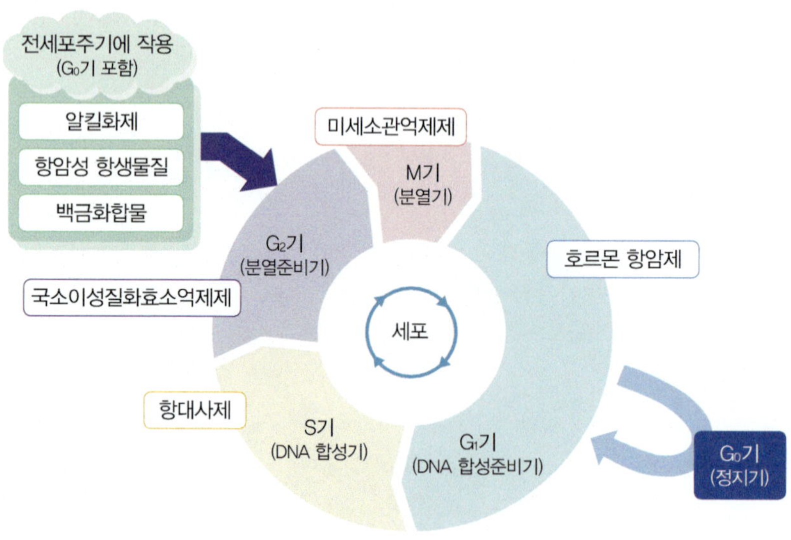

그림 13-2 세포주기와 항암제의 작용부위

1) 알킬화제

세포 구성 성분의 친핵 그룹과 공유결합을 형성하여 알킬화함으로써 세포독성을 일으키며 특히 DNA의 알킬화는 종양세포에 치명적인 독성반응으로 DNA의 복제가 방해받기 때문에 세포는 증식할 수 없게 된다. 신속하게 분열하는 세포에 가장 독성이 강하며 일반적인 세포독성 외에도 변이성, 발암성이 있어서 이차적인 암을 초래할 수도 있다(급성백혈병 등).

대표적인 약물의 종류와 특성은 표 13-3과 같다.

표 13-3 알킬화제의 종류와 특징

약물명		투여경로	임상응용	용량제한독성
질소머스터드 및 관련 약물	벤다무스틴(bendamustine)	정맥	만성림프백혈병, 비호지킨림프종	골수억제, 주입물 반응
	부설판(busulfan)	경구	만성과립세포백혈병	골수억제, 폐섬유증
	클로람부실(chlorambucil)	경구	백혈병, 비호지킨림프종	골수억제
	사이클로포스파마이드(cyclophosphamide)	경구, 정맥	유방암, 난소암, 백혈병, 다수의 암	골수억제, 방광독성(출혈성 방광염), 불임
	이포스파마이드(ifosfamide)	정맥	고환암, 폐암, 유방암	골수억제, 방광염
	메클로레타민(mechlorethamine)	정맥	호지킨병, 백혈병	골수억제
	멜팔란(melphalan)	경구	다발골수종, 유방암, 난소암	골수억제
	프로카바진(procarbazine)	경구	호지킨/비호지킨림프종	골수억제
	테모졸로마이드(temozolomide)	경구	뇌종양, 흑색종	골수억제
니트로소유레아	카무스틴(carmustine)	정맥	뇌종양, 림프종, 호지킨병	골수억제, 신장독성
	로무스틴(lomustine)	경구	뇌종양	골수억제, 신장독성
	스트렙토조신(streptozocin)	정맥	췌장암	신장독성, 당뇨
백금화합물	카보플라틴(carboplatin)	정맥	난소암, 폐암, 방광암, 유방암	골수억제
	시스플라틴(cisplatin)	정맥	고환암, 난소암, 폐암, 유방암	신장독성, 이독성
	옥살리플라틴(oxaliplatin)	정맥	대장암, 췌장암	골수억제, 감각신경병증

2) 항대사제

정상 대사물질과 구조가 유사하여 정상적인 대사과정에서 DNA나 RNA 합성 시 이들과 경쟁하거나 합성을 억제함으로써 DNA 복제와 세포생존에 필요한 대사과정을 방해하는 작용을 한다. 항대사제의 최대 세포독성 효과는 S-phase 특이성이다.

대표적인 약물의 종류와 특성은 표 13-4와 같다.

표 13-4 항대사제의 종류와 특징

약물명		투여경로	임상응용	용량제한독성
엽산대항제	메토트렉세이트(methotrxate)	경구, 정맥	급성림프백혈병, 융모암종	골수억제, 구역, 구토, 설사, 구내염, 점막염, 탈모, 발진, 신장독성
	페메트렉시드(pemetrexed)	정맥	비소세포폐암, 중피종	
퓨린대항제	클라드리빈(cladribine)	정맥	털세포백혈병	골수억제, 구역, 구토, 구내염, 고요산혈증
	플루다라빈(fludarabine)	정맥	만성림프백혈병	
	머캅토퓨린(mercaptopurine)	경구	급성림프백혈병, 만성골수백혈병	
	펜토스타틴(pentostatin)	정맥	털세포백혈병	
	싸이오구아닌(thioguanine)	경구	급성비림프백혈병, 급성림프백혈병, 급성골수백혈병	
피리미딘대항제	카페시타빈(capecitabine)	경구	유방암, 위암, 간암, 췌장암	골수억제, 구역, 구토, 점막염, 설사, 관절염
	사이타라빈(cytarabine)	정맥	급성림프백혈병, 급성골수백혈병, 만성골수백혈병	
	플루오로유라실(fluorouracil)	정맥	두경부암, 결장직장암, 유방암	
	젬시타빈(gemcitabine)	정맥	방광암, 췌장암, 유방암, 난소암, 비소세포폐암	

3) 국소이성질화효소억제제

DNA 합성에 필수 효소인 국소이성질화효소(topoisomerase)를 저해함으로써 암세포의 DNA가 복제되는 과정을 방해하는 작용을 한다. 대표적인 약물의 종류는 표 13-5와 같다.

표 13-5 국소이성질화효소억제제의 종류와 임상응용

약물명	투여경로	임상응용
독소루비신(doxorubicin)	정맥	유방암, 방광암, 카포시육종, 림프종, 급성림프백혈병, 폐암
다우노루비신(daunorubicin)	정맥	급성림프백혈병, 급성골수백혈병
에피루비신(epirubicin)	정맥, 간동맥, 방광	유방암, 악성림프종, 연조직육종, 위암, 결장직장암, 폐암, 난소암, 간암, 표재성 방광암
이다루비신(idarubicin)	정맥	급성골수백혈병, 급성림프백혈병

표 13-5 국소이성질화효소억제제의 종류와 임상응용 (계속)

약물명	투여경로	임상응용
에토포사이드(etoposide)	정맥	폐소세포암, 백혈병, 림프종, 방광암, 고환암
이리노테칸(irinotecan)	정맥	전이성 또는 재발성 대장암, 직장암
토포테칸(topotecan)	정맥	난소암, 소세포 폐암, 림프종, 급성골수백혈병, 진행성 자궁경부암

4) 미세소관억제제

DNA 복제과정에서 염색체 분리를 담당하는 미세소관을 방해하는 방법으로 암세포의 DNA 복제과정을 방해하는 작용을 한다. 이 약물은 세포가 M기로 분열될 때 가장 효과적이며, 혈관이나 조직 밖으로 약물이 누출되면 심한 통증을 일으킨다. 대표적인 약물의 종류는 표 13-6과 같다.

표 13-6 미세소관억제제의 종류와 임상응용

약물명	투여경로	임상응용
도세탁셀(docetaxel)	정맥	유방암, 폐암, 전립샘암
파클리탁셀(paclitaxel)	정맥	난소암, 유방암, 폐암
빈블라스틴(vinblastine)	정맥	호지킨/비호지킨림프종
빈크리스틴(vincristine)	정맥	호지킨/비호지킨림프종, 급성림프백혈병
비노렐빈(vinorelbine)	경구, 정맥	비소세포폐암, 유방암, 자궁암, 난소암, 호지킨림프종, 카포시육종

5) 호르몬 항암제

DNA 합성을 억제하여 세포분열을 방해하는 작용을 한다. 대표적으로 유방암과 전립샘암은 호르몬 조작에 가장 잘 반응하는 고형암이다. 대부분의 호르몬 항암제는 스테로이드 계열의 기능적 효능제거제이거나 대항제이다. 대표적인 약물의 종류는 표 13-7과 같다.

표 13-7 호르몬 항암제의 종류와 임상응용

<table>
<tr><th colspan="2">약물명</th><th>투여경로</th><th>임상응용</th></tr>
<tr><td rowspan="3">에스트로젠대항제</td><td>라록시펜(raloxifene)</td><td rowspan="3">경구</td><td>골다공증 예방, 유방암 예방</td></tr>
<tr><td>타목시펜(tamoxifen)</td><td rowspan="2">유방암 치료와 예방</td></tr>
<tr><td>토레미펜(toremifene)</td></tr>
</table>

표 13-7 호르몬 항암제의 종류와 임상응용 (계속)

약물명		투여경로	임상응용
안드로젠대항제	비칼루타마이드(bicalutamide)	경구	전립샘암
	플루타마이드(flutamide)		
	닐루타마이드(nilutamide)		
아로마대항제	아나스트로졸(anastrozole)	경구	진행성 유방암 치료
	레트로졸(letrozole)		
	엑스메스탄(exemestane)		
생식샘자극호르몬대항제	데가렐릭스(degarelix)	피하	생식샘자극호르몬(FSH, LH)과 남녀 성호르몬의 생산억제, 유방암, 난소암, 전립샘암, 자궁내막증과 자궁근종 치료
	고세렐린(goserelin)	피하	
	류프로라이드(leuprolide)	피하, 근육	
	나파레린(nafarelin)	코스프레이	
	트립토렐린(triptorelin)	근육	

6) 기타

① **블레오마이신**(bleomycin) : 항암성 항생물질로, 주로 DNA 가닥을 절단하여 DNA 기능을 손상시키는 물질이다. 철과 복합체를 만들고 철이 탄소와 반응하여 발생한 자유라디칼(free radical)이 DNA 가닥을 절단한다. G_2기(분열준비기)에 특이적으로 작용하며 피부암, 두경부암, 폐암, 식도암, 자궁경부암, 악성림프종, 신경교종, 갑상샘암에 사용된다. 부작용으로 폐섬유증이 유발될 수 있다.

② **액티노마이신 D**(actinomycin D) : 항암성 항생물질로, 세포주기에 비특이적으로 작용하여 RNA 생성을 억제한다. 빌름스종양(Wilms tumor), 융모암 등에 사용된다.

③ **인터페론 α**(interferon α) : 종양세포에 대한 생체방어기능을 활성화하며 신장암, 다발골수종, 만성골수백혈병에 사용된다. 우울이나 자살기도가 유발되는 경우가 있으므로 불면, 불안, 초조한 증상이 나타나는 경우에는 주의가 필요하다.

2. 표적항암제

2세대 항암제로 알려진 **표적항암제**(targeted therapy)는 암세포에 나타나는 특정 단백질이나 유전자의 변화에 작용하여 암의 성장과 분화에 관여하는 신호전달을 차단함으로써 약리작용을 나타낸다. 세포독성항암제와 달리 정상세포에는 작용하지 않고 암세포에만 특이적으로 작용하여 뛰어난 치료 효과를 나타내며 부작용도 적다. 하지만 특정 유전자변이가 있는 환자에게만 제한적으로 사용할 수 있고, 일반 항암제와 마찬가지로 약물내성의 문제가 여전히 남아 있다.

표적항암제는 성분에 따라 **단클론항체**와 **신호전달억제제**로 분류할 수 있다(표 13-8).

표 13-8 표적항암제의 종류와 임상응용

약물명		투여경로	임상응용
단클론항체	알렘투주맙(alemtuzumab)	정맥	알킬화제 또는 플루다라빈(fludarabine)에 반응하지 않는 환자의 B세포 만성림프백혈병 치료에 사용
	베바시주맙(bevacizumab)	정맥	혈관내피성장인자(VEGF)를 억제하여 새로운 혈관 형성을 억제; 전이성 대장암
	세툭시맙(cetuximab)	정맥	암세포의 성장을 억제하기 위해 상피세포성장인자수용체(EGFR)와 결합; 전이성 대장암
	젬투주맙(gemtuzumab)	정맥	DNA 손상과 세포 사멸을 유발; 급성골수백혈병
	오파투무맙(ofatumumab)	정맥	플루다라빈 및 알렘투주맙에 내성인 환자에서 만성림프백혈병 치료에 사용
	파니투무맙(panitumumab)	정맥	표피성장인자수용체에 결합하여 세포의 성장 및 혈관성장인자의 생산을 억제; 전이성 대장암
	리툭시맙(rituximab)	정맥	정상 및 악성 B세포 항원(CD20)에 결합하여 B세포의 급속한 고갈을 유발; B세포 비호지킨림프종 및 만성림프백혈병
	트라스투주맙(trastuzumab)	정맥	표피성장인자수용체단백질-2(HER-2)에 결합하여 HER-2를 발현하는 세포의 증식을 억제; 전이성 유방암
신호전달억제제	파조파닙(pazopanib)	경구	타이로신인산화효소와 결합하여 새로운 혈관 형성을 억제; 신(장)세포암종
	게피티닙(gefitinib) 엘로티닙(erlotinib)	경구	표피성장인자수용체와 관련된 타이로신인산화효소의 활성을 억제; 비소세포폐암
	이매티닙(imatinib) 다사티닙(dasatinib) 닐로티닙(nilotinib)	경구	타이로신인산화효소의 활성을 억제하고 세포의 증식을 억제; 만성골수백혈병

3. 면역항암제

면역항암제(cancer immunotherapy)는 암 자체를 공격하는 기존 항암제와는 달리 인공면역단백질을 투여하여 면역계통을 자극시킨 후 면역세포가 선택적으로 암세포만 공격하도록 유도하는 약리작용을 가진다. 세포독성항암제의 주요 부작용인 탈모, 골수억제 등을 줄이고 표적항암제의 내성 발생 위험을 개선한 약물이지만,

여전히 갑상샘질환, 간염, 폐렴 등의 부작용이 유발되며 기존 항암제에 비해 매우 고가이다.

면역항암제에는 암세포가 생성하는 면역회피물질의 작용을 저해하는 약물과 인체의 면역세포가 암세포를 인식하여 공격하는 것을 도와주는 약물이 있다(표 13-9).

표 13-9 **면역항암제의 종류와 임상응용**

약물명		투여경로	임상응용
면역회피물질억제제	이필리무맙(ipilimumab)	정맥	전이된 흑색종
	펨브롤리주맙(pembrolizumab)	정맥	요로상피세포암종, 호지킨림프종, 비소세포폐암, 두경부상피세포암, 흑색종
	니볼루맙(nivolumab)	정맥	두경부편평세포암, 호지킨림프종, 흑색종, 비소세포폐암, 신장암, 요로상피세포암
	아테졸리주맙(atezolizumab)	정맥	전이된 비소세포폐암, 요로상피암
면역세포작용강화제	블리나투모맙(blinatumomab)	정맥	B세포 급성림프백혈병

4. CAR-T 치료제(키메라 항원 수용체 T세포 치료제)

3세대 면역항암제 이후 2017년 미국 FDA에서 승인되어 2021년 우리나라에도 도입된 1인 맞춤형 원샷 항암제이다. 환자의 혈액에서 T세포를 추출한 뒤 공격 대상 암세포의 특정 항원을 인식하도록 유전자정보를 입힌 후 다시 몸속으로 넣는 방식이다. 암세포는 정상세포인 것처럼 속여 면역세포의 공격을 피하는 특성이 있기 때문에 면역세포가 암세포를 정확히 찾아 공격할 수 있도록 일종의 내비게이션을 달아주는 것이다. 완치 사례가 보고될 만큼 획기적인 치료 효과가 있으며 말기암 환자도 치료가 가능하다.

주입(infusion)에는 15분 정도 소요되며 치료 전 항히스타민제인 다이펜하이드라민, 해열진통제인 아세트아미노펜, 구역을 완화시켜주는 프로클로르페라진을 정맥투여한다. 불쾌한 느낌이 있을 수 있으므로 환자에게 페퍼민트를 입에 물고 있게 할 수 있다. 치료 전과 후에는 혈액검사를 실시하여 세포가 적절하게 기능하는지를 확인한다. 활력징후를 확인하면서 열이나 염증반응이 있는지를 확인한다. 치료 효과는 주사 후 1일 이후부터 나타나기 시작하며 대개 2~3일 이내 반응한다. 열이 나면 치료 효과가 있다는 증거이기도 하나 사례에 따라 열이 나지 않아도 치료 효과가 있는 경우도 있다.

'킴리아', '예스카타'라는 상품명으로 나와 만성림프구백혈병 같은 혈액암 치료에 쓰이고 있다.

5. 항암제의 부작용

항암제에는 ①골수장애(빈혈, 과립구 감소), ②감염병(저항력 저하에 의함), ③소화기장애, ④탈모 등의 공통된 부작용이 있다. 또 약물에 따라 특징적인 부작용도 나타난다(표 13-10).

표 13-10 각종 항암제의 부작용

부작용	세포독성항암제						표적항암제	
	대사 대항제	알킬화제	미세소관억제제	항암성 항생물질	호르몬 항암제	인터페론	단클론 항체	신호전달 억제제
구역, 구토, 설사	○	○	○	○	○	○	○	○
탈모	○	○	○	○		○		
골수억제*	○	○	○	○		○ (특히 백혈구 감소)	○	
점막궤양	○	○	○	○			○	
광과민반응	○		○					
과민성			○				○	○
신경독성	○	○	○			○		
심장독성				○			○	○
신장독성		○					○	○
호흡기능장애	○	○		○		○	○	○
일과성 열감					○			
발기불능					○			
인플루엔자유사증후군						○	○	○

* 백혈구 감소, 감염, 빈혈, 혈소판 감소 및 출혈이 일어나기 쉬운 상태 포함

6. 항암제의 상호작용

항암제 치료에 동반해서 혈소판 감소나 신장기능저하, 간기능저하가 발생하기 때문에 사용 약물에는 주의가 필요하다.

① 혈소판 기능을 억제하는 비스테로이드소염제(NSAID)는 금기이며 진통제가 필요한 경우는 아세트아미노펜을 선택해야 한다.

② 신장기능장애가 발생한 경우 비스테로이드소염제나 아미노글리코사이드 계열 항균제는 더 악화시킬 가능성이 있기 때문에 투여하면 안 된다.

③ 항대사제인 메토트렉세이트는 비스테로이드소염제, 페니실린 계열 항균제와 병용하면 메토트렉세이트의 독성이 증가하기 때문에 주의가 필요하다.

④ 알킬화제인 사이클로포스파마이드는 클로람페니콜 계열 항균제를 병용하면 약효가 감소하기 때문에 투여하면 안 된다.

Memo 항암제 치료 시의 의료진 유의사항

① 항암제를 취급할 때는 개별적인 보호장비를 반드시 착용한다.
- 피부 : 일회용 가운과 장갑 착용(라텍스나 네오프린 재질의 화학요법제 사용을 검사한 것)
- 눈 : 보호안경

② 항암제를 투여할 때는 혈관바깥유출의 징후가 나타나지 않는지 확인한다.

③ 항암제 투여 환자의 관찰사항
- 영양불균형 : 식욕부진, 입안염(구내염), 구강점막염
- 감염위험 : 골수억제, 백혈구감소증, 혈소판감소증, 빈혈, 중성구감소증
- 신체변화 : 탈모, 홍반, 통증
- 불안 : 감정적 지지

확인문제

01. 항암제와 그 부작용이 잘못 짝지어진 것은?

① 부설판(busulfan) – 폐섬유증

② 시스플라틴(cisplatin) – 요세관괴사

③ 빈크리스틴(vincristine) – 말초신경장애

④ 다우노루비신(daunorubicin) – 사이질폐렴

⑤ 사이클로포스파마이드(cyclophosphamide) – 출혈성 방광염

02. 악성종양과 그 치료제가 올바르게 짝지어진 것은?

가. 폐암 – 시스플라틴(cisplatin)
나. 전립샘암 – 인터페론(interferon)
다. 악성림프종 – 알칼로이드제(alkaloid)
라. 유방암 – 항알도스테론제(antialdosterone)

① 가, 나
② 가, 다
③ 다, 라
④ 가, 나, 다
⑤ 가, 나, 다, 라

정답

01. ④ **02.** ②

03. 화학요법 중에 암 환자의 혈구 수가 감소하는 이유는?

① 항암제가 혈관바깥유출을 일으킨다.
② 정상적인 조혈세포도 항암제에 손상을 입는다.
③ 파괴된 종양세포에서 조혈억제물질이 방출된다.
④ 남아 있는 종양세포가 급격하게 영양소를 소비한다.
⑤ 종양세포에 대한 면역반응이 조혈조직을 향해 일어난다.

04. 항암제에 대한 설명으로 옳은 것은?

① 투약방법은 피부밑주사가 많다.
② 소화기에 대한 부작용으로 위궤양이 많다.
③ 부작용으로서 골수억제를 동반하는 것이 많다.
④ 표적항암제는 약물내성이 일어나지 않는다.
⑤ 부작용의 강도는 종양 축소 효과와 상관이 있다.

05. 구역과 구토가 심하게 나타나는 항암제는?

① 부설판(busulfan)
② 엘로티닙(erlotinib)
③ 시스플라틴(cisplatin)
④ 빈크리스틴(vincristine)
⑤ 블레오마이신(bleomycin)

정답

03. ② 04. ④ 05. ③

제 14 장

생물학적 제제와 진단용 약물

학습목표

1. 생물학적 제제의 종류와 특징을 설명할 수 있다.
2. 면역억제제와 면역증강제의 약리작용을 설명할 수 있다.

핵심용어해설

- **거부반응**(rejection) : 이식받은 조직이나 기관을 거부하는 반응으로, 이식받은 사람의 면역체계가 이식된 조직이나 기관을 공격하여 나타남
- **급성중증과민증**(anaphylaxis) : 심한 쇼크 증상처럼 과민하게 나타나는 항원항체반응으로, 알레르기가 국소성 반응인 데 비하여 전신반응을 일으킴
- **면역글로불린**(immunoglobulin, Ig) : 혈청성분 중 면역에 중요한 역할을 하고 항체작용을 하는 단백질
- **면역억제제**(immunosuppressive drug) : 말초림프조직의 기능을 억제하여 생체의 면역반응을 줄이는 약물로, 핵산의 대사억제제, 부신피질호르몬제 등이 있음
- **면역증강제** : 생체가 가지고 있는 면역기능을 증가시키는 약물
- **백신**(vaccine) : 접종을 통해 체내에서 특정 질병이나 병원체에 대한 후천면역을 부여하는 물질
- **변성독소**(toxoid) : 항원성을 현저하게 손상하는 일 없이 세균 등의 독소를 무독화시킨 것
- **인터페론**(interferon) : 바이러스에 감염되었을 때 생체를 보호하기 위해 체내에서 만들어지는 단백질(사이토카인)의 일종
- **자가면역질환**(autoimmune disease) : 자신의 정상적인 신체 조직이나 세포에 대한 비정상적 면역반응이 나타나 발생하는 질환
- **조영제**(contrast medium) : 자기공명영상(MRI) 촬영이나 컴퓨터단층(CT) 촬영과 같은 방사선검사 때 조직이나 혈관을 잘 볼 수 있도록 각 조직의 X선 흡수차를 인위적으로 크게 함으로써 영상의 대조도를 크게 해주는 약물
- **진단용 약물**(diagnostic drug) : 치료나 예방뿐만 아니라 질병의 상태를 진단하는 목적으로도 사용되는 약물
- **치료용 혈청**(therapeutic serum) : 면역성을 얻은 동물의 혈청(독소항체)을 정제한 것

1 생물학적 제제
(Biological preparation)

생물학적 제제란 살아 있는 생물을 재료로 만든 의약품으로, 혈액 성분 등을 이용한 제제나 백신, 면역 관련제 등을 일컫는다.

1. 백신

백신(vaccine)은 접종을 통해 체내에서 특정 질병이나 병원체에 대한 후천면역을 부여하는 물질이다. 백신은 질병을 일으키는 병원체의 항원인식부위와 유사한 구조를 가지지만, 병원체와는 달리 병원성이 없다. 이 백신을 접종하면 인체의 면역계통이 활성화되고, 이후 해당 병원체에 감염되어도 인체가 빠르게 대처할 수 있게 된다. 현재 다양한 병원체에 대한 백신이 개발되어 있다(표 14-1).

표 14-1 **백신의 종류**

예방용 백신	**생백신** : 두창백신, 건조 BCG백신, 경구 폴리오생백신, 건조약독성 홍역백신, 약독성 풍진생백신, 약독성 볼거리백신
	사균 또는 불활성화 백신 : 콜레라백신, 백일해 · 디프테리아 · 파상풍 혼합백신, 일본뇌염백신, 광견병백신, 인플루엔자백신, B형 간염백신
진단용 백신	정제 투베르쿨린(결핵 진단용)
변성독소	디프테리아변성독소, 디프테리아 · 파상풍 혼합변성독소

2. 치료용 혈청

면역성을 얻은 동물의 혈청(독소항체)을 정제한 것을 **치료용 혈청**(therapeutic serum)이라고 한다. 즉효성을 가지지만, 반복적으로 사용하면 급성중증과민증(anaphylaxis)은 일으킬 수 있으므로 주의가 필요하다.

디프테리아항독소(diphtheria antitoxin), 파상풍항독소(tetanus antitoxin), 가스괴저항독소(gas gangrene antitoxin), 뱀독항독소가 치료용 혈청으로 사용된다.

3. 면역 관련제

1) 면역억제제

생체에 생긴 적절한 정도의 염증은 외부에서 유입된 물질로부터 신체를 방어하는 정상적인 면역반응이다. 그러나 다양한 원인으로 면역계통의 균형이 무너지면 외부 물질이 아닌 자신을 공격하게 되고, 염증이 과도해져 만성적으로 지속되면서 자가면역질환이 발생한다. 또한 다른 사람으로부터 간이나 신장 등의 장기를 이식으면 면역계통은 외부로부터 이식된 장기를 외부 물질로 인식하여 공격하게 되는데, 이를 거부반응(rejection)이라고 한다.

면역억제제(immunosuppressive drug)는 자가면역질환이나 장기이식 시 일어나는 거부반응을 방지하기 위해 사용된다(표 14-2).

표 14-2 면역억제제의 종류와 임상응용

약물명	임상응용
부신피질호르몬제 프레드니솔론(prednisolone) 덱사메타존(dexamethasone)	전신홍반루푸스, 장기이식 등
아자티오프린(azathioprine)	신장이식 등
사이클로포스파마이드(cyclophosphamide)	골수이식 등
사이클로스포린(cyclosporine)	신장 · 골수 · 심장이식 등
타크로리무스(tacrolimus)	신장 · 간 · 심장 · 골수이식, 숙주병 억제, 전신형 중증근무력증
타크로리무스 연고	아토피피부염

2) 면역증강제

생체가 가진 면역기능을 증가시키는 약물로(표 14-3), 항원 제거능력이나 포식능력, 체액면역, 거부반응, 감염에 대한 저항성, 종양면역이 증가된다.

표 14-3 면역증강제의 종류와 임상응용

약물명	임상응용
인터페론(interferon) α형, β형, γ형	면역결핍, 악성종양, 만성감염병, C형간염 등
면역글로불린(immunoglobulin)	바이러스 감염병의 예방 및 치료

① 인터페론(interferon)

바이러스에 감염되었을 때 생체를 보호하기 위해 체내에서 만들어지는 단백질(사이토카인)의 일종이다. 백혈구나 림프구 등 면역에 관여하고 있는 세포에서 만들어지며 바이러스를 제거하고 그 증식을 억제하는 작용을 한다.

또한 NK세포(자연살해세포, natural killer cell)나 세포독성T세포(cytotoxic T cell), 단핵구 · 대식세포와 같은 면역계통의 세포를 활성화하는데, α형, β형, γ형이 있다.

② 면역글로불린(immunoglobulin)

사람의 γ-글로불린(gamma globulin)을 정제한 것이다. 각종 감염병에 대한 항체가 함유되어 있어서 치료제가 없는 바이러스 감염병의 예방이나 치료에 사용된다.

현재 사용되고 있는 면역글로불린에는 사람면역글로불린(홍역과 폴리오의 예방 및 치료)과 HBs 사람면역글로불린(B형 간염의 발병 예방)이 있다.

Memo **인터페론요법**

본래 인터페론은 필요에 따라 생체 내에서 만들어지는 물질인데, 간염 환자는 체내에서 만들어내는 양이 충분하지 않아 간염을 치료할 수 없다. 따라서 인공적으로 제조한 인터페론을 체외에서 투여하여 간염방러스에 대항하도록 인터페론의 양을 보충하는데 이를 인터페론요법이라고 한다.

2 진단용 약물
(Diagnostic agent)

1. 진단용 약물

치료나 예방뿐만 아니라 질병의 상태를 진단하는 목적으로도 사용되는 약물을 **진단용 약물**(diagnostic drug)이라고 한다. 동일한 약물이 진단과 치료에 모두 사용되는 경우도 있다.

대표적인 진단용 약물에는 뇌하수체 · 부신기능 검사약물, 위액분비기능 검사약물, 간 · 담낭 · 췌장기능 검사약물, 신장기능 검사약물, 결핵 · 눈기능 검사약물 등이 있다.

2. 조영제

자기공명영상(MRI) 촬영이나 컴퓨터단층(CT) 촬영과 같은 방사선검사에서 **조영제**(contrast medium)는 매우 중요하다. 조직이나 혈관을 잘 볼 수 있도록 각 조직의 방사선 흡수치를 크게 함으로써 영상의 대조도를 높여 주는데, 방사선 흡수가 큰 물질(양성 조영제)과 적은 물질(음성 조영제)을 구분해서 사용해야 한다(표 14-4).

표 14-4 **조영제의 종류**

구분	종류
양성 조영제	황산바륨, 아이오딘제
음성 조영제	공기, 산소, 탄산가스, 질소

Reference
Appendix
Index

참고문헌, 부록, 찾아보기

Reference

참고문헌

- 간호사를 위한 임상약리학 11판, Susan M. Ford, 범문에듀케이션, 2019
- 간호학 전공을 위한 임상약리학, Blainetemplar Smith, 한미의학, 2019
- 기초의학 약리학 개정2판, 서울대학교 의과대학 연구진, 예당출판사, 2018
- 알기 쉬운 약리학 7판, Henry Hitner, 메디컬사이언스, 2019
- 약리학 12판, 약리학교재판찬위원회, 현문사, 2018
- 약리학 제11판, Ertram G. Katzung, 고문사, 2011
- 이우주의 약리학강의, 대한약리학회 교재편찬위원회, 신일서적, 2019
- 임상 약리학, 최병철, 송연화, 포널스출판사, 2013
- 임상약리학 8판, Marilyn Winterton Edmunds, 현문사, 2018
- 집중강의 약리학 제2판, 와타나베 야쓰히로, 신일서적, 2017
- 최신 임상약리학, 은종영, 학지사메디컬, 2018
- Basic and Clinical Pharmacology 15th Edition, Bertram G. Katzung McGraw-Hill, 2020
- Basic Pharmacology, Khillare, Sonali Ankush LAP Lambert Academic Publishing, 2020
- Introducing Pharmacology: For Nursing and Healthcare, Mcfadden, Roger Routledge, 2019
- Lippincott Illustrated Reviews: Pharmacology 7th Edition, Karen Whalen Lippincott, Williams & Wilkins, 2018

Appendix

부록

처방전에 사용되는 약어 일람

약어	뜻	영어
ad lib.	적절	at pleasure as desired
aa.	각각	of each
a.c.	식전	before meals
ad	전량	to, up to
aq.	물	water
b.i.d.	1일 2회	twice a day
cap(s).	캡슐	capsule
collyr	점안제	eye lotion(drops)
c.	함께	with
Cito!	응급	quickly
d.t.d.	~의 양을 투여한다.	give such doses
et	~와 ~	and
e.m.p.	지시받은 대로	as indicated
ft.	~로 만든다.	make
fld., f.	액체	fluid
gt.(gtt.)	방울	drop
h.	시간	hour
h.s.	취침 시	at bedtime
i.c.	식간	between meal
inj.	주사	injection
liq.	용액	solution

약어	뜻	영어
m.	~을 혼합한다.	mix
mist.	혼합	mixture
non rep.(n.r.)	재사용을 금한다.	do not repeat(no refill)
noct.	야간	night
o.d.	오른쪽 눈	right eye
o.s.	왼쪽 눈	left eye
o.h.	매시	every hour
p.c.	식후	after meals
p.r.n.	필요에 따라	as needed
pulv.(po.)	가루	powder
q.s.	적정량	as much as suffices
q.	마다	each, every
q.h.	매시	every hour
q.i.d.	1일 4회	four times a day
R, Rp.	처방하라(처방전 첫머리)	prescription, take
s.o.s., sip, sit	필요하면	if needed
sol.	용액	solution
stat.	즉시	at once
syr.	시럽	syrup
tab.	정	tablet
t.i.d.	1일 3회	three times a day
u.d., ut dict.	지시대로	as directed
ung.	연고	ointment

Index

찾아보기

한글

ㅂ

ㅅ

ㅇ

ㅈ

ㅍ

ㅎ

기타

영어

A

B

C

D

N

O

P

Q

R

S

T

U

V

W

X

Z

감수 및 저자진

❖ 감수

박승준 경희대학교 의과대학 약리학교실

❖ 저자진

권태현 안동과학대학교
김은미 안동과학대학교
김은우 서영대학교
김지애 한일장신대학교
김하늘 동원과학기술대학교
김현주 세한대학교
윤석희 경민대학교
이화진 경동대학교
정태욱 동남보건대학교
황인선 대전보건대학교

제3판

보건의료인을 위한

약리학

2022년 1월 27일 초판 발행
2023년 3월 3일 2판 발행
2024년 8월 20일 3판 발행
2025년 8월 25일 3판 2쇄 발행

감 수 박승준
공 저 김은우 · 윤석희 · 이화진 외
발 행 인 배영환 외
발 행 처 도서출판 의학교육
등록번호 제 2013-114 호
주 소 서울시 영등포구 영중로 138-1(영등포동 8가 80-2) 드림프라자 B 901호
Tel 02) 2637-4806, 4863 Fax 02) 2637-4807
홈페이지 www.medipub.co.kr
E-mail okpress1208@naver.com
정 가 40,000 원
I S B N 979-11-6127-227-6 93510